Vorsicht »Lebensschützer«!
Die Macht der organisierten
Abtreibungsgegner

Frauen gegen den § 218 –
Bundesweite Koordination (Hg.)

Vorsicht »Lebensschützer«!
Die Macht der organisierten Abtreibungsgegner

Mit Beiträgen von
Mechthild Bock
Bremer Krüppelfrauengruppe
Renate Geyer
Martina Riek
Barbara Ritter
Brigitte Schliermann
Renate Wilke

Konkret Literatur Verlag

Umschlaggestaltung: Cordula Reiser
Satz: KCS GmbH, Buchholz/Hamburg
Druck: PDC Paderborner Druck Centrum,
Paderborn
ISBN 3-89458-107-7

Inhalt

Vorwort 7
Verena Krieger

Vorbemerkung der Autorinnen 10

1 Die Kirchen – eine Bastion der »Lebensschützer«
1.1 Die katholische Kirche und katholische Organisationen 11
Brigitte Schliermann
1.2 Die evangelische Kirche und evangelikale »Lebensschützer« 36
Martina Riek
1.3 Der Streit um den »Schein« – Katholische Beratungsstellen im Kreuzfeuer der Abtreibungsgegner 51
Mechthild Bock
1.4 Christa Meves: »Lebenshelferin aus Erfahrung« 57
Martina Riek
1.5 Franz Alt: der Retter vor Abtreibung und Atomraketen 61
Barbara Ritter

2 »Elite«-Organisationen der »Lebensschützer«
2.1 »Götter in Weiß« als schwarze Ideologen: Europäische Ärzteaktion (EÄA) 67
Barbara Ritter
2.2 Hexenjäger in schwarzen und roten Roben: »Juristen-Vereinigung Lebensrecht e. V.« (JVL) 78
Renate Wilke
2.3 Klagen der »Lebensschützer« gegen Krankenkassenfinanzierung und Lohnfortzahlung bei Abtreibungen 89
Renate Wilke

3 »Lebensschützer« und Parteien
3.1 Das Verhältnis zur CDU/CSU 102
Barbara Ritter
3.2 Eigene Parteigründungen der »Lebensschützer« 109
Barbara Ritter
3.3 Der Hoffacker-Entwurf (CDU) 115
Barbara Ritter

4 Der öffentliche Embryo
4.1 Werkstoff Embryo – Zur Geschichte der Embryologie und Gynäkologie 118
Barbara Ritter
4.2 »Mensch von Anfang an« – pseudowissenschaftliche Argumente gegen Abtreibung 146
Barbara Ritter/Mechthild Bock

5 Frauen, Sexualität und Vaterland
5.1 »Herr, gib uns keine Mannweiber...« Das Frauenbild der Abtreibungsgegner 139
Renate Geyer
5.2 Satan und wir: Sexualität, Pornografie und Verhütung 152
Renate Geyer
5.3 Bevölkerungspolitik heißt heute »Familienpolitik« 159
Barbara Ritter

6 Verbindungslinien
6.1 »Lebensschützer« und Rechtsextremismus 166
Barbara Ritter
6.2 Internationale Verbindungen 182
Mechthild Bock

7 Tötungsvorwurf, Euthanasie und Eugenik
7.1 Von »Mord« und »fahrlässiger Tötung« 198
Renate Wilke/Barbara Ritter
7.2 Euthanasievorwurf und Definition von »Beginn und Ende des Lebens« 207
Barbara Ritter
7.3 Pränatale Diagnostik und eugenische Indikation 212
Barbara Ritter
7.4 Trau, schau, wem... 227
Bremer Krüppelfrauengruppe

Abkürzungsverzeichnis 232

Literaturverzeichnis 233

Personenregister 236

Institutionenregister 239

Verena Krieger

Vorwort

Wir alle sind ihnen schon einmal begegnet, haben auf ihren Büchertischen in den Fußgängerzonen obskure christlich-fundamentalistische Broschüren sowie Vierfarb-Horror-Fotos von angeblich acht Wochen alten, zerstückelten Föten gesehen und gelegentlich sogar in Formalin eingelegte Embryonen im Glas. Die Rede ist von den organisierten Abtreibungsgegnern, die sich selbst »Lebensschützer« nennen und es sich zum Ziel gesetzt haben, Frauen das Leben möglichst schwer zu machen.

Sie wollen die Zahl der Schwangerschaftsabbrüche durch eine Verschärfung des Strafrechts, Kontrollmaßnahmen und ein moralisch gewendetes Klima drastisch reduzieren und wenden sich gelegentlich sogar gegen Verhütungsmittel. In ihrer Argumentaion tauchen häufig bevölkerungspolitische, rassistische und nationalistische Motive auf, und ihr Frauenbild ist geprägt vom Haß auf alle emanzipatorischen Bestrebungen. Hierin ist vermutlich auch eine tiefere Erklärung für das so merkwürdig fanatische Engagement auch vieler sehr junger Männer für das »ungeborene Leben« zu finden. Die Abtreibungsfrage ist offensichtlich ähnlich wie die AusländerInnen- und Asylpolitik besonders geeignet für rechte Propaganda, weil hier jede und jeder sich betroffen fühlen kann, ein simples und griffiges Feindbild (die Abtreiberin) zur Verfügung steht und exemplarisch an einem Thema mit allen als Bedrohung empfundenen Tendenzen der Frauenemanzipation und sexuellen Libertinage radikal aufgeräumt werden kann. Insofern ist es kein Zufall, daß Hetze gegen hohe Geburtenziffern bei Ausländerinnen und Empörung über Schwangerschaftsabbrüche bei deutschen Frauen einträchtig beieinanderstehen; teilweise lassen sich in den Publikationen der »Lebensschützer« explizit rechtskonservative bis rechtsradikale Strickmuster finden. Oder sie stehen in personeller oder organisatorischer Verbindung mit solchen Gruppierungen.

Jahrelang schienen die zahlenmäßig eher kleinen »Lebensschützer«-Organisationen eine zwar unerfreuliche, aber auch unbedeutende Erscheinung zu sein, fundamentalistische Eiferer ohne weitergehenden Einfluß. Die eigentliche Auseinandersetzung um den § 218 spielte sich – wenn überhaupt – in Parteien, Kirchen und Gewerkschaften ab. Inzwischen müssen wir jedoch konstatieren, daß die Abtreibungsgegner dabei keineswegs am Rande agieren, daß sie vielmehr zunehmend erfolgreich sowohl öffentlich als auch »hinter den Kulissen« propagandistisch wirken und über ein bedeutsames Netz an Kontakten in Kirchen, Parteien und Regierung hinein verfügen. Mit zahlreichen aktiven Mitgliedern sind sie in wichtigen öffentlichen Ämtern und Funktionen wie an Gerichten und Universitäten, in Synoden und Parteigremien vertreten. Ihr Haupterfolg aber besteht darin, daß mittlerweile auch von als »liberal« oder »besonnen«, auf alle Fälle »politikfähig« geltenden Personen (von Rita Süssmuth bis Franz Alt) Teile ihrer Argumentation übernommen und somit für breitere Kreise hoffähig geworden sind.

Das gewachsene Selbstbewußtsein, mit dem sich die »Lebensschützer« heute einem breiten Publikum präsentieren, dokumentiert zum einen eine gesellschaftliche »Klimaveränderung«, zum anderen spiegelt es auch die Tatsache wider, daß es den Abtreibungsgegnern gelungen ist, sich zu einer ernstzunehmenden Bewegung mit größerer politischer Breite zu entwickeln. Dies wurde vor allem dadurch möglich, daß Teile von ihnen dazugelernt und sich in Argumentation und Auftreten gewissermaßen »modernisiert« haben: Um den Vorwurf der Frauenfeindlichkeit zu begegnen, beziehen sie zunehmend Frauen in die Öffentlichkeit ein, sie organisieren sogar Tagungen und Treffen »von Frauen für Frauen«. Dem Eindruck der Lebensferne zu entgehen, dient offensichtlich auch die Aufnahme »sozialarbeiterischer« Momente wie Angebote zur Heim- und Familienunterbringung für Schwangere, Adoptionsvermittlung und Beratung. Die aggressiven Vergleiche von Abtreibung mit Mord oder sogar dem nationalsozialistischen Massenmorden sind aus taktischen Gründen in den Hintergrund getreten. Statt dessen wird unter Anleihen bei der Friedens-, der Ökologie- und sogar der Frauenbewegung an den Friedenswillen (gegenüber dem Embryo) appelliert und mehr Verantwortung der Männer für die Kindererziehung eingefordert. Neuerdings versuchen die »Lebensschützer« sogar, die Kritik der Frauen- und der Behindertenbewegung an Gen- und Reproduktionstechnologien und Euthanasie für ihre Antiabtreibungspropaganda zu instrumentalisieren, indem sie Schwangerschaftsabbrüche in den Kontext dieser eugenischen Tendenzen stellen und zugleich ihrem eigenen Anspruch als »Lebensschützer« scheinbar höhere moralische Weihen zu verleihen suchen.

Ohnehin ist das Postulat »Lebensschutz« ein demagogischer Kampfbegriff von besonderer Perfidie. Er stellt seine GegnerInnen – und das sind die für die ersatzlose Streichung des § 218 kämpfenden Frauen im besonderen, letztlich aber aller Frauen, die möglicherweise einmal in die Lage einer ungewollten Schwangerschaft und damit potentiell auch eines Schwangerschaftsabbruchs kommen – in die Ecke der Lebensfeindlichkeit, der Zerstörung und des Todes, ganz zu schweigen von den dabei unterstellten »egoistischen« Motiven. Dabei wird unterschlagen, welche lebensverachtende und lebensfeindliche

Praxis die politischen Zielsetzungen der Abtreibungsgegner zur Folge haben: Demütigung, Verfolgung und Kriminalisierung von Frauen, Zwangsgeburten und die daraus resultierenden katastrophalen psychischen Folgen bei Frauen wie Kindern, Re-Etablierung und Verfestigung einer reaktionären und verklemmten Sexualmoral mit allem Leiden, das damit verbunden ist. Unterschlagen wird auch, daß die Behauptung, das Menschsein beginne mit der Verschmelzung von Ei und Samenzelle, in Wirklichkeit extrem lebensfern und auch lebensfeindlich ist, weil sie eine scharfe Trennung von Frau und Embryo gedanklich vollzieht und legitimiert, die in den Experimenten der Gentechnologen letztlich nur ihre konsequente Realisierung findet.

Wir sprechen den selbsternannten »Lebensschützern« deshalb jede moralische Legitimation ab, den Lebensbegriff für sich zu reklamieren. Damit richten wir uns nicht gegen diejenigen Frauen, die für sich selbst eine Abtreibung ablehnen. Gerade weil wir für die Entscheidungsfreiheit der Frauen eintreten, halten wir es für wichtig, die Vielfalt möglicher Erwägungen und Anschauungen, die immer auch aus konkreten Lebenssituationen entstehen, zu akzeptieren. Entschieden wenden wir uns aber gegen die falsche Moral organisierter AbtreibungsgegnerInnen, die ihre eigene Auffassung allen Frauen aufoktroyieren wollen und dabei skrupellos mit den Mitteln der Diffamierung, Einschüchterung und Verurteilung arbeiten.

Die »Lebensschützer«-Szene ist in der Vielzahl der ihr zugehörigen Gruppen und Grüppchen häufig verwirrend und erweckt den Eindruck, in unterschiedliche politische Strömungen gespalten zu sein. Tatsächlich lassen sich aber die meisten Gruppen von Abtreibungsgegnern der einen oder anderen Dachorganisation oder tonangebenden Gruppe zuordnen, deren Spitzenfuntkionäre zudem eng zusammenarbeiten und sich regelmäßig austauschen.

Gemeinsames Ziel aller Gruppe der Abtreibungsgegner ist es, die Fristenregelung in der DDR und das jetzige Indikationsmodell des § 218 zu Fall zu bringen.

International haben die »Lebensschützer« an Bedeutung und Einfluß gewonnen, in den USA genauso wie im zerfallenden Ostblock, besonders erschreckend in Polen und der CSFR. Auch in Italien und Frankreich treten sie zunehmend aggressiv in Erscheinung. Ihre Orientierung auf ein vereinigtes Europa, ihr »christliches Abendland«, in dem sie im Verein mit konservativen und reaktionären Kräften die Hausordnung bestimmen wollen, ist unübersehbar.

Dieses Buch beleuchtet die Rekrutierungsfelder, Arbeitsmethoden, ideologischen Grundlagen und Argumentationsweise dieser konservativen Bewegung vor allem in der Bundesrepublik. Es geht einigen einschlägigen Verbindungen von organisierten »Lebensschützern« zu ultrakonservativen und rechtsextremen Kreisen nach sowie ihren Tätigkeiten im Nationalsozialismus.

Bei der Recherche zu diesem Buch haben sich die Autorinnen nicht in die Kreise der »Lebensschützer« »eingeschlichen« und beziehen sich daher nicht auf Interna, sondern ausschließlich auf frei zugängliches Material. Und davon gibt es genug: Zigtausendfach wird es in Kirchen ausgelegt, auf der Straße verteilt und an Windschutzscheiben geklemmt. Weit aufschlußreicher als diese Massenpublikationen sind aber die Broschüren, die für den Kreis der Mitglieder und Aktiven bestimmt sind und auf Anfrage an InteressentInnen bereitwillig verschickt werden. Hier kommen die »Lebensschützer« noch deutlicher zur Sache und präsentieren uns ihr Denken in relativ ungeschminkter Offenheit: Ihr verächtliches Frauenbild, ihre rigide Sexualmoral, ihren Biologismus und ihren religiösen Fundamentalismus.

Auch deshalb die Warnung: Vorsicht! »Lebensschützer«!

Vorbemerkung der Autorinnen

Das Buch ist vor allem als Hintergrundmaterial und Nachschlagewerk für die politische Auseinandersetzung mit den »Lebensschützern« gedacht. Wir haben deshalb versucht, die Texte so zu schreiben, daß LeserInnen kapitelweise einsteigen können; dem dienen auch die vielen Querverweise und die Register. Dieser Aufbau, aber auch das arbeitsteilige Verfassen haben teilweise zu Wiederholungen geführt.

Wir danken allen, die unsere Recherchen durch ihre Kenntnisse aus langjähriger Arbeit in der »Bundesweiten Koordination Frauen gegen den § 218«, der Antifa-Arbeit, der kritischen Theologie, Justiz und Geschichtsaufarbeitung unterstützt und die uns Material zur Verfügung gestellt haben. Ganz besonderer Dank gilt Ursel Döhmann von der feministischen Antifa Bonn.

Wir bleiben am Thema, denn es stellt sich heraus, daß immer wieder neue Querverbindungen und Machenschaften zu finden und aufzudecken sind. Wer heute gegen den § 218 kämpfen will, muß sich mit der »Lebensschützer«-Ideologie auseinandersetzen.

Wir haben noch nicht zu allen Punkten Gegenargumente ausformuliert. Zum einen meinen wir, daß wir uns nicht zu allen von den »Lebensschützern« aufgezwungenen Fragen verhalten müssen, zum anderen sehen wir die Notwendigkeit, Antworten in der gemeinsamen Diskussion der Frauenbewegung zu entwickeln.

1 Die Kirchen – eine Bastion der »Lebensschützer«

1.1 Die katholische Kirche und katholische Organisationen

»Leute wie die Ostdeutschen, die in einem atheistischen Staat groß geworden sind, haben noch nicht die nötige Befindlichkeit, um über ungeborenes Leben mitzureden.«[1]

In diesem Satz der Familienministerin Rönsch offenbart sich neben der selbstzufriedenen Arroganz der Ministerin (West) die Vorstellungswelt von »Lebensschützern«: Christliche Normen im konservativsten Sinne werden als Grundwerte für die Allgemeinheit gesetzt. Wer diesen nicht zustimmt, hat in der Auseinandersetzung um den Schwangerschaftsabbruch den Mund zu halten. Und tatsächlich: Der Gedanke, Embryos per Strafgesetz unter den Schutz des Staates zu stellen und Frauen zum Gebären zwingen zu wollen, erscheint nur in einem Staat vorstellbar und durchsetzbar, der christliche Wertvorstellungen als Staatsmoral verordnet.

Unabhängig von der Konfession ist der Kernpunkt der Weltanschauung von »Lebensschützern« der christliche Glaube in einer mittelalterlich anmutenden Ausprägung. Nicht nur die in einem »atheistischen Staat«, sondern sogar diejenigen, die in Westdeutschland, wohl dem »echten« christlichen Abendland, groß geworden sind, haben oft Schwierigkeiten mit der nötigen Befindlichkeit. Deshalb zunächst ein Exkurs in die »Grundlagen«.

Im Zentrum der Moralvorstellungen von »Lebensschützern« steht die »Schöpfungsordnung«. Dieser Begriff beinhaltet eine festgefügte, nicht veränderbare Ordnung, die von einem gezielt handelnden Schöpfergott geschaffen beziehungsweise vorgeschrieben ist. Die Ordnung besteht nicht nur aus Naturgesetzen, sondern auch aus einer Reihe von Normen, Wertvorstellungen und Verhaltensvorschriften, die aus der Bibel, der »Sittenlehre«, abgeleitet werden.

Bezogen auf die menschliche Fortpflanzung wird die Schöpfungsordnung so interpretiert: Die biologischen Vorgänge von Zeugung, Schwangerschaft und Geburt sind gottgewollt, hier darf der Mensch nicht eingreifen, denn das hieße dem Herrgott ins Handwerk pfuschen. Die menschliche Sexualität ist allenfalls ein bißchen gottgewollt, nämlich innerhalb einer monogamen Ehe, und auch dann hauptsächlich zum Zweck der Erzeugung von Nachkommen. Alle anderen Formen von Sexualität werden als widernatürlich, unmoralisch, Werk des Teufels etc. betrachtet. Die Schöpfungsordnung sehen »Lebensschützer« in einer idealisierten Familie verwirklicht; in »zügelloser Sexualität«, Empfängnisverhütung und Abtreibung sehen sie den Untergang des Abendlandes heraufdämmern.

Das Streben von Menschen nach irdischem Glück wird als Hedonismus abgelehnt. Das irdische Dasein sei geprägt von Mühsal und Last und der Erfüllung von Verpflichtungen, die sich aus einer »göttlichen Ordnung« ergeben. Nach diesen Vorstellungen gibt nicht der Mensch seinem Leben einen Sinn, sondern der Sinn des Lebens ist von Gott gegeben. Menschliches Leid ist gottgewollt und muß deshalb in Opferbereitschaft und Selbstlosigkeit auf sich genommen werden. Die Aussicht auf ein ewiges Leben nach dem Tod soll den gläubigen Christen dies erleichtern.

Diese Ordnung gilt nicht nur für diejenigen, die daran glauben, sondern für alle, die unter dem Geltungsbereich des bundesdeutschen Grundgesetzes leben. Das hat das Bundesverfassungsgericht in seinem Urteil zum § 218 explizit festgehalten. Danach

»hat das Grundgesetz eine wertgebundene Ordnung aufgerichtet, die den einzelnen Menschen und seine Würde in den Mittelpunkt aller seiner Regelungen stellt. Dem liegt, wie das Bundesverfassungsgericht bereits früh ausgesprochen hat, die Vorstellung zugrunde, daß der Mensch in der Schöpfungsordnung einen eigenen selbständigen Wert besitzt, der die unbedingte Achtung vor dem Leben jedes einzelnen Menschen, auch dem scheinbar sozial ›wertlosen‹, unabdingbar fordert... Diese Grundentscheidung der Verfassung bestimmt Gestaltung und Auslegung der gesamten Rechtsordnung. Auch der Gesetzgeber ist ihr gegenüber nicht frei.«[2]

Das Bundesverfassungsgericht gilt als eine weltliche Gerichtsbarkeit und das Grundgesetz schützt angeblich die Freiheit des Glaubens und des Nichtglaubens. Der selbstverständliche Rückgriff auf den christlichen Begriff »Schöpfungsordnung« signalisiert die Macht der Kirchen über staatliche Instanzen und die materiellen Interessen an der Unterdrückung der Frauen. Denn in der »christlichen Geschäftsordnung« gilt, daß die Frau sich als Mutter aufzuopfern hat und den Herren der Schöpfung dient. Der § 218 ist so ein weltliches Schwert der Kirchen. Das Abtreibungsverbot mit seiner Geschichte bis zur Hexenverfolgung bietet sich historisch geradezu an, an den Frauen in der BRD mittelalterliches Recht zu vollstrecken und das Parlament zu entmündigen.

Die Instrumente der katholischen Kirche: Unfehlbarkeitsdogma, Kontrolle und Selbstzensur

Die katholische Kirche ist für die Bewegung der »Lebensschützer« von größter Bedeutung. Hier werden den Gläubigen die traditionellen Vorstellungen von der Kanzel gepredigt und die Hauptforderungen der »Lebensschützer« auch von der offiziellen katholischen Amtskirche selbst erhoben. Deshalb gilt Papst Johannes Paul II. als die moralische Leitfigur der »Lebensschützer« schlechthin.

Die päpstliche Lehrmeinung (Enzyklika) ist für alle KatholikInnen bindend, was durch das Dogma von der Unfehlbarkeit des Papstes als Stellvertreter Gottes auf Erden untermauert wird. Diese Struktur ermöglicht es, abweichende Meinungen, die es innerhalb der katholischen Kirche auch gibt, relativ problemlos auszugrenzen und selbst dann noch zu ignorieren, wenn sie von der Mehrheit der KatholikInnen geteilt werden. Um die »reine Lehre« der katholischen Dogmatik zu überwachen, gibt es beim Vatikan die »Heilige Kongregation für Glaubensfragen«, deren Präfekt Kardinal Ratzinger ist.[3] Dieses Gremium hieß bis 1966 »Römische und Universale Inquisition« bzw. »Heiliges Offizium« und war bis ins 18. Jahrhundert für die Hexenverfolgung zuständig. Das massive Eingreifen dieses Gremiums in Debatten um Empfängnisverhütung und Abtreibung zeigt den zentralen Stellenwert, den diese Fragen für die katholische Morallehre haben.

Die Amtskirche vertritt seit 2000 Jahren den Anspruch, im allgemeinen Besitz der Wahrheit zu sein. Auf die Frage der Empfängnisverhütung könne

»die Kirche... ihre Antwort nicht ändern, weil diese Antwort wahr ist... Sie ist wahr, weil die katholische Kirche, von Christus selbst eingesetzt, um den Menschen einen sicheren Weg zum ewigen Leben zu zeigen, sich unmöglich während all dieser Jahrhunderte ihrer Geschichte so sehr geirrt haben kann. Die Kirche kann sich nicht wesenhaft irren, wenn sie durch alle Jahrhunderte oder auch nur ein Jahrhundert lang eine Lehre verkündet, die in ihrer Bedeutung für Glauben und Sittlichkeit tiefernst ist und deren Befolgung unveränderlich und dringend zur Erlangung ewigen Heils hingestellt worden ist... Wenn die Kirche auf solche Weise irren könnte, würde die Autorität des ordentlichen Lehramtes in moralischen Dingen in Frage gestellt.«[4]

Bis heute hat die katholische Kirche keine Anklage und kein Urteil der Hexenverfolgung zurückgenommen.

Die katholische Kirche hat den Anspruch, ihren Gläubigen nicht nur die Art und Weise ihres Glaubens, sondern auch zwischenmenschliche Verhaltensweisen bis in die intimstem Bereiche vorzuschreiben und zu kontrollieren. Ein Mittel zur Kontrolle ist die Ohrenbeichte, die es bis heute gibt und die bis zum Zweiten Vatikanischen Konzil die einzige Form der Beichte war. Bei der Ohrenbeichte müssen Verstöße gegen die zehn Gebote als Sünden dem Pfarrer im Beichtstuhl direkt ins Ohr gesagt werden. Zwei der zehn Gebote beziehen sich auf sexuelle Verhaltensweisen, selbst sexuelle Gedanken sind Sünde. Um die Gläubigen bei der »Gewissenserforschung« zu unterstützen, gibt es seit dem Mittelalter Beichtbücher und bis heute Beichtspiegel, in denen schon Kinder nachlesen können, für welche Handlungen und Gedanken sie sich schuldig fühlen müssen.

Neben diesem direkten Kontrollinstrument hat die katholische Kirche ein weiteres Instrument zur Selbstzensur in die christlich-abendländische Kultur eingeführt: das schlechte Gewissen.

Katholische Sexualmoral: Fleischeslust ist Sünde

»Verachte den Leib, betrachte ihn als einen schneebedeckten Misthaufen, als etwas, das dir Ekel bereitet, wenn du nur daran denkst.« (Johannes von Avila)[5]

Ein zentraler Punkt katholischer Moralvorstellungen ist die Lust- und Leibfeindlichkeit. Das schon von Kirchenvater Augustinus (gest. 430 u. Z.) propagierte Keuschheitsideal sieht die katholische Kirche im Zölibat verwirklicht. Bis heute bestimmt eine Priesterkaste, die zumindest nach außen hin über keine sexuelle Praxis verfügt, die Sexualmoral der katholischen Kirche. Katholische Geistliche haben im Laufe der Jahrhunderte sämtlichen Details der menschlichen Sexualität nachgespürt und in moraltheologischen Traktaten Verhaltensnormen – lies Verbote – dazu entwickelt.[6] Über den Zusammenhang zwischen dem Zölibat und der intensiven Beschäftigung kirchlicher Würdenträger mit Fragen sexuellen Verhaltens darf spekuliert werden.

Gläubigen KatholikInnen sind nur zwei mögliche Lebensformen gestattet: der Zölibat und die Ehe. Auch der amtierende Papst meint:

»Die christliche Offenbarung kennt zwei besondere Weisen, die Berufung der menschlichen Person zur Liebe ganzheitlich zu verwirklichen: die Ehe und die Jungfräulichkeit.«[7]

Mit dieser Position ist er gerade eine winzige Kleinigkeit von Augustinus entfernt. Dieser wollte sogar Verheiratete zur sexuellen Abstinenz bewegen und empfahl deshalb die sogenannte Josephsehe.[8] Die Frauen weist Kardinal Ratzinger auf Maria als Vorbild hin:

»Mit ihrer gleichzeitigen Bestimmung zum Jungfrau- und zum Muttersein fällt von Maria her beständig ein Licht auf das, was der Schöpfer mit der Frau zu jeder Zeit vorhat, unsere Zeit mit eingeschlossen, oder, besser gesagt, vielleicht gerade in unserer Zeit, in der das Wesen der Weiblichkeit bekanntlich bedroht ist.«[9]

Bis heute wird keine andere Form des Zusammenlebens als die Ehe nach katholischer Lehrmeinung akzeptiert. Papst Johannes Paul II. hält selbst die sogenannte »Ehe auf Probe« offenbar für eine Krankheit, die es zu therapieren gilt: »*Es wird nützlich sein, den Ursachen des Phänomens der Ehe auf Probe nachzugehen, auch in psychologischer und soziologischer Hinsicht, um eine angemessene Therapie zu finden.*«[10]

Ratzinger bezeichnet Sexualität, die nicht der Fortpflanzung dient, als eine Art Treibmine: »*In der Kultur der ›entwickelten‹ Welt ist vor allem das unlösliche Band zwischen Sexualität und Mutterschaft zerrissen worden. Abgetrennt von der Mutterschaft ist der Sexus ortlos geworden und hat seinen Bezugspunkt verloren: Er ist eine Art Treibmine, ein Problem und zugleich eine allgegenwärtige Macht.*«[11]

Sexualität an sich wurde schon von Kirchenvätern des Altertums als Übel[12] betrachtet, das aber notgedrungen in Kauf genommen werden mußte, da die menschliche Fortpflanzung ohne Sexualität nicht auskommt. An dieser Haltung hat sich grundsätzlich nichts geändert. Sexualität ist für KatholikInnen nur innerhalb der Ehe und auch nur dann zulässig, wenn sie auf die Fortpflanzung hin ausgerichtet ist. Homosexualität ist deshalb genauso verwerflich wie Masturbation; außereheliche Sexualität ist grundsätzlich Sünde.

Bis zum Zweiten Vatikanischen Konzil (1962–1965) galt die Fortpflanzung als einziger Sinn der Ehe, seitdem wird auch Zuneigung und Sexualität als Inhalt der Ehe akzeptiert. Entsprechend diesen Vorstellungen wurde und wird im Kirchenrecht geregelt, wann eine Ehe zulässig ist. Im alten Kirchenrecht, das bis 1983 galt, war Zeugungsunfähigkeit ein Ehehindernis, nach dem neuen Kirchenrecht ist eine Ehe bei Impotenz nicht möglich.[13]

Der Kampf gegen Verhütung

Seit Augustinus, dem Urvater der christlichen Sexualmoral, lehnt die katholische Kirche Verhütungsmittel ab. Cäsarius, Bischof von Arles im 6. Jahrhundert, verhieß den Frauen, die Verhütungsmittel benutzten, die ewige Hölle:

»*Wer dürfte es unterlassen, warnend darauf hinzuweisen, daß keine Frau einen Trank nehmen darf, der sie unfähig macht zum Empfangen oder die Kraft der Natur in ihr beeinträchtigt, die nach dem Willen Gottes fruchtbar sein soll. So oft sie hätten empfangen oder gebären können, so vieler Morde wird sie für schuldig gehalten werden.*«[14]

Bis 1917 wurde »künstliche« Empfängnisverhütung im katholischen Kirchenrecht als »Mord« bezeichnet.[15] In der Enzyklika »Casti connubii« (die keusche Ehe) äußerte sich Papst Pius XI. im Jahre 1930 über Verhütungsmittel:

»*Solche verbrecherische Freiheit nehmen einige für sich in Anspruch, weil sie aus Widerwillen gegen den Kindersegen die Last vermeiden, aber trotzdem die Lust genießen wollen.*«[16]

Die Verdammung von Verhütung und Abtreibung zieht sich wie ein roter Faden durch die Geschichte der katholischen Kirche und erreichte den Höhepunkt in der Hexenverfolgung in der frühen Neuzeit. Um das Wissen über Verhütung und Abtreibung auszulöschen, wurden Millionen Frauen auf dem Scheiterhaufen verbrannt.

Als sich während des Zweiten Vatikanischen Konzils eine Mehrheit der reformistischen Kräfte abzeichnete, behielt sich Papst Paul VI. vor, die Stellungnahme der katholischen Kirche zur Empfängnisverhütung selbst abzugeben. Mit der berühmten Pillenenzyklika »Humanae Vitae« sprach er 1968 ein Machtwort:

»In Übereinstimmung mit diesen Leitsätzen der menschlichen und christlichen Auffassung über die Ehe müssen Wir erneut erklären, daß die direkte Unterbrechung des bereits eingeleiteten Zeugungsvorganges und vor allem die direkt gewollte und herbeigeführte Schwangerschaftsunterbrechung, auch wenn sie aus therapeutischen Gründen geschieht, als erlaubte Wege der Geburtenregelung absolut auszuschließen sind. Gleichermaßen ist, wie es das Lehramt schon wiederholt erklärt hat, die direkte, dauernde oder zeitweilig begrenzte Sterilisation des Mannes wie der Frau auszuschließen: außerdem ist auch jede Handlung davon ausgeschlossen, die sich entweder in Voraussicht oder während des Vollzuges des ehelichen Aktes oder darauf folgend beim Ablauf seiner natürlichen Auswirkungen die Verhinderung der Fortpflanzung zum Ziel oder Mittel zum Ziel setzt.«[17]

Die Deutsche Bischofskonferenz hat in ihrer »Königsteiner Erklärung« die Enzyklika »Humanae Vitae« dahingehend interpretiert, daß der Gebrauch künstlicher Verhütungsmittel in die »Gewissensentscheidung der Eheleute« gestellt ist. Diese Erklärung wird bis heute von einigen »Lebensschutz«-Gruppen scharf angegriffen.[18]

Mit dieser Position stellt die Deutsche Bischofskonferenz jedoch eine Minderheit innerhalb der Kirchenoberen dar und widerspricht auch der Auffassung von Papst Johannes Paul II. Er hatte bereits als Kardinal an der Ausarbeitung von »Humanae Vitae« mitgewirkt und bekräftigte seine Position 1982 in dem apostolischen Schreiben »Familiaris Consortio«:

»Wenn die Ehegatten durch Empfängnisverhütung diese beiden Sinngehalte, die der Schöpfergott dem Wesen von Mann und Frau und der Dynamik ihrer sexuellen Vereinigung eingeschrieben hat, auseinanderreißen, liefern sie den Plan Gottes ihrer Willkür aus; sie »manipulieren« und erniedrigen die menschliche Sexualität – und damit sich und den Ehepartner –, weil sie ihr den Charakter der Ganzhingabe nehmen... Wenn dagegen die Ehegatten durch die Zeitwahl den untrennbaren Zusammenhang von Begegnung und Zeugung in der menschlichen Sexualität respektieren, stellen sie sich unter Gottes Plan und vollziehen die Sexualität in ihrer ursprünglichen Dynamik der Ganzhingabe, ohne Manipulation und Verfälschungen.«[19]

Um die »natürliche Geburtenregelung« zu propagieren, gründete er das nach sich selbst benannte »päpstliche Institut Johannes Paul II. für

Studien über Ehe und Familie«. Der Leiter des Institutes sieht BenutzerInnen von Verhütungsmitteln so:
»Wer Verhütungsmittel benutzt, will nicht, daß neues Leben entsteht, weil er ein solches Leben als »Übel« ansieht. Dies ist die Einstellung eines Mörders, der es als ein »Übel« ansieht, daß sein Opfer existiert.«[20]

Neben der Erniedrigung durch die Sexualität sieht der Papst in der Verhütung auch die »Einladung zur Abtreibung«. Die österreichischen Bischöfe ermahnte er deshalb:
»Immer deutlicher zeigt es sich, daß es unsinnig ist, etwa die Abtreibung durch Förderung der Kontrazeption (= Verhütung, Anm. d. Verf.) überwinden zu wollen. Die Einladung zur Kontrazeption als einer vermeintlich »gefahrlosen« Weise des Umgangs der Geschlechter miteinander ist nicht nur eine verkappte Leugnung der sittlichen Freiheit des Menschen. Sie fördert ein entpersonalisiertes, rein auf den Augenblick gerichtetes Verständnis der Sexualität und fördert damit letztlich wieder jene Mentalität, aus der die Abtreibung stammt und von der sie dauernd genährt wird. Im übrigen ist Euch gewiß nicht unbekannt, daß bei neueren Mitteln die Übergänge zwischen Kontrazeption und Abtreibung fließend geworden sind.«[21]

Die oben zitierten Positionen mögen absurd und weltfremd anmuten. Die Tragik solcher Äußerungen liegt darin, daß Millionen gläubiger KatholikInnen bis auf den heutigen Tag nur zwei Alternativen haben: Entweder verstoßen sie klammheimlich gegen die Regeln und fühlen sich dabei schuldig, oder sie richten ihr Leben an der kirchlichen Lehrmeinung aus und versuchen verzweifelt, ihre Verhütung als Familienplanung im Einklang mit der katholischen Kirche zu praktizieren.[22]

Die katholische Kirche hat auch ganz eigennützige Motive für die Ablehnung von Verhütungsmitteln. So war im Oktober 1977 in der konservativen »Offertenzeitung für die katholische Geistlichkeit Deutschlands« zu lesen:
»Tatsächlich knickt die ›Pille‹ das Wachstum der Kirche mit allen seinen Folgen für den Priester- und Ordensnachwuchs sowie für das Kirchensteueraufkommen ganz sicher in zehn bis zwanzig Jahren. Es werden keine Kirchenneubauten mehr nötig sein... Es wird genau das eintreten..., weshalb vor einer Propagierung der ›Pille‹ gewarnt worden war, nämlich: bedrohlicher Geburtenschwund, Demoralisierung der Gesellschaft, Versexualisierung des öffentlichen Lebens, offene Propaganda für Pornographie und Nacktkultur... Öffentliche Verhöhnung der Keuschheit mit der Folge eines Absinkens des Sozialprestiges des Priester- und Ordensstandes... alles in allem eine geistige Umweltverschmutzung von bisher nicht gekannten Ausmaßen.«[23]

Abtreibung = Massenmord?

»... wenn Abtreibung Mord ist, dann sind 73 000 Abtreibungen eben doch ein Mord in Massen.« (Kardinal Höffner 1979)[24]

Als wären die Äußerungen der katholischen Kirche zur Verhütung nicht schon erschreckend genug, kommen die Herren Kardinäle und Bischöfe beim Thema Abtreibung erst so richtig in Fahrt. Während es in einer gemeinsamen Erklärung von katholischer und evangelischer Kirche noch relativ milde heißt: »Schwangerschaftsabbruch soll nach Gottes Willen nicht sein«,[25] werden die »rein katholischen« Stellungnahmen deutlicher:

»Die Mutter hat ein Recht auf ihren Körper, aber nicht auf das empfangene Kind, denn dieses gehört schon Gott und der Nation.« (Kardinal Wyszyński, Polen, 1970)

Abtreibung ist nach Meinung der katholischen Geistlichkeit das schlimmste Übel, das die Welt zu bieten hat. Die Bezeichnungen reichen von »Massaker an Unschuldigen« (Papst Johannes Paul II., 1988)[26] über »weltweite Seuche der Abtreibungen« (Prälat Schütz, 1982)[27] bis zu einer der »brutalsten Formen der Herrschaft des Menschen über den Menschen« (Kardinal Höffner, 1986);[28] auch der Vergleich mit der Atombombe muß herhalten: Kardinal Wetter bezeichnete die Abtreibung als schlimmes Zeichen, das nicht hinter Hiroshima und Nagasaki zurückstehe, da die Zahl der Opfer die der Atombombenabwürfe übersteige.[29]

Die Häufung dieser verbalen Ausfälle in den letzten Jahren sind kein Zufall. Die katholische Kirche wird immer dann besonders aktiv, wenn politische Entscheidungen anstehen und sie Chancen sieht, ihre repressive Sexualmoral auch politisch durchzusetzen. Vor dem Hintergrund der politischen Umwälzung in Osteuropa wittern die Kirchenfürsten ihre Chance. In Polen wähnen sie sich mittlerweile als absolutistische Alleinherrscher und demonstrieren, wie sie sich einen katholischen Staat vorstellen. Der polnische Senat hat auf Wunsch der katholischen Kirche einen eigenen Gesetzentwurf in den Sejm eingebracht, in dem ein generelles und uneingeschränktes Verbot von Schwangerschaftsabbrüchen vorgesehen ist und der Arzt selbst bei Lebensgefahr für die Frau nur dann straffrei bleiben soll, wenn der Abbruch »unbeabsichtigte Nebenwirkung« der Heilung ist.[30] Da der Beschluß über den Gesetzentwurf wegen massiver Proteste erst einmal verschoben werden mußte, legte sich Papst Johannes Paul II. während seiner Polenreise im Juni 1991 noch einmal richtig ins Zeug. Er verglich die Abtreibungspraxis in Polen mit dem Holocaust an polnischen Juden, Sinti und Roma während des Zweiten Weltkrieges und erklärte, so wie Polen damals zum Friedhof von Unschuldigen geworden sei, berge es heute die Gräber der »Schutzlosen, deren Antlitz noch nicht einmal von ihren Müttern erblickt worden ist«.[31]

Und jetzt, rechtzeitig vor absehbaren Entscheidungen für ein einheitliches Recht zum Schwangerschaftsabbruch innerhalb der EG, macht die katholische Kirche europaweit Front gegen liberale Gesetzgebungen. Im April 1991 sprach sich die Vollversammlung der Kardinäle der vierten außerordentlichen Kardinalsversammlung für eine neue Enzyklika aus, die das Lehrschreiben »Humanae Vitae« von Papst Paul VI. fortschreiben soll. Der Respekt vor dem menschlichen Leben sei »nicht nur ein Problem der individuellen Moral, sondern der sozialen Moral und der politischen Ethik«. In einem »besonderen Appell« rufen die Kardinäle alle Politiker auf, die politischen und gesetzgeberischen Initiativen mit dem Respekt vor dem Leben in Einklang zu bringen.

Kardinal Ratzinger sprach vom »Tyrannenstaat«, der

»über das Leben der Schwächsten, vom ungeborenen Kind bis zu den Alten, im Namen einer Zweckmäßigkeit verfügt, die in Wahrheit nur das Interesse einzelner ist«.[32]

Ratzinger sagte in der Eröffnungsrede: »Wir müssen die Kultur des Todes stoppen.« Er sprach von einem »schleichenden, verborgenen Holocaust«. Schwangerschaftsabbruch, künstliche Geburtenkontrolle -beispielsweise durch die Abtreibungspille – hätten nicht zur Befreiung der Frau, sondern zu ihrer Versklavung beigetragen.[33] Eine nur auf Zweckmäßigkeit ausgerichtete Logik verderbe auch das, was zu Anfang gut gewesen sei – wie etwa der Feminismus. Die Frauen hätten zwar gegen die Ausbeutung durch Männer protestiert, sich dann aber der maskulinen Denkweise gebeugt. Wenn eine Frau sich für die freie Liebe entscheide und sogar das Recht auf Schwangerschaftsabbruch für sich beanspruche, stelle sie sich damit gegen ihre eigene Weiblichkeit.[34]

»Es ist eine Verneinung des eigenen Körpers, die Frau sinkt herab zum bloßen Objekt.«[35]

Ratzinger knüpft hier zwar an das Gedankengut des Feminismus an, es geht ihm jedoch nur darum, alte Inhalte in einer neuen, unverbrauchten Sprache an die Frau zu bringen. Im Grunde steckt hinter solchen Äußerungen nur das uralte Frauenbild, nach dem eine »richtige« Frau zu sein hat wie Maria – jungfräulich und rein.

Da die Position der Amtskirche zu Verhütung und Abtreibung auch von einem großen Teil des Kirchenvolkes abgelehnt wird, soll nun die päpstliche Autorität ein Machtwort sprechen. Daher der Ruf nach einer neuen Enzyklika. Den Kardinälen war dabei durchaus bewußt, daß sie mit ihrer Position Kritik aus den eigenen Reihen provozieren. Eine Polarisierung innerhalb der katholischen Kirche wird an dieser Frage erwartet.[36]

Diese Auseinandersetzung scheuen die Kirchenfürsten jedoch nicht, geht es doch darum, katholische Sexualmoral möglichst in der Form von staatlichen Strafgesetzen auch gegen demokratische Mehrheiten durchzusetzen. Ratzinger begründet dies so:

»Jede politische Gemeinschaft muß, um überleben zu können, wenigstens ein Minimum an objektiv begründeten Rechten anerkennen, die nicht durch soziale Übereinkünfte aufgestellt wurden, sondern jeder politischen Regelung des Rechts vorausgehen.«[37]

Exkommunikation bei Abtreibung

Die katholische Kirche hat sich noch nie auf ihre Autorität als moralische Instanz allein verlassen, wenn es darum ging, die Gläubigen zu bevormunden. Innerhalb des Kirchenrechtes, das vor allem die Belange des Klerus und das kirchliche Eherecht regelt, gibt es ein eigenes Kirchenstrafrecht, das für alle KatholikInnen (auch ehemalige) gilt. Darin werden vor allem Verfehlungen gegenüber der Kirche mit Strafen belegt.

Bezüglich der Abtreibung gab es im Kirchenrecht seit Augustinus die Unterscheidung zwischen dem beseelten Fötus (animatus) und dem unbeseelten Fötus (inanimatus). Danach galt der männliche Fötus ab dem 40sten und der weibliche ab dem 80sten Tag als beseelt. Die Abtreibung eines beseelten Fötus galt als Mord, die eines unbeseelten war bis in das 19. Jahrhundert (mit Ausnahme der Jahre 1588 bis 1591) straffrei.[38] Mittlerweile wird der Beginn menschlichen Lebens auf den Zeitpunkt der Befruchtung der Eizelle festgelegt.[39]

Abtreibung wurde und wird bis heute nach dem Kirchenstrafrecht der katholischen Kirche mit der schwersten Strafe, der Exkommunikation als Tatstrafe (d. h. sie tritt durch die Tat selbst ein) bestraft.[40] Das bedeutet vor allem den Ausschluß von allen katholischen Sakramenten und aus dem katholischen Gemeindeleben. Außer der Abtreibung werden nur der tätliche Angriff auf den Papst, der Mißbrauch von Heiligenfiguren, Bischofsweihe ohne päpstlichen Auftrag, Bruch des Beichtgeheimnisses, der Abfall vom Glauben insgesamt oder in Teilen mit Exkommunikation belegt. »Straftaten gegen Leben und Freiheit« werden nur dann mit Exkommunikation belegt, wenn sie gegen den Papst gerichtet sind. Der Mord an anderen Personen wird entsprechend ihrer Stellung in der Kirchenhierarchie mit milderen Strafen bedacht.

Die Einordnung der Abtreibung unter die Verfehlungen gegen zentrale Glaubensinhalte zeigt den Stellenwert, den die katholische Kirche der Abtreibung beimißt. Es geht dabei nicht um den Tötungsvorwurf, sonst müßte sie ja die Tötung von Menschen ebenfalls mit Exkommunikation bestrafen. Die katholische Kirche hat bis heute keinen Massenmörder und keinen Naziverbrecher exkommuniziert. Die erste öffentlich verkündete Exkommunikation seit 1945 wurde gegen den Arzt Dr. Zwick ausgesprochen, der in einer Privatklinik legale Schwangerschaftsabbrüche durchführt.[41]

Seelen für das Himmelreich

Die von Augustinus entwickelte Idee der Übertragung der Erbsünde durch die Lust beim Geschlechtsakt und daraus folgend die Verdammnis ungetaufter Kinder wurde bis zum letzten Jahrhundert geglaubt. Die Konsequenz dieses absurden Gedankens ist bis heute verantwortlich für die Haltung der katholischen Kirche zur Abtreibung bei Lebensgefahr für die Frau. Da es gilt, so viele Seelen wie möglich für das Himmelreich zu retten, sah sie es im 18. Jahrhundert als wichtiger an, bei Lebensgefahr für die schwangere Frau, diese sterben zu lassen, wenn die Möglichkeit bestand, daß dadurch das Kind noch lang genug lebte, um getauft zu werden.[42] Das Leben der Frau galt weniger als die Taufe des Kindes.

Seit dem 7. 5. 1976 können die Deutschen Bischöfe zwar »die ärztliche Entscheidung respektieren«,

»in aussichtslosen Konfliktsituationen, in denen zwischen dem Verlust des Lebens sowohl der Mutter als auch des ungeborenen Lebens zu entscheiden und dem Verlust nur eines Lebens zu entscheiden ist.«[43]

Das heißt jedoch nicht, daß sie in diesem Falle eine Abtreibung befürworten (sie respektieren sie lediglich), es heißt nicht einmal, daß sie in einer solchen Situation das Leben der Frau gerettet sehen wollen. In katholischen Krankenhäusern in den USA ist der Vorrang des Lebens des Kindes bis heute die Regel.

Die katholische Kirche begründet ihre Aktivitäten und Stellungnahmen gegen den Schwangerschaftsabbruch meist mit dem christlichen Tötungsverbot. Daß es sich dabei bestenfalls um einen Vorwand handelt, zeigt die Vergangenheit der katholischen Kirche von den Kreuzzügen über die Hexenverfolgung bis hin zur Segnung von Waffen. Zu keiner Zeit wurde Leben an sich als absoluter und zu schützender Wert betrachtet. Bis heute kann sich die katholische Amtskirche zu keiner generellen Ablehnung aller Kriege durchringen. Die katholischen Bischöfe haben in ihrer Erklärung zum Golfkrieg »nicht grundsätzlich verneint«, daß eine Verteidigung auch mit militärischen Mitteln gerechtfertigt sein könne.[44] Im übrigen beteiligt sich die katholische Kirche auch an der Militärseelsorge. Gerade die Scharfmacher gegen die Abtreibung stehen auch hier an vorderster Front. So ist seit 1991 Bischof Dyba, der Glöckner von Fulda, Militärbischof in der BRD. Kardinal Höffner ging noch weiter. Er hatte 1958 zusammen mit anderen Moraltheologen eine Stellungnahme zugunsten des Einsatzes von Waffen mit atomaren Sprengköpfen abgegeben. Unter anderem heißt es darin:

»Die Verwendung von atomaren Waffen widerspricht nicht grundsätzlich einer friedlichen Ordnung und ist darum nicht in jedem Fall Sünde.«[45]

Der Ruf nach dem Staat

Da die Trennung von Kirche und Staat in der BRD immer nur auf dem Papier galt, haben beide Kirchen, vor allem aber die katholische, es für ihr Recht gehalten, sich in staatliche Angelegenheiten einzumischen. Das ist bei der Frage des Schwangerschaftsabbruches besonders deutlich zu sehen. Hier fordern die Kirchen staatliche Maßnahmen, um christliche Werte allgemein durchzusetzen. Nach der Verabschiedung des derzeit geltenden § 218 erklärte die Deutsche Bischofskonferenz am 7. 6. 1976:

»Diese Regelung erschüttert das Fundament unseres Rechtsstaats, sie zerstört das sittliche Bewußtsein der Bürger und macht die Gesellschaft nicht menschlicher, sondern unmenschlicher.«[46]

1989 veröffentlichten alle christlichen Kirchen in der BRD unter der Überschrift »Gott ist ein Freund des Lebens« eine gemeinsame Erklärung, in der staatliche Maßnahmen »zum Schutz des ungeborenen Lebens« gefordert werden. Zum § 218 selbst heißt es:

»Die katholische Kirche hat stets erklärt, daß sie sich mit der geltenden Rechtslage nicht abfinden könne und nicht abfinden werde. Sie strebt nicht einfach eine Rückkehr zum früheren Rechtszustand an, ist aber der Auffassung, daß die § 218 ff. nicht für unantastbar erklärt werden dürfen, wenn nur durch eine Änderung – sicherlich in Verbindung mit anderen Maßnahmen – der Schutz des ungeborenen Lebens verbessert werden kann.«[47]

Hauptangriffspunkte der katholischen Kirche sind vor allem die Notlagenindikation und die Krankenkassenfinanzierung.

Um ihren Forderungen Nachdruck zu verleihen, hat sich die katholische Kirche auch in den Wahlkampf eingemischt. Kardinal Joseph Höffner 1972:

»Abgeordnete, die nicht bereit sind, die Unantastbarkeit des menschlichen Lebens, auch das des ungeborenen Kindes, zu gewährleisten, sind für Katholiken nicht mehr wählbar.«[48]

Richtete sich diese Erklärung 1972 gegen die SPD, so wurden 1986 die Grünen als Hauptfeind ausgemacht: Jetzt erklärte Kardinal Höffner, die Grünen seien für Katholiken nicht wählbar, weil sie den Schutz des ungeborenen Lebens preisgäben.[49]

Auch in der aktuellen Debatte um eine einheitliche Regelung des Schwangerschaftsabbruches in Ost- und Westdeutschland mischt die Kirche mit. Prälat Schätzler, Sekretär der Deutschen Bischofskonferenz, hat sich für Beibehaltung des Strafrechts bei einer bundeseinheitlichen Regelung des Schwangerschaftsabbruches ausgesprochen. Alle nur möglichen Hilfen stellten »keine Alternative zu einem strafrechtlichen Schutz des ungeborenen Lebens«[50] dar. Dyba geißelt selbst den Süssmuth-Entwurf:

»Das Süssmuth-Modell ist der heimtückische Versuch, unter Mißbrauch der christlichen Etikette der Union und ihres menschenfreundlichen

Wortschatzes die in der DDR geltende, noch aus der Ulbricht-Ära stammende Fristenlösung per Beratung in der Bundesrepublik einzuführen.«[51]

»Lebensschutz«-Kampagnen

Flankiert werden die Forderungen nach Verschärfung des Strafrechts mit schöner Regelmäßigkeit von Kampagnen zum »Schutz des ungeborenen Lebens«, die auf eine Veränderung des Bewußtseins zielen.

Die Initiative »Wähle das Leben« ist eine gemeinsame Aktion der Deutschen Bischofskonferenz und des Zentralkomitees der Deutschen Katholiken, dem höchsten Laiengremium der katholischen Kirche in der BRD, und wurde mit einer Veranstaltung am 11. 06. 1982 der Öffentlichkeit vorgestellt. Die Ziele wurden dabei eher vage und weitläufig formuliert, von der größeren Lebensbejahung bis zum Pflanzen- und Tierschutz.[52]

Ein Ziel dieser Aktion war die Sammlung und Stärkung von »Lebensschützer«-Organisationen. Die Stoßrichtung gegen Abtreibung bildet zwar den Kern dieser Initiative, wurde aber eingebettet in eine Reihe anderer Themen: *»Unter diesen Zielen will die Initiative auch jene Aktionen in der Kirche sammeln und stärken, die sich schon seit langem für das Leben gegen Zukunftsangst und Abtreibung, für die Kranken und Behinderten und für ein menschenwürdiges Sterben gegen fragwürdige Tendenzen zur Euthanasie engagieren.«*[53]

Diese Verknüpfung ist einerseits eine Rechtfertigung gegen den Vorwurf, die katholische Kirche kümmere sich nur um den Schutz des ungeborenen Lebens, andererseits der Versuch, durch geschickte Einbeziehung aktueller Diskussionsthemen wie Umwelt und Frieden jüngere Leute anzusprechen.

»Wähle das Leben« hieß das Thema der Schlußansprache von Bischof Hengsbach auf dem Deutschen Katholikentag 1982 in Düsseldorf. Dort wurden auch 140 000 Unterschriften gegen die Krankenkassenfinanzierung gesammelt. Während der Aktionstage wurden in den Kirchen Babykörbe aufgestellt, um Geld für bedürftige Mütter zu sammeln. Die »Kundgebung für das Leben des ungeborenen Kindes« auf dem Katholikentag 1986 in Aachen bezog sich ebenfalls explizit auf die Initiative »Wähle das Leben«.[54]

Außerhalb der Katholikentage war von der Initiative selbst seitdem kaum noch etwas zu hören, in der Praxis, das heißt vor allem in den Stellungnahmen und der Öffentlichkeitsarbeit der katholischen Kirche, hat sich das Konzept der Verknüpfung von Abtreibung und Euthanasie jedoch durchgesetzt.

Eine ähnliche Stoßrichtung hatte die »Woche für das Leben« vom 10. bis 16. Juni 1991. Hier ist eine jährliche Durchführung angekündigt. Im ersten Jahr stand – welch ein Zufall – das »ungeborene Kind« im Mittelpunkt der vielfältigen Veranstaltungen in den Pfarrgemeinden. Der

Zusammenhang mit der Debatte um ein einheitliches Strafrecht zum Schwangerschaftsabbruch ist beabsichtigt. Johannes Niemeyer, stellvertretender Leiter des Katholischen Büros in Bonn, erklärte hierzu, er rechne damit, daß »in der zweiten Jahreshälfte der entscheidende Meinungsbildungsprozeß« einsetzen werde. Die Woche des Lebens, die nicht isoliert die §-218-Thematik aufgreife, sondern für den umfassenden Schutz des Lebens »in allen seinen Phasen und unterschiedlichen Situationen« eintrete, komme deshalb zur rechten Zeit.[55]

In der eigens für diese Woche herausgegebenen Broschüre »Argumente für das Leben« werden im wesentlichen drei Aspekte betont: Die Individualität des Embryos, die Nähe der Abtreibung zu Kindestötung und Euthanasie und die Notwendigkeit der Bestrafung. Vier der sechzehn »Argumente« begründen ausschließlich die Forderung nach Strafe.[56]

Die »Woche des Lebens« ist nach demselben Schema wie »Wähle das Leben« aufgebaut. Propaganda gegen Abtreibung ist das zentrale Element, die Einbettung in eine Reihe anderer Themen soll signalisieren, es gehe um »das Leben« an sich. Es wird angekündigt, man werde künftig auch verstärkt gegen Behindertenfeindlichkeit vorgehen, den Umgang mit alten und sterbenden Menschen thematisieren.

Von ganz anderer Qualität war die Aktion »Mahnläuten«. Bereits 1988 hatte Bischof Dyba in seinem Bistum am 28. Dezember, dem »Fest der unschuldigen Kinder« (die nach der christlichen Mythologie Herodes ermorden ließ), die Glocken für abgetriebene Embryos läuten lassen.[57] Auf seine Initiative forderte 1989 die Deutsche Bischofskonferenz alle Pfarrgemeinden auf, an diesem Tag die Glocken 15 Minuten für die Ungeborenen läuten zu lassen. Diese Aktion brachte offenbar nicht den gewünschten Erfolg. Vielfältige Proteste richteten sich nicht gegen die Abtreibung, sondern gegen die katholische Kirche, und selbst vielen Pfarrern ging diese Aktionsform zu weit: Sie beteiligten sich nicht am »Läuten«.[58] Die Aktionsform wurde dann auch fallengelassen.

Opus Dei

Neben der offiziellen Amtskirche sind auch Mitglieder verschiedener Orden und kirchlicher Organisationen als Abtreibungsgegner aktiv. Eine Sonderstellung nimmt dabei eine Art Laienorden, die Personalprälatur »Opus Dei« ein. Opus Dei heißt Werk Gottes und begreift sich als Einrichtung, die von Gott selbst geschaffen wurde. 1928 von dem spanischen Priester Josemaría Escrivá mit dem hehren Anspruch gegründet, den gewöhnlichen Alltag zu »heiligen«, hat »das Werk«, wie sie sich selbst bezeichnen, heute über 70 000 Mitglieder in mehr als 80 Ländern. Bemerkenswert ist die große Zahl von Mitgliedern und Opus Dei nahestehenden Personen in führenden Positionen von

Wirtschaft und Politik, an Hochschulen und innerhalb der Kirchenhierarchie. Die gezielte Einflußnahme wird zwar von Opus Dei bestritten, der Gründer selbst hat sich jedoch so geäußert:

»Unser Ziel ist es auch, alle Universitätslehrstühle, von denen aus viel getan werden kann, zu erlangen; Ziel des Werkes ist es ebenso, Apostolat in staatlichen Einrichtungen zu üben... So sind wir imstande, unseren Leuten, ohne daß sie Prüfungen abgelegt haben, Karrieren, Titel, Doktorgrade und viele Orden zu verschaffen, die viele Menschen zu unserem Apostolat locken werden.«[59]

Als Organisation tritt Opus Dei so gut wie nie in Erscheinung. Nach innen verfügt es über eine strenge Hierarchie und versucht, an Schulen und über Jugendklubs besonders gute SchülerInnen als Mitglieder anzuwerben, die wiederum am ehesten die Gewähr bieten, später in Führungspositionen zu gelangen. Ein Teil der Mitglieder, vor allem diejenigen, die für Führungspositionen innerhalb des Opus Dei vorgesehen sind, leben in Einrichtungen des »Werkes«, die als Studentenwohnheime etc. deklariert sind. Bereits Sechzehnjährige sollen ein Gelübde zur Ehelosigkeit ablegen. Die perfekte Durchstrukturierung ihres Tagesablaufes durch eine Vielzahl von Verpflichtungen, religiösen Bußübungen (so auch Selbstgeißelungen), asketische Lebensweise und ein durchgängiges Bespitzelungssystem führen zu einer sektenhaften Abhängigkeit.[60] Die Mitgliedschaft im Opus Dei soll geheimgehalten werden. Obwohl Opus Dei nach außen hin vorgibt, sich in weltliche Belange nicht einzumischen, ist jedoch auffallend, daß seine Mitglieder und Personen, denen enge Verbindungen zu ihm nachgesagt werden, dort anzutreffen sind, wo unter dem Mantel des christlichen Glaubens reaktionäre Politik gemacht wird. So waren in Spanien unter Franco 1969 vier Minister Mitglieder von Opus Dei, weitere sechs waren zumindest Sympathisanten.[61] Opus Dei wird auch ein starker Einfluß auf Diktator Pinochet in Chile nachgesagt.[62] Auch bei der Hetze gegen die Abtreibung sind Opus-Dei-Mitglieder immer dabei.

Die Verbindung zwischen Opus-Dei-Mitgliedern und den reaktionärsten Regimes dieser Welt ist so verblüffend nicht: Die autoritäre Struktur, die Opus Dei nach innen aufweist, entspricht einem politischen Weltbild, das nach Ordnung und Führern ruft und Diktaturen befürwortet. Es ist jedoch kaum vorstellbar, daß Menschen, deren Alltag durch »Anleitung« und übergeordnete Strukturen so kontrolliert und vorgegeben ist, wie es bei Opus Dei der Fall ist, ihre politischen Entscheidungen völlig individuell treffen. Solche Beteuerungen seitens Opus Dei erscheinen als Schutzbehauptungen.

Opus-Dei-nahe »Lebensschützer« (sie sind nach einen Aussagen selbst Mitglieder oder treten des öfteren bei Veranstaltungen/Seminaren auf, die mehrheitlich von Opus-Dei-Mitgliedern organisiert sind) sind zum Beispiel:[63] Manfred Spieker; Otto Gritschneder (Anwalt von Opus Dei); Nikolaus Lobkowicz, (Rektor der katholischen Uni Eichstätt, war vorher – sehr umstritten – Rektor der Uni München; nur Nähe zu Opus Dei, bestreitet Mitgliedschaft); Heribert Schambeck (Prof. für öffentliches Recht, stellvertretender Vorsitzender des österreichischen Bundesrats); Wolfgang Waldstein (Jura-Prof.); Winfried Kluth (Pressereferent des Opus-Dei-Informationsbüros in Köln); Leo Scheffczyk (ehemaliger Theologieprof., Dogmatik); Ernst Michael Striefler (Rechtsanwalt); Johanna von Westphalen (CDL); Christa Meves; Paul Hoffacker (Jurist, Gesundheitspolitischer Sprecher der Union); Heribert Berger; Joseph Stimpfle (Bischof von Augsburg); Roland Rösler (BfdL, Hess. CDU-MdL); Balthasar Staehelin; Carlo Caffara (Leiter des »päpstlichen Instituts Johannes Paul II. für Studien über Ehe und Familie«; mehrere Mitarbeiter des Instituts sind Mitglieder von Opus Dei); Werenfried van Straaten; Alois von Waldburg-Zeil; Rudolf von Westphalen.

Katholische »Lebensschutz«-Gruppen

Katholische Lebensschützergruppen spielen eher eine untergeordnete Rolle. Dies liegt zum einen am starken Engagement der katholischen Amtskirche selbst, was zur Folge hat, daß sich eine Reihe katholischer Verbände, die nicht ausschließlich mit dem Thema Abtreibung befaßt sind, an Aktivitäten der »Lebensschützer« beteiligen, beispielsweise das Kolpingwerk bei der Gegendemonstration am 16. 6. 1990 in Bonn. Zum anderen sind »Lebensschutz«-Gruppen meist ein Zusammenschluß erzkonservativer Christen über die Konfessionsgrenzen hinweg.

Die »Aktion für das Leben« wurde schon 1973 vom Erzbischöflichen Ordinariat München auf Landesebene gegründet und ist kooperatives Mitglied des Caritas-Verbandes. Nach eigenen Angaben hat sie etwa 15 000 Spender und Mitglieder. Von 1973 bis 1990 verteilte sie rund 8 Millionen DM an Unterstützungsgeldern, davon etwa 1989 über 700 000 DM an Einzelhilfen und knapp 100 000 DM für Öffentlichkeitsarbeit.

Sie verbreitet drei zirka hundertseitige Farbbroschüren: »Tod oder Leben?«, »Geld oder Leben?« und »Glück oder Leben?«, herausgegeben vom Seelsorgereferat der Erzdiözese München, unter anderem mit mehreren Beiträgen von Erwin Brießmann, Richter am Bayerischen Obersten Landesgericht (Federlin-Urteil siehe Kap. 2.3), Hermann Hepp (siehe Kap. 2.1 und 4.2) und Ursula Lehr, ehemalige Ministerin für Familie, Frauen, Gesundheit.

Finanziell ebenso gut ausgestattet arbeitet die »Aktion für das Leben e. V. im Bistum Essen«, die erst 1982 gegründet wurde. Mitglieder sind katholische Vereine, Organisationen, Gruppen und Einzelpersonen. Als »Skandal und eine Herausforderung« sieht die Aktion die »Tötung von jährlich über 200 000 Kindern« und die Ausgaben von »über 200 Millionen DM durch die gesetzlichen Krankenkassen«. »Dieser Herausforderung will sich die Aktion in besonderer Weise stellen.«[64] »1989 konnte die Aktion 130mal finanziell helfen, dazu wurden 135 000 DM zur Verfügung gestellt«.[65] Außerdem bietet sie Sachleistungen, Bereitstellung von Kinderbetreuungsplätzen, Hilfen zur Adoptionsvermittlung und betreibt Öffentlichkeitsarbeit vor allem in katholischen Kreisen.

Die Aktion Babykorb, Aktion Notwende, Aktion für das Leben, Baby-Aktion Polen, Mutter in Not, Kinderhilfe Bethlehem wurden auch von der Katholischen Frauengemeinschaft Deutschland aufgegriffen. Felicitas Koschig (Jg. 1966, aus Halle, Leitungsteam der KFD in der DDR): »Den vielen Abtreibungen steht eine Vielzahl von Adoptionsanträgen gegenüber. Doch immer werden Frauen, die ihr Kind zur Adoption freigeben, von der Gesellschaft verurteilt. Eine Frau, die bis zur 12. Schwangerschaftswoche ihr Kind abtreiben läßt, bleibt unerkannt«.[66]

Vom Erzbischöflichen Ordinariat Freiburg kirchlich anerkannt ist die »Bewegung Rettet das ungeborene Leben e. V.« (Königheim-Pülfringen, Main/Tauber Kreis), gegründet 1983. Sie hat etwa 1500 Mitglieder, darunter kaum Prominente, vor allem in süddeutschen ländlichen Gegenden, aber auch im Köln/Bonner Raum. Sie war Mitglied im Dachverband »Bewegung für das Leben«, trat jedoch wegen dessen Angriffen auf die katholische Kirche aus. Im Oktober 1984 führte sie in Bonn eine Sühneprozession mit 1200 TeilnehmerInnen durch. Redner Dr. Alfred Häußler (EÄA) verbreitete dort seine ausländerfeindlichen Parolen (siehe Kap. 6.1). Die Bewegung beteiligte sich 1986 an einem Sühnetag in Bonn mit Mutter Theresa und Pater Werenfried van Straaten und 3000 TeilnehmerInnen und unterstützte die Unterschriftenaktion »Aufbruch des christlichen Gewissens« gegen Kassenfinanzierung, die 1988 in der Übergabe von insgesamt 555 000 Unterschriften gipfelte.

Innerhalb der Erzdiözese Paderborn kirchlich anerkannt ist die Initiative »Hoffnung für das Leben«. Sie hat 20 Ortsgruppen und arbeitet mit katholischen Beratungsstellen bei der Adoptionsvermittlung zusammen. Am 16. 6. 1990 unterstützte sie die ALfA-Demonstration in Bonn.

»Helfen und Heilen« ist der Name einer gemeinnützigen Stiftung in Ravensburg, die »Beratungsbetreuung« für werdende Mütter und soziale Hilfen über Caritas anbietet. Sie propagieren die »Pneumatherapie« von Prof. Dr. Balthasar Staehelin (Zürich),[67] Autor des beim Herder-Verlag erschienenen Buches »Heilwerden von Grund auf – Von der helfenden Naturwissenschaft zur heilenden Christuswissenschaft«. Staehelin ist Gründer eines Forums für das christliche Menschenbild, an dem prominente Opus-Dei-Mitglieder aus der BRD und der Schweiz teilnahmen,[68] und referierte beim EÄA-Kongreß 1989.

Keineswegs nur um Heiligenverehrung geht es der »Fatima Aktion 77 e. V.«. Sie ist nach eigenen Angaben unter anderem Mitglied in der Bewegung für das Leben, der Internationalen Gesellschaft für Menschenrechte und im Christophorus-Werk. Bei der Delegiertenversammlung des Fatima Weltapostolats im Kloster Brandenburg trat Josef Ripsam als Redner von der Christlichen Liga auf.[69] Mitglieder von Fatima verteilten Flugblätter der Aktion Leben und eigenes Werbematerial beim Welt-Ärztekonkreß 1990 in Dresden. Den eigenen Rosenkranzkongreß im September 1990 in Augsburg leitete Pater Otto Maier von der Aktion Leben (Abtsteinach) neben Dr. Johannes Grohe von Opus Dei und Vertretern der Pfadfinder Mariens und Legio Mariae.

Für Keuschheit und gegen schulische Sexualkunde tritt der »Freundeskreis Maria Goretti e. V.« ein: »So fordern wir die Abschaffung der neuheidnischen Schulsexual-›Erziehung‹, weil sie den Erziehungszielen Keuschheit und Schamhaftigkeit widerspricht und eine sexuelle Bedarfsweckung und Verführung zur Sünde darstellt.« Der Widerstand gegen Vergewaltigung liegt für den Kreis auf derselben Ebene wie der Widerstand gegen Sexualkunde-Unterricht. Der Freundeskreis nennt sich nach einer Heiligen der katholischen Kirche, die an den Folgen einer Vergewaltigung starb. Er wurde 1976 gegründet, seine Vorsitzende ist Rita Stumpf (Vereinigung europ. BI.), die eng mit Ernst (EAÄ) zusammenarbeitet.

Überkonfessionell, aber traditionell eher in katholischen Kreisen ist die »Aktion Lebensrecht für Alle, e. V.« (ALfA) angesiedelt, die eng mit Caritas zusammenarbeitet. Sie hat etwa 11 000 Einzelmitglieder (darunter zahlreiche Bundes- und Landtagsabgeordnete) und arbeitet in vielen Orten mit aktiven Gruppen.

Ihr Büro in Bonn kümmert sich seit 1988 vor allem um Einfluß auf Bundespolitiker und Presse und dient gleichzeitig als Koordinationsstelle mit anderen Organisationen wie JVL und insbesondere CDL, seit 1991 offiziell als »Kontaktstelle Lebensrecht«.

Die ALfA tritt mit vielen sozialen Forderungen und in ihrer Propaganda relativ verständnisvoll gegenüber »Frauen in Not« auf: »Wir suchen nach positiven Wegen, die es einer Frau ermöglichen, auch in einer schwierigen Situation ja zu ihrem Kind zu sagen. Dabei geht es uns nicht darum, anderen Menschen unsere Moralvorstellungen aufzuzwingen. Wir wollen niemanden angreifen, niemanden verurteilen.«[70] Sie werben mit ihren sozialen Aktivitäten in Selbst- und Nachbarschaftshilfe; viele ALfA-Mitglieder hätten selbst Erfahrung mit einem Abbruch und arbeiteten mit, weil sie die Not der Frauen kennen. Sie wollen Frauen und Familien, auch AusländerInnen[71], auffangen, die durch das soziale Netz fallen. ALfA hat eine eigene Jugendorganisation (JAL).

Selten tritt die ALfA mit eigenen konkreten Forderungen zur Verschärfung des § 218 an die Öffentlichkeit; sie lehnt jedoch die Fristenregelung und den »3. Weg« von Süssmuth strikt ab und unterstützt Hoffackers Vorschlag (siehe Kap. 3.3), der eine massive Verschärfung des § 218 bedeutet.

Anfang der 80er Jahre waren ALfA-Mitglieder bei Aktionen gegen Pro Familia beteiligt, 1987/88 sammelten sie Unterschriften gegen die Kassenfinanzierung und drängten die Länder Baden-Württemberg und Bayern zu einer Normenkontrollklage.

Seit Ende der 80er Jahre arbeitet ALfA verstärkt mit anderen »Lebensschutz«-Organisationen zusammen und entwickelt sich zu einem Zentrum nicht nur für Einfluß auf Politiker, sondern auch für Massenaktionen wie die Gegendemonstration am 16. 6. 1990 mit 3000 TeilnehmerInnen zur Demonstration der Frauenbewegung unter dem Motto »Leben und leben lassen – Solidarität mit Schwangeren«, unterstützt durch JVL, Pro Vita, CDL, HfdL, LGL, ÖDP, Kolpingwerk, Arbeitskreis Christen und Ökologie, KALEB, Erzdiözese Paderborn. Ein halbes Jahr später, am 10. 11. 1990, organisierte ALfA in Bonn eine Großkundgebung und die Übergabe von 350 000 Unterschriften gegen die Fristenregelung mit 5000 TeilnehmerInnen (eigene Angaben). Die Unterschriften waren innerhalb von 2 Monaten von ALfA, der Deutschen Evangelischen Allianz (33 000), KALEB (41 000) und dem Arbeitskreis Leben Heimenkirch (10 000) gesammelt worden.

Seit 1988 sei »die Zusammenarbeit mit der ›Aktion Leben‹ in Abtsteinach zunehmend unmöglich geworden«. Deren Arbeitsweise sei »wegen ihrer massiven Angriffe auf die Beratungsstellen wenig zweckdienlich«, sie arbeite »vor allem mit der Drohung vor der Rache Gottes, vor dem Untergang des Abendlandes, ja sogar der Welt« (Vorsitzende H. Seelentag im Alfa-Rundbrief 14). Nach wie vor sei die Verwechslung mit dem selbsternannten »Dachverband zum Schutze der Ungeborenen« oder der »Aktion Leben, Abtsteinach« das Haupthindernis in der angestrebten offiziellen Zusammenarbeit mit Beratungsstellen.

Diese Aktion Leben e. V. (Hauptträger des »Dachverbandes« Bewegung für das Leben, BfdL) ist ideologisch von rechten Kritikern und Fundamentalisten der katholischen Kirche dominiert. Nach eigenen Angaben hatte sie 1989 25 000 eingetragene Mitglieder in zirka 100 Aktionskreisen organisiert. Sie bietet über WIESE (Weinheimer Institut für Ehe und Familie, Sexualethik und Erziehung) seit 1990 Seminare und Vorträge an. Ihr Ziel ist die »völlige Neufassung des § 218 als eine Voraussetzung für eine tatsächliche Wende«; »wir sagen in aller Deutlichkeit: Abtreibung ist Mord«, »keine Ausnahmen ... und Gott (kennt) sicher auch keine Indikationen«. Sie diffamieren Beratungsstellen als »qualifizierte Tötungsberater« und lehnen auch die

Ausstellung von Bescheinigungen durch die katholischen Beratungsstellen ab (Vergl. Kap. 1.3).

Wegen ihres aggressiven Auftretens wurden sie seit 1984 vom Katholischen Kirchentag ausgeschlossen, mit 150 Leuten verteilen sie vor den Toren um so heftiger ihr Werbematerial mit Bildern zerstückelter Föten.

Am 10. 5. 1986 veranstaltete die »Aktion Leben« in Hadamar bei der Gedenkstätte für die Nazi-Opfer eine Kundgebung, um ihren Euthanasie-Vorwurf gegenüber abtreibenden Frauen zu betonen. Regelmäßig führt sie »Sühne-Prozessionen« und Aktionen vor Abbrucheinrichtungen durch. Dabei rutscht Pfarrer Pietrek auf den Knien mit einem großen Holzkreuz, auf dem ein in Kunstharz gegossener Embryo des 5. Monats genagelt ist. Bis 1988 sammelte sie 307 000 Unterschriften gegen Kassenfinanzierung.

Die »Aktion Leben« betreibt massive Pressearbeit, bereits 1984 verschickte sie 20 Pressemitteilungen an etwa 400 Stellen. Die »Welt« schaltete Anzeigen der AL kostenlos. Seit 1986 arbeitet sie mit Radio Freies Europa und Kabelfernsehsendern zusammen. 1990 war sie Mitveranstalter des Welt-Ärzte-Kongresses in Dresden. Zur ALfA-Demonstration am 16. 6. 1990 in Bonn war die AL nicht eingeladen und hat auch nicht dazu aufgerufen.

Ihr Argumentationsmuster ist jedoch in vielen »gemäßigten« Gruppen verbreitet, zumal die »Aktion Leben« überaus reichlich Material streut. In einer umfangreichen Medienliste (mit Hinweisen: »für katholischen Gottesdienst/Religionsunterricht geeignet«) bietet sie kostenlos Dias, Kassetten, Bücher an, zum Beispiel von Hügel, Otto Maier, Rösler, Ernst, Blechschmidt, Häußler, Rötzer, Trobisch, Meves, Illich; daneben jede Menge Broschüren, Flugblätter und Aufkleber, die stark von amerikanischen Pro-Lifern geprägt sind; über Lehrer drängen sie städtischen Film-Bildstellen Dias und Videos auf.

Mitglied der »Bewegung für das Leben« ist der katholische Kardinal-von-Galen-Kreis (jedoch kein offizielles Organ der katholischen Kirche). Sein Vorsitzender Heribert Börger, ehemals Zentrumsvorsitzender, führte 1976/77 eine Klage wegen Kassenfinanzierung beim BVG. 1984 zeige er die Gewerkschaft ÖTV wegen ihrer Forderung nach Streichung des § 218 an.

Bekannt ist auch seine Anzeige gegen Professor Beller (Uni-Frauenklinik Münster 1987) wegen Verdacht auf Mord- und Totschlagsdelikte (Beller hatte Frauen zum Austragen hirnloser Föten überredet, damit er deren Nieren und andere Organe transplantieren konnte). Dem KvG-Kreis ging es dabei nie um die Frauen.

1990 forderte der KvG-Kreis die Exkommunikation von Rita Süssmuth und drohte mit Kirchensteuerstreik. Während des Golfkrieges schrieb der Kreis einen Brief an Innenminister Schäuble:

»Der Krieg gegen die Kinder bringt uns jährlich Menschenverluste, die

in der Größenordnung des Rußlandfeldzuges liegen. Diese Verluste werden durch Asylanten ausgeglichen. Diese erhalten soziale Zuwendungen, die wir durch die Tötung deutscher Kinder eingespart haben, ein Teufelskreis, der mit der Vernichtung unseres Volkes endet.« (18. 2. 91)

Vor allem katholische Jugendliche spricht der Komm-mit-Verlag mit seinem über 400 Seiten starken Taschen-Kalender und der Jugend-Zeitschrift Komm-mit an. Werbung wird dafür in »Stimme der Familie;» (Familien-Bund Deutscher Katholiken) und im katholischen PUR-Magazin gemacht. Im Komm-mit-Taschenkalender finden sich neben einer umfangreichen Adressenliste von »Lebensschützer«-Organisationen (es fehlt bewußt die ALfA), rechtslastigen und »großdeutschen« Organisationen und Verlagen viele kurze Artikel, Stellungnahmen, Erzählungen, Gebete und Freizeittips.

Antiabtreibungspropaganda: *»Es ist verhängnisvoll, wenn die Robben-Rettung weitaus mehr Gemüter erregt und Proteste hervorruft als die Massenabtreibung ungeborener Kinder. Wer kämpft gegen das grausame Abschlachten von jährlich 300 000 Ungeborenen in unserem reichen Land.«*[72] *»Für Ungeborene gerät der ›gemeinsame Rechtsraum‹ (EG) zum Unrechts-Alptraum, zum EG-weiten Schlachthaus.«*[73]

Unterstützung der DSU: *»Bei einer bundesweiten Ausdehnung der DSU könnten solche Schwächen eher überwunden werden, weil viele Millionen christlicher Wähler und Lebensrechtler nur darauf warten, daß ihnen was Besseres geboten wird als die schlappen, dem Zeitgeist angepaßten Unionsparteien!«*[74]

Freizeittips, wie etwa alte Zeitschriften in der Gemeinde verkaufen: *»Auf den Tisch kommen möglichst religiöse Zeitschriften; unter den Tisch in Kartons legen wir die Mode- und sonstigen Illustrierten, natürlich keine linken und schlechten Schriften wie Stern, Spiegel, Praline usw.«*[75]

Ein Beitrag von Christa Meves *»Wir wollen warten: ›Wir glauben, daß Sexualität zu einem Zeitpunkt, wo man noch keine Kinder haben kann, falsch ist.‹«*[76]

Eine Rolle in der deutschen »Lebensschützer«-Bewegung spielt auch die österreichische PRO-VITA-Bewegung für Menschenrecht auf Leben. Ihr Ziel ist »voller Rechtsschutz menschlichen Lebens von der Empfängnis bis zum natürlichen Tod«, das heißt gegen Abtreibung, Gentechnologie, Reproduktions-Medizin, Sterbehilfe und gegen Sexualerziehung. In ihrem Vorstand sind auch zwei Opus-Dei-Mitglieder: Prof. Heribert Berger, der auch bei der EÄA auftritt, und Prof. Dr. Wolfgang Waldstein, Mitglied der JVL. Vorstandsmitglied Dr. Vincenz Lichtenstein bezeichnet sich selbst als Sympathisant von Opus Dei.

Anmerkungen

1 Rönsch, Hannelore, zit. in: Metall, 5/91, 8.3.91, S. 6
2 Entscheidungssammlung des BVerfG 39, S. 67
3 Vgl.: Joseph Kardinal Ratzinger: Zur Lage des Glaubens, ein Gespräch mit Vittorio Messori, München 1985, Verlag Neue Stadt, S. 7
4 Päpstliche Ehekommission: Das Gutachten der Minderheit, in: Hunold, Günther: Papst und Pille, Empfängnisverhütung im Spiegel von Kirche und Welt. Eine Dokumentation, München, 1969, Wilhelm Heyne Verlag, S. 67f
5 zit. in: »Unglaublich«, die Kehrseite des Katholikentages 1990, Flugschrift
6 eine aufschlußreiche Übersicht ist nachzulesen bei: Ranke-Heinemann, Uta: Eunuchen für das Himmelreich – Katholische Kirche und Sexualität, Hamburg, 1988, Hoffmann und Campe Verlag, 6. Auflage; (dieses Buch steht auf dem Index der katholischen Kirche)
7 Papst Johannes Paul II.: familiaris consortio, deutsch: Dem Leben dienen, Apostolisches Schreiben über die Aufgabe der christlichen Familie in der Welt von heute, Freiburg 1982, Herderverlag, S. 27
8 benannt nach Joseph, mit dem Maria angeblich keine sexuellen Beziehungen gehabt haben soll.
9 Ratzinger, a. a. O., S. 109f.
10 familiaris consortio, S. 151
11 Ratzinger, a. a. O., S. 84
12 z. B. Augustinus zit. in: Ranke-Heinemann, a. a. O., S. 98
13 Vgl. can. 1084 zit. in: Ruf, Norbert: Das Recht der katholischen Kirche nach dem neuen Codex Iuris Canonici, Verlag Herder, Freiburg 1983, S. 255
14 Caesarius, Brief unter den Sermones, 1, 12, zit. in: Ranke-Heinemann, a. a. O., S. 152
15 Vgl. Heinsohn, Gunnar/Steiger, Otto: Die Heiligsetzung des Lebens durch Massenmord oder: Der Holocaust der Kirche, in: von Paczensky, Susanne (Hsrg.): Wir sind keine Mörderinnen, Reinbek b. Hamburg, Rowohlt Verlag, 1980, S. 57
16 zit. in Ranke-Heinemann, a. a. O., S. 253
17 Enzyklika »Humanae Vitae« Pauls VI., vom 25. 7. 1968, Abschnitt 14, zit. in: Faßnacht, Dieter, Geburtenplanung – Empfängnisregelung und Schwangerschaftsabbruch, Schriftenreihe zur Sexualethik, Frankfurt/M., Moritz Diesterweg Verlag, 2. Aufl., S. 12
18 z. B. Otto Maier, SAC (Aktion Leben), vgl. Rau, a. a. O., S. 149
19 familiaris consortio
20 Caffaraa, Leiter des Instituts »Johannes Paul II. für Studien über Ehe und Familie«, zit. in: Frauen fordern Selbstbestimmung, hrsg. Frauen gegen den § 218, Mannheim 1989

21 Papst Johannes Paul in einer Ansprache an die österreichischen Bischöfe/Herderkorrespondenz, Heft 8, 41. Jahrgang , August 1987, S. 377 f.
22 Ein tragisches Beispiel solcher (erfolgloser) Verhütungsversuche ist nachzulesen in: Katholische Ehe – Theorie und Wirklichkeit, Hunold, Papst und Pille, a. a. O., S. 105 ff.
23 zit. in Ranke-Heinemann, a. a. O., S. 309
24 Er bezog sich damit auf eine Äußerung des CSU-Mitglieds Holzgartner, der Abtreibungen mit dem Massenmord der Nazis an Juden verglich; im Jahr 1978 gab es 73 000 gemeldete Schwangerschaftsabbrüche in der BRD; Zitat aus einem Interview im Deutschlandfunk am 31. 07. 1979, abgedruckt in: Der Spiegel, 13. 08. 1979, zit. in: Rühmkorf, Eva: Wie man Unrechtsbewußtsein herstellt, in: von Paczensky, Susanne (Hrsg.): Wir sind keine Mörderinnen, a. a. O., S. 22
25 »Gott ist ein Freund des Lebens« – Herausforderungen und Aufgaben beim Schutz des Lebens, gemeinsame Erklärung des Rates der evangelischen Kirche in Deutschland und der Deutschen Bischofskonferenz in Verbindung mit den übrigen Mitglieds- und Gastkirchen der Arbeitsgemeinschaft christlicher Kirchen in der Bundesrepublik Deutschland und Berlin (West), 2. Auflage 1990, Gütersloher Verlagshaus Gerd Mohn, Gütersloh (1. Aufl. 1989), S. 68
26 Johannes Paul II. vor einem Kongreß über natürliche Familienplanung, zit. in: Nürnberger Nachrichten, 15. 03. 1988
27 Prälat A. Schütz (Leiter der Zentralstelle Pastoral der Deutschen Bischofskonferenz): Worum es geht, Ziel: Eine neue Wertschätzung des menschlichen Lebens, in: Leben & Erziehen Extra, Zum Auftakt der Initiative Wähle das Leben, September 1982, S. III
28 Kardinal Höffner auf dem Deutschen Katholikentag in Aachen zit. in: taz, 13. 09. 1986
29 vgl. taz, 16. 08. 1985
30 vgl. Frankfurter Rundschau, 18. 05. 1991
31 Frankfurter Allgemeine Zeitung, 5. 6. 1991
32 Deutsche Tagespost, 8. 4. 1991
33 Die Welt, 6. 4. 1991
34 Frankfurter Rundschau, 6. 4. 1991
35 Zitat aus: Die Welt, 6. 4. 1991. Hinter dieser vermeintlich frauenfreundlichen Argumentation steckt das uralte Frauenbild der Kirche, nach dem Frauen keine Sexualität haben, sondern lediglich Objekte sexueller Lust von Männern sind. Siehe hierzu auch Kapitel »Frauenbild«
36 FAZ, 9. 4. 1991
37 FAZ, 6. 4. 1991
38 vgl. Ranke-Heinemann, a. a. O., S. 256 f.

39 vgl. Hl. Kongregation für Glaubenslehre: Erklärung zur vorsätzlichen Abtreibung, 12–13: AAS 66, 1974, 738; zit. in: Instruktion der Kongregation für die Glaubenslehre über die Achtung vor dem beginnenden menschlichen Leben und die Würde der Fortpflanzung, Verlautbarungen des apostolischen Stuhls Nr. 74, 10. 3. 1987 (Hrsg: Sekretariat der Deutschen Bischofskonferenz)

40 Auszug aus dem Kirchenstrafrecht: (can.1397–1398) »129 Straftaten gegen Leben und Freiheit 1. ... 2. Abtreibung (can. 1398) Die procuratio abortus ist die vorsätzlich und erfolgreich herbeigeführte (effectu secuto) Tötung der lebenden, außerhalb des Mutterschoßes nicht lebensfähigen Leibesfrucht. Der Versuch oder die vereitelte Tat sind nicht strafbar. Strafe: Exkommunikation als Tatstrafe.« aus: Ruf, a. a. O., S. 367

41 vgl. Frankfurter Rundschau, 7. 10. 1983, nach: von Paczensky, Susanne: Von den Gegner lernen, in: von Paczensky, Susanne u. Sadrozinski, Renate (Hrsg.): Die neuen Moralisten, Reinbek b. Hamburg, Rowohlt Verlag, 1984, S. 9

42 vgl. Ranke-Heinemann, a. a. O., S. 318 ff.

43 Empfehlungen für Ärzte und medizinisches Fachpersonal in Krankenhäusern nach der Änderung des § 218 StGB zit. in: Ranke-Heinemann, a. a. O., S. 310

44 Die Welt, 23. 02. 1991

45 zit. in: Faßnacht, a. a. O, S. 69

46 zit. in: Die Deutschen Bischöfe Nr. 21, Dem Leben dienen – Zur Situation nach der Änderung des § 218, 27. 9. 1979 (Hrsg. Sekretariat der Deutschen Bischofskonferenz) S. 6

47 Ebenda, S. 85

48 aus: Norbert Greinacher: Interview »Eindeutig für eine Fristenlösung« in: Konkret Nr. 7 vom März 1972, zit. in: Dieter Faßnacht, a. a. O., S. 69

49 Süddeutsche Zeitung, 23./24. 8. 1986

50 Deutsche Tagespost, 09. 03. 1991

51 zit. in: Weltbild, S. 15

52 Kirchenzeitung für das Erzbistum Köln, 23, vom 4. 6. 1982, zit. in LS-Broschüre, S. 24

53 Maier, Hans: An alle gerichtet, in: Leben & Erziehen, a. a. O., S. II

54 Im Gegensatz zu den evangelischen Kirchentagen, die einen pluralistischen Anspruch haben, dienen die Katholikentage eher der ideologischen Ausrichtung

55 Die Welt, 23. 2. 1991

56 Vgl. Argumente für das Leben – Woche des Lebens 10.–16. 6. 91, Sekretariat der Deutschen Bischofskonferenz (Hrsg.), Bonn

57 vgl. Frankfurter Rundschau, 29. 12. 1988

58 vgl. Nürnberger Nachrichten, 28. 12. 1989 und 29. 12. 1989

59 zit. nach María Angustias Moreno, La Otra Cara del Opus Dei,

Barcelona 1978, S. 32 f., zit. in: Hertel, Peter: »Ich verspreche euch den Himmel«, geistlicher Anspruch, gesellschaftliche Ziele und kirchliche Bedeutung des Opus Dei, Düsseldorf, Patmos-Verlag, 1990, überarb. u. erw. Neuauflage, S. 39 f.

60 Literatur hierzu: Hertel, a. a. O. (interessanter Überblick); Steigleder, Klaus: Das Opus Dei – eine Innenansicht, Zürich, Einsiedeln, Köln, Benzinger Verlag, 1983 (eher autobiographische Beschreibung eines Ex-Mitgliedes)

61 Vgl. Hertel, a. a. O., S. 43

62 Vgl. Hertel, a. a. O., S. 148

63 nach Angaben von Peter Hertel

64 aus: Für das Leben – mit deiner Hilfe, Werbeblatt der Aktion für das Leben e. V.

65 »Aktion Lebenszeichen«, eigenes Blatt

66 Zeitschrift kfDirekt Sept. 90

67 Vgl. Kap. 5.1

68 Vgl. Hertel, a. a. O., S. 172

69 Vgl. Leitbild 2/86

70 aus: Lebenszeichen, Mai 90

71 so verlangte im Juni 1991 ALfA neben SPD, Grünen und feministischen Gruppen, daß auch Nicht-EG-AusländerInnen in Bayern Landeserziehungsgeld erhalten, was die bayerische CSU-Landesregierung verhindern wollte.

72 Komm-mit-Taschenkalender 1991, S. 47

73 Komm-mit-Taschenkalender 1991, S. 292

74 Komm-mit-Taschenkalender 1991, S. 414

75 Komm-mit-Taschenkalender 1991, S. 326

76 Komm-mit-Taschenkalender 1991, S. 306

1.2 Evangelische Kirche und evangelikale »Lebensschützer«

Bei den Katholiken ist soweit alles klar und übersichtlich. Nach dem urdemokratischen Prinzip »Ein Mann – eine Stimme« bestimmt der »Heilige Vater« in Rom, und nur eine Handvoll unverbesserlicher KritikerInnen zur Rechten wie zur Linken trüben das klare Erscheinungsbild in der Öffentlichkeit.

In der evangelischen Kirche gibt es dagegen bestenfalls einen relativ unbedeutenden »Rats-Vorsitzenden« der EKD und neben linken und rechten AußenseiterInnen einen irgendwie staatsfreundlich-aufgeklärt-liberal-konservativen Mainstream, aus dem sich jedeR aussuchen darf, was ihm oder ihr gefällt. Organisatorisch ist die Evangelische Kirche in Deutschland (EKD) ein relativ lockerer Verband von selbständigen Landeskirchen, die bekenntnismäßig grob in drei Richtungen unterschieden werden können: die lutherischen Kirchen, die calvinistisch reformierten Kirchen und die unierten Kirchen. Sie haben alle ein mehr oder weniger demokratisch gewähltes Parlament, die »Synode«.

Tradition und politische Neigung der einzelnen Landeskirchen sind ebenso unterschiedlich wie ihre Verfassung. Die lutherische Kirche Bayerns beispielsweise gilt innerhalb der EKD eher als liberal bis gemäßigt progressiv. Ihre Synode hat sich im April 1991 nach zehnständiger Debatte in der »Rosenheimer Erklärung« für die Umbenennung des § 218 in ein »Gesetz zum Schutz des ungeborenen menschlichen Lebens« ausgesprochen, nach einer Pflichtberatung soll die Frau selbst entscheiden. Für eine massive Verschärfung des § 218 votiert dagegen die württembergische Landessynode, deren Alterspräsident bis 1989 der Ulmer Arzt Dr. Siegfried Ernst war. Als Gründer der einflußreichen Europäischen Ärzte Aktion spielt Ernst von den frühesten Anfängen bis heute eine führende Rolle bei einem Großteil der »Lebensschützer«.

Zwei Institutionen prägen vor allem das Bild des Protestantismus in der Öffentlichkeit: Zum einen die unregelmäßig veröffentlichten »Denkschriften«, die von verschiedenen beratenden Kammern der EKD erarbeitet werden.[1] Zum anderen gibt es den organisatorisch völlig von der EKD unabhängigen »Deutschen Evangelischen Kirchentag« (DEKT), der sich als »LaiInnenorganisation« versteht. Vor allem die Kirchentage sind quer durch alle Landeskirchen und Bekenntnisse den Konservativen ein Ärgernis, weil sie sich von manchen der dort vertretenen Inhalte (feministische Theologie, Theologie der Befreiung, Homosexualität und Kirche usw.) angegriffen fühlen. So sieht der Theologie-Professor Beyerhaus dort *»neuheidnisch inspirierte(n)*

Feminismus statt Stärkung der Schöpfungsordnung von Ehe und Familie; kommunistisch durchsetzte ›Friedens‹-Demonstrationen auf Kirchentagen statt Fürbittgottesdiensten für verfolgte Christen.«[2]

Speziell an der Front gegen die Kirchentage, gegen deren »Pluralismus« und linksliberale »Politisierung«, hat sich eine Aktionseinheit konservativer evangelischer Kräfte aus den Landeskirchen, aus diversen Freikirchen und sektenähnlichen Konventikeln gebildet, deren organisatorisches Rückgrat die »Evangelische Allianz« und die »Konferenz Bekennender Gemeinschaften in den ev. Kirchen Deutschlands« ist. Sie verstehen sich selbst als Evangelikale, neuerdings oft auch als »Fundamentalisten« oder AnhängerInnen des charismatischen Gemeindeaufbaus.

Evangelikale: Sammlung konservativer evangelischer Kräfte

Die mit aufdringlich-missionarischem Eifer auftretenden »LebensschützerInnen« gehören meist solchen evangelikalen Organisationen innerhalb und neben der evangelischen Volkskirche an. Diese Gruppierungen sind relativ unbekannt, haben aber in den letzten Jahren als eine christlich fundamentalistische Bewegung politisch an Bedeutung gewonnen.[3]

Gemeinsamer Nenner dieser Aktionseinheit ist ein von den Zeitläufen aufgeschreckter Konservativismus in allen Lebensfragen und die Einschätzung der Bibel als ein wortwörtlich vom Heiligen Geist inspiriertes Anweisungsbüchlein für Gläubige aller Zeiten und Länder (die sog. »Verbalinspiration«) – die Texte der Bibel gelten den VertreterInnen dieser Tendenz als unabhängig von Zeit, Übersetzung und Umwelt direkt zu befolgendes Gesetz. Konkret wird dabei zumeist nur auf wenige Worte der Schrift gepocht, die zur Abwehr von Feminismus, Sozialismus, Anarchie, Homosexualität und allerlei anderen »schrecklichen« Dingen taugen. Zum Schutz vor solch unerträglichen Zumutungen versammeln sie sich hinter dem Schutzschild dieser Texte und wehren jede Kritik mit dem Schlachtruf »Kein anderes Evangelium!« ab. Die Auswirkungen diese Bibelverständnisses zeigen sich besonders in ihrer Frauenfeindlichkeit, im Antipazifismus, Antikommunismus und in einer bedenkenlosen Rechtfertigung von Rassismus.

Die Geschichte der Evangelikalen in der BRD reicht zurück bis in die 50er Jahre, in die Zeit der Auseinandersetzung um Rudolf Bultmanns Bibelverständnis. Mit seinem sogenannten »Entmythologisierungsprogramm« versuchte dieser, die von ihm angenommenen »ewigen Wahrheiten« der biblischen Texte von zeitbedingten »mythischen« Erzählformen zu trennen. Seine Gegner verstanden das als Verrat an der Gesamtheit der biblischen Wahrheit, witterten den Einfall einer alles zersetzenden Kritik auch in die Theologie und verdammten Bultmann als Ketzer und theologischen Brunnenvergifter.

Größere gesellschaftliche Wirksamkeit erlangten diese VerächterInnen jeglicher Kritik allerdings erst Mitte der 60er Jahre[4] als direkte Reaktion auf die reale und theoretische »Verunsicherung« der überkommenen Verhältnisse im Zuge der »antiautoritären« Strömung der »Studentenbewegung«. 1967 wurde die programmatische Erklärung der deutschen Evangelikalen, die Düsseldorfer Erklärung der Bekenntnisbewegung »Kein anderes Evangelium«, verabschiedet. Eine klare Kampfansage gegen den in Gesellschaft und Theologie anscheinend vorherrschenden »Geist der Kritik«, dem die Evangelikalen einen »Geist des Gehorsams« und der Unterwerfung entgegenstellen.

Fundamentalismus und Charismatische Gemeindeerneuerung sind neuere Fraktionen innerhalb dieser neuen religiösen Rechten, die bislang in der BRD trotz wachsenden Einflusses noch lange nicht die Bedeutung einer *moral majority* wie in den USA erlangt hat.[5] Dem Fundamentalismus kommt es dabei ganz besonders auf eine naturwissenschaftlich beweisbare Übereinstimmung biblischer Texte mit der Geschichte an. Als KreationistInnen leugnen sie jegliche Evolutionstheorie, ganz besonders die »Abstammung des Menschen vom Affen«. Den AnhängerInnen der Charismatischen Gemeindeerneuerung kommt es dagegen mehr auf das Wirken des Heiligen Geistes an, der sich durch Wunderheilungen, Zungenreden, ekstatische Feiern etc. dokumentiert. Ein Schwerpunkt der Arbeit der charismatischen Gemeindeerneuerung ist es auch, dem heiligen Geist mit modernen Marketing- und Verkaufsmethoden auf die Sprünge zu helfen, wenn etwa alle Gemeindemitglieder mit computergestützten Mail-merge-Serienbriefen erreicht und gezielt um Spenden gebeten werden sollen.[6]

Ob nun mehr am naturwissenschaftlichen Beweis der wortwörtlichen Wahrheit der Bibel interessiert oder an allerlei modisch-gefühlvollem Geistzauber: Fundamentalismus und charismatische Gemeindeerneuerung sind nur Fraktionen des großen evangelikalen Ganzen. Daß es zwischen Fraktionen und Fraktiönchen dabei ab und zu heftige Auseinandersetzungen gibt, tut der grundsätzlichen Gemeinsamkeit keinen Abbruch.

Evangelikale als organisatorische Basis von »Lebensschützern«

Auf einige der evangelikalen Organisationen soll im folgenden etwas näher eingegangen werden, besonders in bezug auf ihre Aktivitäten zur Verschärfung des § 218 und ihre personellen Beziehungen zu organisierten »Lebensschützer«-Kreisen.

Die *Deutsche Evangelische Allianz* (DEA), die auch in der ehemaligen DDR ihre Anhänger hat, vertritt nach eigenen Angaben 1,3 Millionen Christen aus evangelischen Landes- und Freikirchen und

Gemeinschaften; das von der DEA herausgegebene penetrant reaktionäre »IDEA-Spektrum« ist der auflagenstärkste evangelikale Pressedienst. Den Aufruf »Wir brauchen bibeltreue Hochschulen« unterzeichneten u. a. Prof. Hermann Schneider (Gründer von Pro Conscientia) und der Katholik Dr. Gerhard Müller (JVL). In einem Brief an die Bundestagsabgeordneten vom April 91 forderte die DEA neben der Verschärfung des § 218 sozialpolitische Maßnahmen wie »staatliche Zahlungen an Mütter, die sich ungeteilt ihren Familien und Kindern widmen« in einer Höhe von 1000,– DM monatlich pro Kind. Außerdem eine Änderung des Adoptionsrechts (Freigabe zu Adoption schon während der Schwangerschaft) und staatliche Finanzausstattung der »Selbsthilfegruppen zum Schutz ungeborener Kinder« – d. h. der »Lebensschützer«-Organisationen – wie anerkannte §-218-Beratungsstellen. Für diese Forderungen erntete sie das offizielle Lob der Katholischen Bischofskonferenz.

Die »Rosenheimer Erklärung« der bayerischen Landessynode erklärte die DEA schlicht für »ungültig«, und als eine »Verirrung«. Sie sei zustande gekommen, weil »viele konservative Synodale abgewählt worden waren und immer mehr Frauen in der Synode sitzen«.[7] Wie sagte doch schon Apostel Paulus: »Das Weib schweige in der Gemeinde!«

In der *Konferenz Bekennender Gemeinschaften* sind sieben große evangelikale Vereinigungen zusammengeschlossen, unter ihnen der Gnadauer Verband, der neben 29 Gemeinschaftsverbänden in der alten BRD bereits 1986 in der DDR etwa 22 000 Mitglieder hatte.

Ebenso die *Ludwig-Hofacker-Vereinigung*, die in Baden-Württemberg die pietistischen Gemeinden und Organisationen vertritt. In offiziellen Gesprächen mit der Landesregierung fordert sie zum Thema Schwangerschaftsabbruch verschärfte Strafverfolgung und stärkere Eigenaktivität der Staatsanwaltschaft, Indikationen nur durch ein vormundschaftsgerichtliches Verfahren und Vertretung des Ungeborenen durch einen Rechtspfleger.[8]

Präsident des *Theologischen Konvents Bekennender Gemeinschaften* ist seit 1972 Prof. Peter Beyerhaus, Direktor des Instituts für Missionswissenschaften und ökumenische Theologie an der Universität Tübingen. Seine bibelfesten Ansichten über Frauen hat er in einem Bändchen der Studiengemeinschaft »Wort und Wissen« (Band 14, 1983) niedergelegt: »Frauen im theologischen Aufstand – Eine Orientierungshilfe zur ›Feministischen Theologie‹«. *»Die Bibel zeigt, daß Mann und Frau zur gegenseitigen Ergänzung bestimmt sind, wobei die Frau aus ›ihm‹, ›von ihm her‹ als Hilfe für den Mann, d. h. in eindeutigem Bezug auf ihn erschaffen wurde (1 Mo 2, 18–22). Wie Paulus betont, wurde ›der Mann nicht um der Frau willen erschaffen, sondern die Frau um des Mannes willen‹ und ist sie sein ›Abglanz‹ (1 Kor 11, 9. 7). Wiederum wird der Mann durch die Frau geboren, und Mann und Frau* *sollen nicht ohne einander ihr Leben im Herrn haben (1 Kor 11, 11 f.). Diese Verordnung des Mannes entspricht dem hierarchischen Aufbau der gesamten sichtbaren und unsichtbaren Schöpfung, in der es überall Über- und Unterordnungen gibt. Gott hat in seiner Weisheit als Schöpfer die Willensbildung auch in Konfliktfällen gesichert.« (S. 50) »In dieser Perspektive ist die Verführung durch ›Feministische Theologie‹ zum Haß gegen den biblischen Vatergott im Namen autonomer Weiblichkeit oder eines androgynen Humanismus Vorzeichen und Schrittmacherin des letzten satanischen Angriffs auf Gott selbst. In diesem werden alle bisherigen geistig-moralischen Revolutionen vollendet werden.« (S. 56)*[9]

In »Unsere Herausforderung durch den Islam« (1984) warnt Beyerhaus »vor allem die christlichen Mädchen vor leichtfertigen Kontakten mit muslimischen Männern«.[10]

Ganz in die Fußstapfen seines Meisters tritt auch Beyerhaus' wissenschaftlicher Assistent Dr. Werner Neuer, im Nebenberuf aktives Mitglied der Partei »Christliche Liga«. Die Ablehnung »künstlicher Verhütung« würde Neuer liebend gern auch für die evangelische Ethik verbindlich machen. Aus »kompromißlosem Widerstand gegen das größte Verbrechen seit 1945«,[11] verließ er wegen der Kassenfinanzierung von Schwangerschaftsabbrüchen 1986 die Barmer Ersatzkasse. Über sein Buch »Mann und Frau in christlicher Sicht« (Gießen 1988) gerät Christa Meves ins Schwärmen: »Ein Juwel im Zeitalter des geistverwirrenden Pluralismus«.

Elisabeth Motschmann, in »Lebensschützer«-Kreisen vielzitierte Autorin, ist stellvertretende Vorsitzende der *Sammlung bekennender evangelischer Frauen,* die mit einem »Notruf an alle christliche Frauen« an die Öffentlichkeit getreten sind, um die »Zersetzung unseres Volkes« durch »enthemmte Geschlechtlichkeit« aufzuhalten. Der westfälische Arbeitskreis der Bekenntnisbewegung gab für die Bundestags-Wahlen 1987 die Empfehlung an Abtreibungsgegner, weiße Stimmzettel abzugeben.

Der *Deutsche Verband der Jugendbünde für Entschiedenes Christentum* (EC), eine Jugendorganisation mit rund 40 000 evangelikalen ChristInnen, fordert ebenfalls ein verschärftes Abtreibungsverbot. Der CVJM mit insgesamt 240 000 Mitgliedern ist in vielen Orten evangelikal geprägt. In einem »Wort an Mitarbeiterinnen und Mitarbeiter« richtete die Leitung die Diskussion aus: *»So sehr es richtig ist, daß finanzielle Hilfen, Wohnverhältnisse, Beratung ggf. verbessert werden müssen, so wenig kann das jedoch zu irgendeiner Rechtfertigung der Abtreibung herangezogen werden«.*[12]

Die *Evangelische Notgemeinschaft in Deutschland e. V.* (ENID), Mitglied in der Konferenz bekennender Gemeinschaften, wurde 1966 als Reaktion auf die Ostdenkschriften der EKD gegründet. Sie hat in den Hochzeiten der Berufsverbote linke Pfarrer denunziert und pflegt aus Überzeugung engste Verbindungen zu Alt- und Neonazis.[13] Die aggressive rechtslastige Organisation hat zwar nur 500 Mitglieder, hat aber aufgrund ihrer eifrig produzierenden Mitglieder einen größeren Wirkungskreis. Eines von vier Hauptzielen ist, »daß die Kirche Ehe und Familie als Grundordnung Gottes stärkt und Auflösungserscheinungen entgegentritt, insbesondere der Tötung ungeborenen Lebens«.

Stellvertretender Vorsitzender ist Prof. Dr. Klaus Motschmann, bekannt als Redakteur der Publikationen »Konservativ Heute« und »Criticon«. Gleichzeitig ist er Schriftleiter des Monatsblatts der ENID »Erneuerung und Abwehr«, in dem u. a. Hartmut Koschyk (Generalsekretär des Bundes der Vertriebenen) und der ehemalige hessische CDU-Kultusminister (1988) veröffentlichen. Auch Dr. Siegfried Ernst ist Mitglied bei der ENID.

Pastor Alexander Evertz, Gründungsmitglied und Ehrenvorsitzender der ENID, erhielt 1987 das Bundesverdienstkreuz am Bande. Er war gleichzeitig Vorstandsmitglied des revanchistischen Brüsewitz-Zentrums, der Pan-Europa-Union und Autor in reaktionären Zeitschriften wie »Deutschland Magazin«, »Konservativ Heute« und »MUT«. Unter Berufung auf die Bibel sprach er sich gegen »Überfremdung« und Völker-»Brei« aus. In seinem 1985 im MUT-Verlag veröffentlichten Buch »Kirche und Volk – Ein Ja zum Vaterland« legte er seine rassistischen Anschauungen als biblische Wahrheit dar: *»Wir sind vor Gott gleich wert gehalten, aber nicht gleichartig. Nach dem biblischen Schöpfungsbericht hat Gott jedes nach seiner Art geschaffen. Darum ist die Welt voller Unterschiede. Es gibt Buchen und Eichen, Rosen und Brennesseln, Veilchen und Sauerampfer, Heilkräuter und Unkräuter. Gott macht keine Serienwaren... Zu dieser bunten Vielfalt des Lebens gehört auch die Aufgliederung der Menschen in Völker...»*[14]

Als fundamentalistischer Brain-Trust ist 1981 die *Studiengemeinschaft Wort und Wissen e. V.* (SWuW) in Baiersbronn-Röt (Schwarzwald) gegründete worden. Sie hat sich zum Ziel gesetzt, die siebentägige Schöpfungsgeschichte naturwissenschaftlich zu belegen: *»Glaubensgrundlage: die Arbeiten der SWuW geschieht überkonfessionell. Ihre Mitglieder bekennen sich zur Autorität des Wortes Gottes: Die Bibel ist in ihrer Gesamtheit das von Gott eingegeben Wort... Der Schöpfungsbericht der Bibel ist eine Tatsachenbeschreibung... Ohne den biblischen Deutungsrahmen verfällt das wissenschaftliche Denken evolutionären und anderen Ideologien mit allen damit verbundenen Konsequenzen...«*[15]

Die Studiengemeinschaft vertreibt auch die Schriften und Diaserien des Katholiken Prof. Blechschmidt, dessen »Mensch-von-Anfang-an«-These das Credo aller »Lebensschützer« ist. Mit ihren Tagungen wendet sie sich an Menschen, deren formaler Bildungsgrad relativ hoch ist, ihnen will sie »Impulse, Materialien, Konzepte für christliche Alternativen in Wissenschaft, Technik, Gesellschaft« geben. So veranstaltete sie im November 1990 »Wirtschaftsethik in einer pluralistischen Welt« in Zusammenarbeit mit der »Gesellschaft zur Förderung von Wirtschaftswissenschaften und Ethik« und im Februar 1991 »Pädagogische Arbeitstagung, Neue Ergebnisse der Schöpfungsforschung, Vorstellung von Unterrichtsmaterial«. Ihre Medienstelle wendet sich vor allem an Biologie- und ReligionslehrerInnen. Die Studiengemeinschaft hat sogar ein eigenes »alternatives Schulbuch« für Biologie im Hänssler-Verlag herausgebracht, in dem der gesammelte kreationistische Unsinn zum Lehrstoff geronnen ist.

Im »Leitungskreis« der Studiengemeinschaft sitzen neben Theologen auffallend viele naturwissenschaftliche Professoren, wie Hermann Schneider (Physiker an der Uni Heidelberg), Diplomingenieure und der Verleger Hänssler. Finanziell wurde die Studiengemeinschaft von der evangelischen Landessynode, deren größte Fraktion evangelikal ist, bislang unterstützt: jährlich 15 000 DM und das Pfarrergehalt des Ingenieurs und Theologen Horst W. Beck, außerdem Einzelzuschüsse, zum Beispiel 20 000 DM für das Schulbuch.

Zu welch abstrusen Höhepunkten das Verlangen führen kann, die biblischen Texte mit dem Maßstab völlig mechanistisch verstandener naturwissenschaftlich-physikalischer Erkenntnisse zu messen, wird deutlich, wenn der Ulmer Arzt Dr. Siegfried Ernst der württembergischen Landessynode das Wunder des Abendmahls anstatt theologisch einmal physikalisch-technisch nahebringen will:

Heute entdecken wir durch die ganze moderne Entwicklung in der Physik einen trinitarischen Charakter auch schon der Elementarteilchen… Sie besitzen eine Entsprechung zum Geistigen dadurch, daß sie auf Informationen, auf Geist reaktionsfähig sind. Deswegen ist hier die direkte Einflußnahme des Geistes auf Materie schon von unserem modernen physikalischen Weltbild her gegeben und möglich, so daß also eine Vorstellung der Verbindung des ›Wortes Gottes‹ mit Brot und Wein für einen modernen Physiker heute durchaus kein Problem mehr ist.«[16]

Der Kreationismus spielt in der »Lebensschutz«-Bewegung eine große Rolle: Dr. med K.F. Gunning (Niederlande), Präsident der World Federation of Doctors who respect human Life, bemüht sich um einen Gottesbeweis kraft Indizien aus der Hirnforschung.

Die Europäische Ärzteaktion läßt sich auf ihren Kongressen gerne die neusten kreationistischen Forschungsergebnisse präsentieren, z. B. von Prof. Bernhard Philbert (Atomforscher) und dem Astronom, Physiker, Priester Dr. Karl Philbert 1982 in Speyer und 1990 in Dresden. Dabei kommt es offensichtlich auf die Konfession nicht an. B. Philberths 600-Seiten-Wälzer »Der Dreieine, Anfang und Sein, Die Struktur der Schöpfung« empfiehlt der Verlag[17] euphorisch:

»Bernhard Philbert, der bekannte deutsche Atomforscher, legt hier ein Werk vor, wie es selten auf dem Buchmarkt erscheint. Es ist die Darstellung eines Weltbildes von solch strahlender Luzidität und von einer solch souveränen denkerischen Bewältigung des Mikro- und Makrokosmos,

daß der Leser wie von einer Offenbarung überfallen wird. Philbert gehört zu jener kleinen geistigen Elite, welche die mathematische Röntgenaufnahme des Kosmos geistig verkraftet hat; er ist deshalb auch in der Lage, neue physikalische Erkenntnisse zu bieten, die in wesentlichen Punkten die Fachmeinung korrigieren. Wenn auch der Laie die Formeln nicht versteht – was nicht notwendig ist –, so gewinnt er doch aus der klassisch einfachen Darstellung ein Ordnungsbild von bestechender Evidenz und Einblick in ein gigantisches Geschehen.«

Verblüffend ist die Geschlossenheit und Festigkeit des so zusammengebastelten Weltbildes. Nichts kann es erschüttern, alle Geschehnisse, auch politische Ereignisse, werden nur unter dem einen Blickwinkel wahrgenommen, alles als notwendigen Bestandteil des Heilsplanes Gottes zu interpretieren, den die fleißigen Forscher in angestrengter Kleinarbeit aus der Bibel herausgequetscht haben und der nur den Eingeweihten aus Beiersbronn und ihren FreundInnen zugänglich ist.

Auch in der »Frauenarbeit« haben die Evangelikalen sich neue Wege erschlossen. Seit einigen Jahren zieht der Verein *»Frühstückstreffen für Frauen in Deutschland e. V.«* zahlreiche Frauen an. 1983 in der Schweiz entstanden (dort 1990 insgesamt 40 000 Teilnehmerinnen), ist diese Organisation inzwischen nach eigenen Angaben in über 90 Städten Europas tätig. Sie gibt sich »überkonfessionell« und will »vor allem Frauen erreichen, die der Kirche skeptisch gegenüberstehen«. Für 15 DM wird bei schriftlicher Voranmeldung ein schlichtes Frühstück bei einem Vortrag über Alltagsprobleme geboten. Über christliche Lebenshilfe referieren u. a. Barbara und Ben Jakob und Dr. Magdalena Furch (Pro Vita). Oft strömen über 500 Frauen aller Altersstufen samstagsfrüh um 9 Uhr zu diesen »Frühstückstreffen«, und die Lokalpresse berichtet froh und ahnungslos.

Tatsächlich handelt es sich um evangelikale Missionsarbeit, die stark an amerikanischen fundamentalistischen Vorbildern orientiert ist. Werbung dafür macht IDEA-Spektrum unter der Rubrik »Termine für Frauen«. Auf den Büchertischen bei den Veranstaltungen sind neben Bibeln die Schriften von Naujokat (Weißes Kreuz), Trobisch (Family Life Mission) und die ganze Hänssler-Verlags-Palette ausgelegt. In dem Buch »Mehr als nur ein Frühstück. Von Frauen zu Frauen« (1987) wird in leicht lesbarer Sprache und modernisiertem Stil das alte Frauenbild reproduziert: die »bessere Mutter«, die es lernt, ihrem »Mann dienend und nicht fordernd zur Seite zu stehen« (S. 72).

Im Oktober 1990 schrieben sie in Sachen § 218 an alle Bundestagsabgeordneten, dies sei kein Thema, das nur Frauen angehe: *»Gerade deshalb sind wir aber dankbar für jeden männlichen Politiker, der sich in der Öffentlichkeit für den Schutz des ungeborenen Leben einsetzt – auch weil Politikerinnen dies so wenig tun.«*

Der *Arbeitskreis Christlicher Publizisten* (ACP) ist Anfang der 80er

Jahre durch evangelikale Kreise gegründet worden, nach eigener Darstellung ein exklusiver Kreis mit Einfluß in Wirtschaft und Politik: *»Im ACP haben sich u. a. Personen zusammengefunden, die in Wirtschaft, Kultur und Bundeswehr Führungspositionen bekleiden und andere zum öffentlichen Bekenntnis ihres Glaubens ermutigen.«*[18]

Sein Vorsitzender Heinz Matthias führte 1980 eine Klage gegen Krankenkassenfinanzierung, die allerdings abgewiesen wurde. Bei der Jahrestagung des ACP 1984 waren wichtige Vertreter der Medien zugegen: Veigel (Tagesschau NDR), Räuker (damals ARD-Vorsitzender), und Wrede (Hör-Zu); Grußworte kamen von Strauß (CSU) und Hans Apel (SPD).

Weitere prominente Mitglieder sind: der BASF-Geschäftsführer von Österreich, Siegfried Buchholz, Otto v. Habsburg, Bundeswehrgeneral Kießling und Prof. Dr. Theodor Oberländer (ehemaliger Bundesvertriebenenminister, der 1960 wegen seiner NS-Vergangenheit zurücktreten mußte, 1982 Unterzeichner des ausländerfeindlichen Heidelberger Manifests).[19] Die APC-Mitglieder Matthias und Buchholz pflegen rege und enge Kontakte zu fast allen bundesdeutschen Regierungsmitgliedern und werden zu Einzelgesprächen bei Ministern und Länderchefs geladen. Die Finanzkraft des ACP scheint wegen der honorigen Mitglieder groß zu sein.

Regelmäßig politische Gespräche mit Vertretern der Bundesregierung im Kanzleramt führt auch Hauptvorstand der Evangelischen Allianz, denn er müsse »Impulse zur Übernahme von Weltverantwortung geben«.[20] Kohl empfing, ehe er mit der offiziellen Evangelischen Kirche sprach, vorher dreimal die Häupter der fundamentalistischen Evangelikalen.[21]

Evangelikale – voll durchorganisiert und päpstlicher als der Papst

Einige Vertreter der Volkskirche werfen den Evangelikalen vor, neben der eigentlichen Kirche eine reaktionäre Nebenkirche als »Doppelstruktur« aufbauen zu wollen. Das beginnt mit der »Doppelstruktur« zum Kirchentag, dem *»Gemeindetag unter dem Wort«*, geht weiter über die Parallelstruktur zum Evangelischen Pressedienst (epd), dem evangelikalen Kampf- und Hetzblättchen *»idea-spektrum«* (erscheint wöchentlich), über evangelikale Konkurrenzorganisationen in der Entwicklungshilfe *»Brot für Brüder«* anstatt »Brot für die Welt« und *»Christliche Fachkräfte international«* anstatt »Dienste in Übersee« und endet noch lange nicht bei »studienbegleitenden« Zentren wie dem Albrecht-Bengel-Haus (Tübingen, StipendiatInnen müssen eine Selbstverpflichtung unterschreiben, in der sie sich zur Verbalinspiration und zur Vermeidung außerehelichen Geschlechtsverkehrs bekennen), oder evangelikalen Privatschulen (u. a. in Reutlingen, Gießen, Frankfurt, Bremen), an denen nur noch vermittelt wird, was ins

Bild der rechten Sektierer paßt. Diese Strukturen stellen im strategischen Spiel der Evangelikalen das »Spielbein« dar, von dem aus sie immer wieder in die Kirchen hinein Einfluß ausüben, und sie tragen zum Aufbau einer monolithischen, gut funktionierenden Gefolgschaft bei, die jederzeit von den evangelikalen Machtzentren aus mobilisiert werden können.

Über Geld wird auch in evangelikalen Kreisen nicht gesprochen. Aber offensichtlich hat man es. Alle evangelikalen Organisationen sind steuerbegünstigt, Spenden für sie können steuerlich abgesetzt werden. So ist bekannt, daß die Ulmer Firma Kässbohrer (Fahrzeugbau, LKW und Lafetten) hohe Beträge spendet, ebenso der Besitzer der süddeutschen Multimarkt-Kette (Kriegbaum); auch Axel Springer soll sich nach seinem Austritt aus der evangelischen Kirche großzügig gegenüber evangelikalen Organisationen gezeigt haben. Der Verleger Dr. Ulrich Brockhaus (Wuppertal) ist führendes Mitglied der Deutschen Evangelischen Allianz, auch der Burda-Verlag hat eine evangelikale Schlagseite: Änne Burda ließ sich für ein »Plädoyer für die Ungeborenen« (Hänssler-Verlag, 1988) interviewen, und ihr Manager Karl-Heinz Binder gibt in »Persönlich« (ebenfalls Hänssler-Verlag 1990, Gesamtauflage 950 000!) zum besten, wie er Gott persönlich kennenlernte.

Der Absolutheitsanspruch, mit dem man sich im Besitz der »einzigen Wahrheit« wähnt und mit dem sie gegen »Pluralismus« und »Materialismus« verteidigt wird, erinnert bis in die Wortwahl an die Verkünder der »reinen Lehre« bei den Katholiken, die sich dort »Integralisten« (von integer = rein, unverfälscht) nennen und ebenfalls als Fundamentalisten bezeichnet werden.[22]

In ihren moralischen Vorstellungen stehen die Evangelikalen der katholischen Kirche sehr nahe. Was sie von Katholiken unterscheiden mag, ist ihr persönlicher missionarischer Eifer, den sie sich durch ihr starkes Gruppenverhalten immer wieder aufbauen. Vermutlich ist ein sehr großer Teil der AktivistInnen in der »Lebensschutz«-Bewegung entgegen landläufigen Vorstellungen nicht katholisch sondern evangelikal. Sie verteidigen vehementer als katholische Bischöfe die Enzyklika Humanae Vitae, Siegfried Ernst verehrt den Papst als seine Leitfigur: *»Dieser Mann wurde zum geistigen und geistlichen Führer der Gegenoffensive gegen die zerstörenden Kräfte des pseudowissenschaftlichen und des praktischen und ideologischen Materialismus...«*[23]

Sie haben deshalb in der praktischen Zusammenarbeit mit Katholiken keinerlei Berührungsängste. Ende Mai 1991 vollzogen die Deutsche Katholische Bischofkonferenz und die Deutsche Evangelische Allianz auch offiziell in einem gemeinsamen Kommuniqué den ökumenischen Schulterschluß im Kampf gegen die Liberalisierung des Abtreibungsrechts.

Evangelische, freikirchliche und evangelikale »Lebensschützer«-Organisationen

Das *Weiße Kreuz e. V.* ist eine der ältesten,[24] erzkonservativen evangelischen Organisationen, die sich der »Sexualethik und Seelsorge«, so auch der Name ihrer Zeitschrift, verschrieben hat. Ihre Sexualmoral unterscheidet sich in der Praxis kaum von der katholischen. Sie vertreibt über den vereinseigenen gleichnamigen Verlag ein großes Sortiment von »Aufklärungsbüchern« und »Orientierungshilfen« von AutorInnen wie Christa Meves, Pfarrer Naujokat (Generalsekretär) und Joachim Illies. Das Weiße Kreuz ist Mitglied im Diakonischen Werk und seit 1986 offiziell behördlich als §-218-Beratungsstelle anerkannt. Im »Geistlichen Rüstzentrum Krelingen« führt es regelmäßig Tagungen mit evangelikalen ExpertInnen für Fragen der Sexualethik durch.

Seine *Aktion Helfen statt Töten* hat in vielen Städten Arbeitskreise, die durch Anzeigen in der Tagespresse, Flugblattaktionen (z. B. Beiblattaktionen in Jugend- und Schülerzeitungen) vor allem Jugendliche ansprechen. Sie beteiligen sich auch an Aktionen gegen Einrichtung legaler Abtreibungsmöglichkeiten. Aufschlußreich ist das Zehnschritteprogramm zum Aufbau örtlicher »Lebensschützer«-Aktionsgruppen: *»Gebet, Infoveranstaltung in Gemeinden, finanzielle und materielle Hilfen bereitstellen; örtliche Arbeitskreise bilden auf der Basis der Gemeinden und der Evangelischen Allianz, Kontakt zu Haus-, Kinder- und Frauenärzten, dort Auslegen von Infomaterial, Ärzte sollen »Kontaktkarte« weitergeben; Kontakt zu Ämtern; Lehrer ansprechen; Schulung von Kontaktpersonen; Öffentlichkeitsarbeit.«*[25]

Das *help center e. V.* in Buchenau ist ein sogenanntes »Haus des Lebens«, das kostenlosen Aufenthalt während der Schwangerschaft bietet, dazu »Unterricht in Haushaltsführung... geistliche Zurüstung... Leben nach den Maßstäben der Bibel«.[26] Die Vermittlung erfolgt durch die Bundeszentrale des Weißen Kreuzes. Eine ähnliche Einrichtungen befindet sich in Straubing.

Pro Vita (PV)[27] wurde als »Freikirchliche Initiative für das Leben« 1980 auf Initiative des Ärztefunktionärs Dr. Wolfgang Furch gegründet, seit September 1983 ist PV an das evangelische freikirchliche Sozialwerk Hannover e. V. als eigenständiger Arbeitszweig angeschlossen und verfügt über einen Sonderfond »Hilfe in Notlagen«. Sie hat vor allem in Norddeutschland mehrere örtliche Aktionsgruppen.

Zentral bietet sie Seminare für medizinisches Fachpersonal an. In der letzten Zeit ist PV von der schroffen Ablehnung aller »künstlicher« Verhütungsmittel abgerückt. 1986 warnte sie in ihrem Mitgliederrundbrief vor »rechtsextremistischen Anbiederungsversuchen«, speziell vor der DVU, die mit dem »Schutzbund für Leben und Umwelt« Anhänger der Lebensrechtler umwerbe. Als Gründe für die Warnung gibt sie die Leugnung der deutschen Schuld am Zweiten

Weltkrieg, Verharmlosung der Naziverbrechen und massive Ausländerhetze an.

Nach eigener Darstellung handelt es sich bei *Hoffnung für Dich (HfD)* um ein evangelikales Missionswerk zur Unterstützung von »Drogensüchtigen, Haftentlassenen, psychotisch Kranken und ungewollt schwangeren Frauen«. 1985 verlangte das Missionswerk eine Beitragsermäßigung bei der Barmer Ersatzkasse, um keine Abtreibungen mitfinanzieren zu müssen. Der Vorstand von HfD, der Unternehmer Ulrich Weyel, klagte aus demselben Grund 1986 gegen die AOK mit dem Ziel, die Arbeitgeberbeiträge zur gesetzlichen Krankenversicherung nicht bezahlen zu müssen. Durch »Fastenaktionen«, Mahnwachen, Denunziationskampagnen versuchte die HfD zusammen mit der Evangelischen Allianz die Einrichtung eines Pro-Familia-Zentrums im nordhessischen Gießen zu verhindern. Dort sollten auch ambulante Schwangerschaftsabbrüche durchgeführt werden. Es gelang ihnen, die fertiggestellte Einrichtung zwei Jahre lang lahmzulegen. Der letztlich erteilte Zulassungsbescheid ist mit einem Auflagenkatalog verbunden, der Pro Familia verbietet, dort ihre eigene Broschüre »Hilfe, ich bin schwanger« auszulegen, weil »*... der Vorgang Schwangerschaftsabbruch in einer Weise beschrieben wird, die der aus der Verfassung abgeleiteten rechtlichen Tragweite des Eingriffs (Tötung eines sich im Mutterleib entwickelnden, unter dem Schutz des Grundrechts auf Leben stehenden Menschen) kraß widerspricht. Das Kind wird in der Schrift als ›Schwangerschaftsgewebe‹ und ›Gebärmutterinhalt‹ bezeichnet.*«[28]

Mit der Planung eines »Abtreibungsmuseums«, ein Millionen-Projekt mit Grunderwerb und Neubau einer riesigen »Informations- und Mahnstätte« in der Bundeshauptstadt, ist Ende 1988 die Gruppe *Pro Conscientia e. V.* (Sitz Heidelberg) in Erscheinung getreten. Mit ihr wolle man den »unheil- und schuldvollen Mißständen« begegnen, die letztlich »die Existenz unseres Volkes bedrohen«, und die »Wurzel des Übels bekämpfen und nicht nur die Symptome« (eigenes Faltblatt). Die Mitgliederzahl wolle man bewußt niedrig halten. Offenbar werden vor allem Akademiker und Bessergestellte angesprochen.

Ihr Faltblatt (1. und 2. Auflage jeweils 100 000 Exemplare) verteilte sie hauptsächlich als Einlage in »Theologisches« wie IDEA-Spectrum, »Erweckliche Stimme« und andere der immerhin 144 evangelikalen Zeitschriften. Größere Bestellungen sollen auch von Pfarrämter gekommen sein. Der Verein ist prompt als gemeinnützig anerkannt worden.

Im Vorstand finden sich u. a. Prof. Hermann Schneider (SWuW), Ulrich Weyel (HfD), Horst Eichenauer (ALfA), das Ehepaar Thielscher-Noll (aktiv bei Christliche Liga). Im Infobrief Nr. 1 wird stolz die Beteiligung an der »Lebensschützer«-Demonstration vom 16. 6. 1990 in Bonn mit 14 Transparenten gemeldet, außerdem habe man eine Photo-Dokumentation des »Demonstrationszuges der Tötungs-Lobby« (gemeint ist die Demonstration der Frauenbewegung gegen den § 218) angefertigt. Sie zeige »eine Mischung von Frivolität, Grausamkeit, Anarchie, Okkultismus, Verhöhnung politischer und kirchlicher Autoritäten und Hinweise auf enge Verbindungen mit SED/PDS bzw. Stasi«. Beim Dresdner-EÄA-Kongreß 1990 beteiligte sich die knapp über 50 Mitglieder starke Gruppe mit Infostand, 2 Vorträgen und 22 Transparenten. Sie pflegt Zusammenarbeit mit der ALfA, beteiligt sich am TCLG (Treffen christlicher Lebensrechtsgruppen) und wirbt für die ISL (Informationsstelle Lebensrecht c/o Internationale Gesellschaft für Menschenrechte). Als internes Memorandum gab Schneider seine rechtsextremen Vorschläge zur »Abhilfe gegen die demographischen Katastrophe« heraus. (Dokumentiert in Kap. 5.3)

An jüngeres Publikum richtet sich die Propaganda von *Du sollst leben e. V. (DSL)*, gegründet Ende 1989, finanziell und personell gut ausgestattet. Seit dem 1. 7. 1990 hat der DSL eine Sekretärin (als voll von Stadt und Land finanzierte Arbeitsbeschaffungsmaßnahme). Das Monatsbudget von 2250 DM (allein in Dortmund) wird zu einem großen Teil von der »Missionsgemeinschaft Jesus Leute e. V.« aufgebracht. Eine Plakataktion in Dortmund wurde zum größten Teil von einer Familie gespendet (Miete von 100 kommerziellen Groß-Werbeflächen für drei Wochen mit einem Farbplakat eines Embryos, Bildunterschrift: »Du sollst Leben! Hilfe? Tel...«).

Einen Einblick in ihre »praktischen Hilfen« und ihr »charismatisches Gemeindeverständnis« bietet folgender Bericht aus dem Rundbrief 14 vom Dezember 1990: *»Eine alleinstehende junge Frau bekam ein Kind. Eine Gemeinde stellte sich zu ihr und nahm die beiden auf. Bald nach der Geburt holte der Pastor in einem Gottesdienst die alleinerziehende Mutter nach vorne und fragte konkret: ›Wer von den Männern der Gemeinde wäre bereit, dem Kind ein Stück weit den fehlenden Vater zu ersetzen?‹ Zwanzig Männer standen auf. Mehrere besuchten Mutter und Kind regelmäßig, halfen hier und dort und ermöglichten es so dem Kind, sich mit einem männlichen Gegenüber auseinanderzusetzen und zu identifizieren. Das Kind hatte die Chance, trotz fehlendem leiblichen Vater eine ›Vaterbeziehung‹ aufzubauen.«*

Gegen das zunehmende »Ausbrennen« von Mitarbeitern in Pro-Life-Gruppen empfiehlt Rolf Gersdorf, der vollbezahlte Geschäftsführer und Leiter der Gesamtarbeit der DSL:

»1. Gebet/geistl. Kampfführung, 2. bewußte Verknüpfung mit Einbindung in Gemeinden, 3. regelmäßiger Austausch zwischen chr. Pro-Life-Gruppen/Kommunikation und 4.Schulung/Weiterbildung. Pro-Life-Arbeit ist ein wichtiger Teil von Gottes Gesamtplan für diese Welt...«[29]

Rolf Gersdorf war Koordinator der ersten gemeinsamen Plakataktion (1990) des *TCLG (Treffen christlicher Lebensrechtsgruppen)*. Seit 1986 finden zweimal jährlich meist in Dortmund diese Treffen von 70

Gruppierungen statt, darunter ALfA, CDL, Weißes Kreuz und Pro Vita. Die gemeinsame Plakataktion im April/Mai 1990 (insgesamt 1250 Riesenplakate von einem Embryo in 236 Orten) kostete 210 000 DM. Obwohl sie über ein Jahr vorbereitet war, habe es wenig Resonanz der Betroffenen gegeben. Hartmut Steeb, Mitarbeiter und Sprecher, plädiert für eine »große Koalition« der christlichen Lebensrechtsorganisationen und »Schulterschluß« zwischen ihnen und der Evangelisationsbewegung, die das Recht auf »ewiges Leben« zum Ziel hätten.

Als landesweites Modell für Baden-Württemberg versteht sich der *Förderkreis für schwangere Frauen und junge Mütter*, ein lokaler Zusammenschluß von Evangelischer Allianz, Deutschem Familienverband, ALfA und CDL (Gründung des Förderkreises 1989 in Stuttgart). »Wir wollen Frauen zeigen, daß es auch andere Wege gibt, als abzutreiben«; praktische Hilfen sind u. a. »sich um alleingelassene Mütter kümmern, besuchen, einladen auch am Wochenende«. Der Förderkreis ist mit der Landesregierung im Gespräch.

Anmerkungen

1 Öffentliche Wirkung hatte z. B. die »Ostdenkschrift« der EKID, die als einer der Wegbereiter der sozialliberalen neuen Ostpolitik der 70er Jahre gilt.

2 Bekennende Gemeinschaften auf dem Weg zu einer bekennenden Kirche, Diakrisis 1/85

3 Literaturhinweis: Uwe Birnstein (Hg.) »Gottes einzige Antwort...«, Christlicher Fundamentalismus als Herausforderung an Kirche und Gesellschaft, Peter Hammer Verlag 1990.

4 1966 Gründung der »Bekenntnisbewegung« und Großkundgebung mit 20 000 BesucherInnen in Dortmund. 1970 Zusammenschluß mit anderen evangelikalen Gruppen, darunter Ludwig-Hofacker-Vereinigung evangelische Notgemeinschaft zur »Konferenz bekennender Gemeinschaften«.

5 In den USA ist der evangelische Fundamentalismus bereits 1910 mit der Zeitschrift »The Fundamentals« aufgetreten, übrigens zur selben Zeit verordnete die katholische Kirche unter Papst Pius X. den Antimodernisteneid.

6 Wie verinnerlicht das Leistungs- und Wettbewerbs-System hier bereits ist, sieht man an der in ihrer Zeitschrift »Gemeindewachstun« 4/89 veröffentlichten Hitliste der am besten besuchten Gottesdienste Deutschlands.

7 FR 1. 6. 91

8 IDEA-Spektrum 36/86

9 Beyerhaus, »Wort und Wissen« Band 14, 1983, »Frauen im theologischen Aufstand – Eine Orientierungshilfe zur ›Feministischen Theologie‹«

10 zitiert nach Deutscher/Steinle, in Birnstein a. a. O., S. 44
11 IDEA 29/86
12 CVJM-Informationen 8/90
13 Kommentar des NPD-Bundesvorstands zur Gründung der ENID: »ein ermutigendes Zeichen im Kampf um die nationale Selbstbestimmung des deutschen Volkes« Aktivisten der ENID sind z. B.: – Prof. Dr. Ernst Anrich, einst Reichsschulungsleiter des NS-Studentenbundes, dann stellvertretender Bundesvorsitzender der NPD; – Pastor Werner Petersmann, einst Gauobmann der NS-treuen »Deutschen Christen«, später 1969 Spitzenkandidat der niedersächsischen NPD; – Hans-Georg von Studnitz, einst Mitarbeiter des NS-Reichsaußenministeriums, dann ständiger Mitarbeiter von »Nation Europa«; – Prof. Dr. Konrad Löw, Vortagsreisender für ENID, Redner bei der neofaschistischen Mun-Sekte (Quelle: Kreuz und Quer, das linke kirchliche Magazin 4/88).
14 zitiert nach Jäger (Hg) Rechtsdruck, Die Presse der Neuen Rechten, Berlin Bonn 1988, Martin Ditzsch, S. 58
15 aus einer Broschüre der SWuW o. J, zitiert in Evangelikale und Politik, eine Dokumentation, Asta Uni Bonn o. J.
16 Redebeitrag in der württembergischen Landessynode vom 28. 11. 1985, Protokoll
17 der katholische, von Opus Dei finanziell unterstützen Christiana-Verlag, abgedruckt als Werbung in Blechschmidt: Wie beginnt das menschliche Leben 1976
18 nach Kreuz u. Quer 3/87 S. 7
19 taz 27. 10. 84
20 Scheffbuch in IDEA 9/86, zitiert nach Kreuz und Quer 3/86, S. 8
21 Martin Stöhr in U. Birnstein, a. a. O., S. 110
22 vergl. Peter Hertel, Ich verspreche Euch den Himmel... 1990 S. 88: »Auch in der katholischen Kirche spricht man neuerdings vom Fundamentalismus. Der kath. Theologieprofessor und Kirchenrechtler Knut Walf (Nimwegen) hat einen ›nachkonsiliaren Fundamentalismus‹ festgestellt, Als wichtigste fundamentalistische Gruppe sieht er das Opus Dei an.«
23 Ernst, Weg aus der Krise, MuI Dez. 80, zitiert Rau a. a. O., S. 182
24 Gegründet 1890 nur für Männer, ab 1911 auch separate Frauenorganisation, ab 1959 Aufhebung der Geschlechtertrennung
25 abgedruckt in IDEA 19/86
26 M&I Juni 90, S. 38
27 der Name (= Für das Leben) ist beliebt; es gibt in Österreich eine katholische Organisation gleichen Namens und eine katholische »Europa Pro Vita«.
28 zitiert nach Broschüre der Bundesweiten Koordination »Frauen gegen den § 218«, Nov. 1989
29 Rundbrief 14/ Dez. 90

1.3 Der Streit um den »Schein« – Katholische Beratungsstellen im Kreuzfeuer der Abtreibungsgegner

Konfessionelle Beratungsstellen stehen in der Öffentlichkeit in dem Ruf, daß sie schwangere Frauen unter Druck setzen, das Kind auszutragen. Deshalb wenden sich in der Regel nur Frauen an diese Beratungsstellen, die sich noch nicht für einen Schwangerschaftsabbruch entschieden haben oder das Kind austragen wollen und Hilfe benötigen. So mag verblüffen, daß gerade diese Beratungsstellen unter heftigem Beschuß radikaler »Lebensschützer« stehen.

»Cavete Collegae!«[1], warnte 1980 der damalige 2. Vorsitzende der EÄA, Dr. Götz, seine ärztlichen Standeskollegen vor dem Ausstellen einer Bescheinigung über eine soziale und ärztliche Beratung. Weil sie der Frau zum straffreien Schwangerschaftsabbruch verhelfen könne, sei »eine Bescheinigung, gleich welchen Inhalts... eine Fallgrube für den Arzt und gleichzeitig eine Todesfalle für das ungeborene Kind«. »Beraten ›Ja‹ – Bescheinigen ›Nein‹«, fordert Götz, dann bleibe »unser ärztliches Gewissen... rein! Als Arzt werden wir nicht mitschuldig!«[2]

1982 wurde diese zunächst an Mediziner gerichtete Mahnung von der Aktion Leben und der Bewegung für das Leben in der Mitgliederzeitschrift »Christ und Zukunft« aufgegriffen und zur massiven Anklage gegen die kirchlichen Beratungsstellen gewendet. Auftakt einer bis heute andauernden Auseinandersetzung zwischen extremen »Lebensschützern« und der katholischen Kirche. Insbesondere der Caritasverband und der Sozialdienst Katholischer Frauen (SKF) geraten ins Kreuzfeuer der »katholischen« Aktion Leben. Kernpunkte der Kritik: die Beratungsstellen wirkten an der »Tötung« Ungeborener mit, weil sie Beratungsscheine ausstellen! Und sie akzeptierten die Entscheidung der Frau, auch wenn sie für einen Schwangerschaftsabbruch ausfalle!

Nach den gesetzlichen Bestimmungen sind Beratungsstellen dazu verpflichtet, der Frau auf Wunsch schriftlich zu bestätigen, daß eine Beratung nach § 218 b stattgefunden hat. Auch kirchliche Stellen müssen, wollen sie die staatliche Anerkennung (und finanzielle Förderung) nicht verlieren, den sogenannten Beratungsschein ausstellen. Weist die Frau eine soziale Beratung nach, so bleibt sie im Fall des Schwangerschaftsabbruchs straffrei. Hier setzen die »Lebensschützer« an. *»Der Beratungsschein ist eine Voraussetzung für die Straffreiheit dessen, der tötet. Diese Dokumentation ist sein alleiniger Zweck. Jeder andere Zweck ist unwirklich und entspräche einer Selbsttäuschung.«* Deshalb, folgert die Aktion Leben, weiß *»die Beraterin..., daß sie durch* *diesen Beratungsschein mit großer Wahrscheinlichkeit ein Kind dem Tode ausliefert und durch ihre Unterschrift an dieser Auslieferung partizipiert. Das Kind wird sterben ... und sie hat bei einem solchen Tun eine Mitwirkung (cooperatio) getätigt ... Durch diese Unterschrift ist diese Mitwirkung eine ›direkte‹ Mitwirkung geworden.«*[3]

Als Ursache für diese »Mitwirkung an einem abscheulichen Verbrechen« wird die Position katholischer Beratungsstellen zum »Gewissensentscheid« erkannt. Weil der Schwangeren »eine persönlich verantwortete Entscheidung«[4] zugebilligt wird, »darf und muß die Beraterin eine solche unüberwindliche, irrige Gewissensentscheidung hinnehmen, auch wenn sie objektiv falsch und insofern nicht gutzuheißen ist«, so die Rahmenrichtlinien der Caritas. »Bekommt dann diese Handlung eine ethische Qualifikation?« fragt die Aktion Leben und antwortet selbst: *»Wenn also Frau Buschmann (Leiterin der Abteilung Familienhilfe der Deutschen Caritas, Anm. Verf.) sagt: ›... der Frau eine Entscheidung zu ermöglichen, mit der sie auch später leben kann‹, dann muß man Frau Buschmann fragen, ob man mit einem Mord auf dem Gewissen leben kann.«*[5]

Zwar richtet sich der moralische Druck der Aktion Leben zunächst auf die MitarbeiterInnen katholischer Beratungsstellen. Offensichtlich ist aber, daß die Kritik auf die katholische Kirche als ganze und auf das deutsche Episkopat im besonderen zielt.

»... ist es völlig unverständlich, daß die katholische Kirche der Bundesrepublik Deutschland Beratungsstellen nach § 218 unterhält und nicht schon längstens dieses Tötungsinstrumentarium von sich gewiesen hat.«[6] Die Kirche habe *»sich trotz anders lautender Beteuerungen mit diesem Gesetz noch arrangiert und verfilzt«*, anstatt gegen es *»Sturm zu laufen«*. Darüber hinaus täusche und hintergehe die Kirche *»bei dieser Art von Mitwirkung das katholische Volk (die Bevölkerung überhaupt). Das Volk glaubt: ›Wenn auch die katholischen Beratungsstellen den Schein ausstellen, dann kann das alles nicht so schlimm sein.‹«*[7]

Unverhohlen wird die Forderung erhoben, die Kirche möge sich von ihrer angeblich »weichen« Linie (Beratung und Hilfsangebote) besser der »harten« Linie juristischer Strafandrohung zuwenden. Doch es geht den Abtreibungsgegnern um mehr.

»Einen Beratungsschein zu unterschreiben ist keine nur ›materielle Mitwirkung‹ an einem ›abscheulichen Verbrechen‹, sondern mehr ... Daß hier überhaupt eine Mitwirkung stattfindet und kein Widerstand geleistet wird, fördert und beschönigt zugleich jene unbegreifliche ›Abtreibungs-, Tötungs- und Mordmentalität‹, die sich wie ein erschreckendes Verhängnis über die Völker ausbreitet.«

Und von dieser »Seuche« ist nun auch die Kirche infiziert, darf man hinzufügen ... In einem Offenen Brief an die Bischöfe wird verlangt, »Beratungsstellen aufzubauen, die mit den staatlichen Paragraphen § 218/19 nichts, ja überhaupt nichts Gemeinsames haben.«[8]

Die Kirchenhierarchie reagierte auf dieses Verlangen mit pragmatischem Realismus. Zwar wurde in den von der Deutschen Bischofkonferenz 1983 erlassenen neuen Richtlinien für katholische Beratungsstellen ausdrücklich darauf hingewiesen, »es gelte sicherzustellen, daß Beratungsinhalte nicht als Grundlage für eine spätere Indikationsstellung verwendet werden«.[9] In einer 1986 auf der Frühjahrsvollversammlung der Deutschen Bischofskonferenz verabschiedeten Erklärung werden jedoch die Vorwürfe gegen die Beratungsstellen und »an die eigene Adresse« entschieden zurückgewiesen. »Die Ausstellung einer Beratungsbescheinigung bedeutet nur die Bestätigung, daß nach Grundsätzen zugunsten des Ungeborenen beraten wurde.« Die Entscheidung der Schwangeren müsse, »wie immer sie ausfalle«, hingenommen werden. »Die Freiheit der Entscheidung nach persönlichem Gewissen dürfe nicht in Gegensatz zum sittlichen Gebot gesetzt werden, doch sei zu beachten, daß Berater nicht nur mit fehlgeleitetem, sondern auch mit irrigem Gewissen konfrontiert werden.« Abgelehnt wird auch die Forderung nach außerstaatlichen Beratungsstellen. »Nur durch die Einbeziehung der katholischen Beratungsstellen in die gesetzlich vorgesehene Schwangerschaftsberatung sei ... ein effektives Beratungsangebot in möglichst vielen Regionen erreichbar und nur durch die konfessionell getragenen, insbesondere katholischen Beratungsstellen könne die Ausrichtung der Beratung am Schutz des Ungeborenen hinreichend gewährleistet werden.«[10]

Es war sicher kein Zufall, daß ausgerechnet Kardinal Höffner, der großes Ansehen bei »Lebensschützern« genießt, diese »Erklärung von Mallersdorf« der Presse vorstellte. Offensichtlich erhoffte man sich durch seinen Einsatz ein größeres Gewicht. Höffner war es auch, der wenig später an die Mitarbeiter der Gummersbacher SKFM-Beratungsstelle schrieb: »Die Ausstellung der Bescheinigung ist deshalb zulässig, weil auf diese Weise ermöglicht wird, daß ratsuchende Frauen in unsere Beratungsstellen kommen.«[11]

Notwendig geworden war die Mallersdorfer Erklärung nicht zuletzt deshalb, weil »die in letzter Zeit heftiger gewordenen Kampagnen, die auch vor äußerst fragwürdigen Methoden wie der Androhung von Testberatungen, durch die die Berater ihres ›moralwidrigen‹ Verhaltens überführt werden sollen, ... Teile des Klerus und auch einzelne Bischöfe verunsichert« hatten, begründete die katholische Herder Korrespondenz die Stellungnahme der Bischofskonferenz. Angespielt wird auf eine Kampagne der Aktion Leben, vor der die Caritas in einem internen Rundschreiben mit Hinweis auf Beschlüsse der Jahreshauptversammlung der Aktion Leben am 20. 11. 1985 in Weinheim bereits 1985 gewarnt hatte. Demnach sollten »die evangelische und katholische Kirche zum Ausstieg aus der Arbeit mit anerkannten Beratungsstellen nach § 218 b StGB bewogen werden (Aktionsanweisung von Pater Pietrek)«. Neben einem Großeinsatz beim Katholikentag in Aachen war mit dem Aufbau eines eigenen Beratungsdienstes in der ganzen Bundesrepublik als Alternative zu den kirchlich anerkannten Stellen gedroht worden und beispielhaft auf die »Aktion Lebenschance« von Hedi Lebert in Köln verwiesen.[12]

Die Hoffnung, daß nach bischöflichen, ja kardinalen Worten endlich Ruhe in dieser Frage einkehren werde, erfüllte sich indes nicht. Bereits 1987 spitzte sich eine schon länger schwelende Auseinandersetzung zwischen dem Bistum Essen und der SKFM-Beratungsstelle in Gummersbach zu. Die Mitarbeiter weigerten sich, Beratungsscheine auszustellen. Als Begründung führten sie den Hirtenbrief der Bischöfe von 1979 an, nach dem Abtreibung ein »verabscheuenswürdiges Verbrechen« sei, das mit der Strafe der Exkommunikation belegt wird. »Für die Mitarbeiter der Beratungsstelle gilt das in der Konsequenz auch für die Beihilfe zur Abtreibung und als das verstehen sie die Bescheinigung nach dem Gespräch.«[13] Nachdem selbst das persönliche Eingreifen Höffners kein Einlenken bewirkte, entzog das Erzbistum Köln zum 31. 12. 1987 der Beratungsstelle die kirchliche Anerkennung, den Mitarbeitern wurde gekündigt.

Daß die Auseinandersetzungen keineswegs abgeschlossen waren, belegt auch die am 19. 2. 1988 vom Zentralkomitee der deutschen Katholiken (ZdK) abgegebene Erklärung zugunsten der Beratungsstellen. Es verweist zusätzlich auf den politischen Einfluß durch die Mitwirkung an der Beratungsarbeit. »Ohne dieses Engagement wäre unser Eintreten für das Lebensrecht der Ungeborenen weniger überzeugend gewesen. Ohne es hätten wir wohl auch kaum die Dinge in Richtung auf ein Gesetz zur Verbesserung der Beratung in Gang bringen können.«[14]

War bis zur Mallersdorfer Erklärung die Position der Aktion Leben im wesentlichen von der Europäischen Ärzteaktion mitgetragen worden, die in der 1983 erschienenen, von Dr. Ernst verfaßten Broschüre »Bescheinigungsbüro oder Rat und Hilfe« die evangelischen Beratungsstellen angreift, so weitete sich nach Mallersdorf die Unterstützung in Lebensschützerkreisen noch aus.

1987 trat die CDL-Vorsitzende Johanna v. Westphalen von dem stellvertretenden Vorsitz des SKF zurück, weil sie »die Mitwirkung der kirchlichen Beratungsstellen bei der straffreien Abtreibung aus sozialer Notlagenindikation« kritisierte.[15] Zustimmend äußert sich im Namen der Christlichen Liga auch Marion Gotthardt von der Leitbild-Redaktion, der Zeitschrift dieser Splitterpartei; ebenso der angesehene katholische Philosoph Robert Spaemann, regelmäßiger Autor und Referent bei der Europäischen Ärzteaktion, 1988 in einem Vortrag bei der Juristenvereinigung für das Leben (JVL).[16] Juristische Schützenhilfe gab der JVL-Mitbegründer Herbert Tröndle: »Zum anderen führt die vorgesehene Rechtspflicht, stets Beratungsbestätigungen auszustellen, zu unerträglichen Konsequenzen. Denn sie bringt den Berater in die Situation, strafbare Handlungen zu unterstützen...«[17] Im Mai 1991 forderte der JVL-Vorsitzende Büchner, Richter am Verwaltungsgericht Freiburg, die Kirchen zum Ausstieg aus dem gesetzlichen Beratungssystem auf, falls es zu einer Fristenregelung mit Pflichtberatung komme.[18] Dies hatte bereits im April 1991 der Münchner Diözesan-Charitasdirektor Peter Neuhauser angekündigt.[19]

Gleichzeitig zeichnet sich aber auch ab, daß die Spaltung innerhalb der »Lebensrechts«-Bewegung selbst verläuft. Daß es keine Kampagne ähnlichen Ausmaßes gegen evangelische Beratungsstellen gibt, scheint nicht zuletzt damit zusammenhängen, daß namhafte Organisationen aus dem evangelikalen Spektrum der radikalen Linie der Aktion Leben nicht folgten. So empfiehlt die freikirchliche Pro Vita die angefeindete katholische Caritas oder den SKF. Das Weiße Kreuz unterhält in Kassel-Vellmar selbst eine staatlich anerkannte Beratungsstelle, die zur Ausstellung von »Beratungsscheinen« verpflichtet ist. Vor allem die vorwiegend im katholischen Bereich angesiedelte Aktion Lebensrecht für Alle (ALfA) übt offene Kritik. Sie fühlt sich in ihrer engen Zusammenarbeit mit den kirchlichen Beratungsstellen behindert: *»Die Bereitschaft zur praktischen Hilfe und zur Unterstützung der Beratungsstellen werde immer mehr zum Prüfstein der Zusammenarbeit mit anderen Gruppen der Lebensbewegung... die Zusammenarbeit mit der ›Aktion Leben‹ in Abtsteinach (sei) zunehmend unmöglich geworden. Die Arbeitsweise dieser Aktion sei aber nicht nur wegen ihren massiven Angriffen auf die Beratungsstellen wenig zweckdienlich. Die ALfA verbinde das ›Nein zur Abtreibung‹ mit einem ›Ja zum Leben‹. Sie wolle Freude am Leben vermitteln, während die Aktion Leben in Absteinach vor allem mit Drohungen vor der Rache Gottes, vor dem Untergang des Abendlandes, ja sogar der Welt arbeite. Diese Art werde nicht nur von sehr vielen Menschen abgelehnt, die sich davon abgestoßen fühlen, sondern auch von kirchlichen Stellen.«*[20]

Wie tief der Graben zwischen den verschiedenen Strömungen der »Lebensschutzbewegung« inzwischen geworden ist, zeigt die Tatsache, daß es schon seit mehreren Jahren keine direkte Zusammenarbeit mehr zwischen der ALfA und der Aktion Leben und ihrem Dachverband gibt.

Anmerkungen

1 Übersetzt: »Hütet Euch, Kollegen«
2 M&I 3/80
3 CuZ 3/82
4 Diese Formulierung stammt von der Caritas-Vorsitzenden Elisabeth Buschmann, Freiburg. In den Rahmenrichtlinien der Caritas heißt es: »Wenn die ratsuchende Frau trotz sorgfältiger Beratung

nicht zu einer Entscheidung für das Kind finden kann, dann darf und muß die Beraterin eine solche unüberwindliche irrige Gewissensentscheidung hinnehmen, auch wenn sie objektiv falsch und insofern nicht gutzuheißen ist…, weil die ratsuchende Frau ihre Entscheidung mit allen Konsequenzen durchtragen muß.« zit. nach: M & I 9/88

5 ebenda

6 Kommentar zu einer Stellungnahme der Caritas in: CuZ 2/85

7 CuZ 3/82

8 Offener Brief der BfdL an die Bischöfe in: CuZ-Sondernr. o. J.

9 Herder-Korrespondenz 1983

10 Herder-Korrespondenz 1986, Heft 2

11 zit. nach M & I 9/88

12 Mitteilung der Caritas, Referat Familienhilfe vom 9. 12. 85, abgedruckt in: CuZ 2/86

13 M & I 9/88

14 zit. in: ALfA-Rundbrief 14, 2/88

15 CuZ Nr.28, 3/87

16 M & I 9/88, S.24

17 MUT 9/89

18 Die Welt 6. 5. 91

19 Deutsche Tagespost 18. 4. 91

20 ALfA-Vorsitzende Hedwig Seelentag auf der Bundesdelegiertenversammlung 1988 zit. in: ALfA-Rundbrief 14, 2/88, S. 21

1.4 Christa Meves: »Lebenshelferin aus Erfahrung«

»Millionen Leser nehmen ihren Rat in Anspruch, Millionen hörten ihre Vorträge. Es gibt kaum eine deutsche Taschenbuch-Autorin, die soviel Interesse findet, seit mehr als 15 Jahren.« Der Herder Verlag übertreibt nicht, wenn er Christa Meves, geboren 1925, Kinder- und Jugend-Psychotherapeutin, so einführt. Über 60 Bücher mit einer Auflage von mindestens vier Millionen hat sie bislang verfaßt sowie ungezählte Artikel und Traktate, die teilweise ins Englische, Spanische und Japanische übersetzt wurden. Sie ist seit 1978 Mitherausgeberin des Rheinischen Merkur und schreibt regelmäßig Kolumnen im Münchner Merkur, in Konservativ Heute, dem Deutschlandmagazin und in praktisch allen Postillen der »Lebensschützer«. Referentin ist sie auch bei Kongressen der CDU/CSU, JVL und EÄA.

»Lebenshilfe aus Erfahrung« will sie ihren AnhängerInnen bieten. 6000 haben sich sogar in einem Freundeskreis zusammengetan, den Christa Meves einmal im Jahr zu einem Treffen lädt und regelmäßig mit Briefen beglückt. Im September 1987 schrieb sie:

»Es sind bereits an die zwei Millionen junger Frauen chronisch gebärunfähig (als Abtreibungsfolge, durch Hungerwahn, Geschlechtskrankheiten und Frühsexualität). Bereits vierzehn Prozent aller Ehepaare in der Bundesrepublik Deutschland sind kinderlos, so daß für den Fortbestand unseres Volkes schon jetzt nur noch wenig Aussicht besteht.

Ha, meine Freunde, das sollten Sie einmal tagaus tagein, jahraus jahrein aushalten, wie ich in meiner Praxis als eine um die Ursachen Wissende, dieses Wahnsinnszerstörungswerk, das man unseren Kindern, vor allem aber den jungen Mädchen, zumutet, dieses Ausliefern der jüngeren Frauen an die Sexualität des Mannes, diese verderbliche Abkapselung des Triebes von der Liebe, diese Knospenverstümmelung bei gleichzeitiger Überwertung qualvoll intellektualisierter Bildungsgänge. Wer spricht von diesem Elend, dem Elend der kaputtgemachten jungen Frauenseele – und wie das im Familienalltag aussieht, dieses Gefesseltsein an einen Dämon: den Nahrungstrieb, den Besitztrieb, die Raubsucht, oder die ›autonome‹ Sexualität!«

Die Sorge um den »Fortbestand unsere Volkes« trieb sie schon früher um. Bei der rechtsradikalen, rassistischen »Gesellschaft für biologische Anthropologie, Eugenik und Verhaltensforschung« referierte sie 1975 über den »Geburtenschwund aus psychologischer Sicht«, 1976 sprach sie beim »Stettenfels-Seminar« derselben Organisation, neben den NPD-Mitgliedern Kosiek und Adolf von Thadden. Der zu seinen Lebzeiten im »Schutzbund für das Deutsche Volk« engagierte Prof. Joachim Illies ist Ko-Autor mehrerer ihrer Werke, die im evangelikalen Weißen-Kreuz-Verlag erschienen. 1977 war sie Kuratoriumsgründungsmitglied der äußerst rechten Ludwig-Frank-Stiftung. Für den Geburtenschwund macht sie die »entseelten«, genußsüchtigen Emanzen, »Mätressen des Königs ›kapitalistische Demokratie‹«, verantwortlich. Ihre Wunschgesellschaft sieht anders aus:

»Eine Gesellschaft gedeiht am besten, wenn sie von einer elitären Gruppe geleitet wird, die kraft ihrer Fähigkeit dazu auch am besten geeignet ist.«[1]

In ihrem »Ehe-Alphabet« (1973) tischt Christa Meves ihre biologisch-psychologischen Erkenntnisse über die Sexualität der Frau auf. Dieses Buch hat als »Bestseller« inzwischen die 26. Auflage erreicht.

»Die Frau hat von ihrer biologischen Aufgabe her ein natürliches Bedürfnis nach Unterwerfung, der Mann nach Eroberung und Beherrschung«

»Der Orgasmus der Frau ist in seiner nackten Form im Grunde eine höchst künstliche Anpassung an das männliche sexuelle Erleben. Er geht von dem anatomischen ›Rest‹, der Klitoris aus und ist deswegen eigentlich für die Frau ein Rückschritt in die infantile Sexualität. Die große Liebe der Frau, die keine Onanistin war, geht nicht phallisch als Anstieg und abrupter Abfall der Spannung vor sich, sondern sie schwingt in weichen Rhythmen, und für sie gibt es eigentlich kein Ende; denn für sie ist das Ende der männlichen Erregung im Grunde die Hoffnung auf einen großen, langanhaltenden erregenden Anfang: nämlich die Hoffnung, ein Kind empfangen zu haben.«

Sexualität ohne Kinderwunsch ist für sie »Genuß ohne Reue«. Kinder und Mutterschaft sind in ihrem Wertsystem durchaus der Fluch der Lust – nur hat sie eben die Flucht nach hinten angetreten und den Fluch zum Segen erklärt, den ein treusorgender Gott den Frauen auferlegt hat, um sie vor dem Versinken im Chaos ihrer ungezügelten Sexualität zu bewahren. Ihre dualistische Weltangst vor der unbeherrschbaren »Natur« und die Erlösungssehnsucht vor dem angerichteten »Wahnsinnszerstörungswerk« äußert sich in den Metaphern von alles verschlingenden »Fluten« oder »Sümpfen« und dem alleinseligmachenden schmalen »Deich«, der die treuen Frommen und SelbstunterdrückerInnen sauberen Fußes durch Schlamm und Dreck führen soll.

Für eine nachsichtige Pädagogik im Interesse der Marktwirtschaft plädiert sie, wenn es um einen angeblich angeborenen »Besitztrieb des Menschen« geht: »Eigentum – psychologisch gesehen. Das Besitzstreben des Menschen ist Teil seiner Natur und läßt sich nicht unterdrücken«, so ihr Artikel in: »Epoche. Freiheitlich-konservative Montagszeitschrift.«[2]

Als langjähriges Mitglied (1973–84) der Synode der EKD initiierte sie 1979 die evangelikale »Sammlung bekennender evangelischer Frauen«. Deren »Notruf: Rettet die Familie« warnt: *»Zersetzt wird* *dadurch auch unser Volk als ganzes. Die enthemmte Geschlechtlichkeit und der erschreckende Geburtenrückgang gefährden unsere Zukunft. Ungehorsam und Verantwortungsscheu wenden sich auch gegen die Organe und die Grundordnung der Staates. Die Bereitschaft sinkt, unser kulturelles Erbe zu wahren und die Sicherheit und Freiheit unseres Vaterlandes auch wehrhaft zu schützen ...«*

Für Mädchen fordert Meves eine »Mütterausbildung« in sozialen Berufen – als Gegengewicht zu den »qualvoll intellektualisierten Bildungsgängen«. 1985 verteidigt sie ihr Programm: *»Es fußt auf der wissenschaftlichen geschlechtspsychologischen Erkenntnis, daß Frauen im allgemeinen viel leichter unter Zuhilfenahme der praktischen Erfahrung Theorie lernen. Wir wollen durch bessere Anpassung an die Hirnstruktur der Frau nicht schlechtere, sondern bessere Ausbildung in den sozialen Berufen erreichen.«*[3] 1986 verfeinerte sie diese Theorie weiter: Die unterschiedlichen Begabungen und Neigungen bei Mann und Frau seien nicht anerzogen, sondern angeboren und hingen mit der Hormonzuteilung vor der Geburt zusammen. Gerade die besonderen Fähigkeiten der Frau, darunter ein ausgeprägtes akustisches Empfinden und eine besondere Zuwendung zum Menschen, seien natürliche Voraussetzungen für die Mutterschaft.[4] Ihre Bücher werden sogar als offizielle Literatur an manchen Fachhochschulen für Sozialwesen benutzt.

Seit ihrem Übertritt zur katholischen Kirche hat ihr ideologisches Korsett zwei feste neue Stützen: Maria und den Papst. *»Ja, wirklich, besonders wegen der Maria bin ich katholisch geworden«, »... denn sie kann uns schließlich auch vor unserer immer lauernden Hexenhaftigkeit befreien ...«* und *»... gerade dieser Papst ist in meinen Augen eine Gnadengabe unseres Gottes.«*[5]

So hat die Uelzener »Psychagogin« im Konzert der reaktionären Kreise zum Schutze von Familie, Keuschheit, Patriarchat und Vaterland erfolgreich die Rolle einer ehemals evangelikalen und jetzt erzkatholischen[6] Gewährsfrau übernommen. Sie tritt als eine der wenigen weiblichen Zeuginnen und gleichzeitig als »wissenschaftliche« Ratgeberin dafür ein, daß die Frau »schöpfungsgemäß« und von Natur und Psyche aus, vor allem als Mutter und Pflegerin, bestenfalls als Heimarbeiterin gedacht ist, die dem erwerbstätigen Mann treu und untertänig das »Nest« warm hält.

So viel Arbeit bleibt nicht unbelohnt: 1978 bekam sie den Niedersächsischen Verdienstorden, 1979 den Konrad-Adenauer-Preis der Deutschlandstiftung, 1984 das Bundesverdienstkreuz erster Klasse und als Bestsellerautorin die Goldmedaille des Herder Verlags, denn offenbar findet sie für ihren biologistischen Unsinn Millionen von dankbaren AbnehmerInnen.

Anmerkungen

1 Meves, Christa: Manipulierte Maßlosigkeit, 1977, zitiert nach: Kinder Küche Heim, KB-Broschüre
2 Epoche. Freiheitlich-konservative Monatszeitschrift, Jan. 1982, S. 52 ff.
3 Brief an den Freundeskreis, Jan. 1985
4 IDEA 28/86
5 Brief an den Freundeskreis, Sept. 1987
6 die Bezeichnung »katholikal« müßte erst noch erfunden werden

1.5 Franz Alt: der Retter vor Abtreibung und Atomraketen

»Wir müssen der katholischen Kirche sehr dankbar sein, daß sie wenigstens beim Abtreibungsthema eine fortschrittlich-konsequente Position, eine Position des Lebens, vertritt.«[1]

Das ist ein ernstgemeintes Zitat von Franz Alt, dem bekannten Fernsehmoderator (Report) und christlichen Atomwaffengegner. Er gilt nicht nur als moralisch integrer Redner auf Antikriegsdemonstrationen, sondern ist auch ein wichtiges Zugpferd der »Lebensschutz«-Bewegung und wirkt vor allem ins friedensbewegte, grüne und ökologische Spektrum. Er ist Mitglied der ALfA und der katholischen Friedensgruppe Pax Christi. Ein Flugblatt mit Alt-Zitaten verschickt die Pro Vita. Bereits vor seinem Austritt aus der CDU (1988), in der er 26 Jahre Mitglied war, warb er für die ÖDP. Seine Bücher stehen regelmäßig auf der Bestsellerliste.[2] Die zentrale Aussage seines zweiten, 1985 erschienenen Buches »Liebe ist möglich« lautet: »Abtreibung und Aufrüstung, der Krieg gegen die Ungeborenen und der mögliche Atomkrieg haben dieselbe Wurzel: Gewalt und Angst in uns.« (Umschlag).

Alt nutzt seine Popularität als radikaler Gegner des NATO-Nachrüstungsbeschlusses, um mit dem Impetus des wahrhaft um Gerechtigkeit und Menschlichkeit bemühten Christen »links und rechts« wegen ihrer »gleichen Ausreden« zu kritisieren und beiden Seiten Unglaubwürdigkeit vorzuhalten. Es ist ein schwerer Irrtum zu glauben, daß Franz Alt etwas gemäßigter und weniger frauenfeindlich sei, nur weil er in seinen Report-Kommentaren zum § 218 bisweilen scheinbar liberal die Wirkungslosigkeit der Strafandrohung dokumentiert und für die Herausnahme des § 218 aus dem Strafgesetzbuch bei einer Grundgesetzänderung eintritt.

Neben einem Verschnitt von Bibelversen, Pseudo-Psychotherapie-Schlagworten und wenigen kritischen Anmerkungen zu konservativen Nachrüstungs-Politikern kreist das Buch im wesentlichen um das Thema der »hunderttausendfachen Tötung von Ungeborenen« (S. 20).

Mangel an Moral und Sozialpsychologie der Gewalt

Abtreibung und Atomkrieg sind bei Alt gleichermaßen die Folgen des individuellen Mangels an Moral. Abtreibende Frauen werden in eine Reihe gestellt mit Rüstungsprofiteuren, Kriegsgewinnlern und Militärstrategen. Andere »Lebensschützer« verwenden als Vergleich ebenfalls oft das Kriegsmotiv, allerdings eher vergangene Kriege und den faschistischen Völkermord. Das ist Alt zu abgegriffen. Er mobilisiert darüber hinaus noch die Angst vieler Menschen vor einem Atomkrieg. Das ganze, sprachlich verpackt in penetranter Wir-Form, erzeugt die Stimmung von Betroffenheit:

»Die möglich gewordene Vernichtung der ›großen‹ Menschheit durch Atombomben und die Vernichtung des ›kleinen‹ Menschen durch Abtreibung sind – moralisch – nicht voneinander zu trennen. Beide Male geht es um Achtung oder Nichtachtung des Lebens. Die Art und Weise, wie wir mit dem einzelnen Leben umgehen, ist nur eine Vorahnung dessen, wie wir mit der Menschheit im Atomzeitalter umgehen.« (S. 64)

So wie Überlebende eines Atomkrieges an dessen fürchterlichen Folgen leiden müßten, so sieht Alt schon heute alle geborenen Kinder als »Überlebende des Krieges gegen die Ungeborenen«, die die psychischen Folgen zu tragen haben:

»Abtreibung ist eine besonders brutale Form von Gewalt gegenüber den Schwächsten und Unschuldigsten. Die gesellschaftspsychologischen Folgen einer ›liberalen‹ Abtreibungspraxis werden total übersehen: Die heutigen Geborenen lernen sich – unbewußt natürlich, aber folgenschwer – als Überlebende der Abtreibung zu verstehen. Die unausweichliche Folge: Gewalt, Angst und Aggression.« (S. 71)

Würden die Abtreibungsgesetze oder allein die Abtreibungspraxis liberalisiert, befürchtet Alt, könnten kaum noch Kinder ihren gewalttätigen Müttern entrinnen. Mit dieser »gesellschaftspsychologischen« Theorie unterscheidet sich Alt in nichts von der eifernden Sorte der »Lebensschützer«. Er spricht allerdings eine modernere Sprache und benutzt Stichworte, die in der friedensbewegten Szene durchaus relevant sind, wie »Gewalt, Angst, Aggression«.

Den Frauen versucht er auch die Schuld am »Alltags-Faschismus« zu geben und zitiert als Beleg dafür eine Psychologin – wie verkürzt und verfälscht auch immer. Nach der rührseligen Geschichte von einer jungen Mutter, die ihr Kind schlägt und die er »heute früh beim Einkaufen beobachtet« hat, schreibt er:

»Die Schweizer Psychologin Alice Miller hat eindrucksvoll nachgewiesen, warum Adolf Hitler wurde, was er wurde: Das Kind wurde immer geschlagen und verstoßen, mißachtet und nie geliebt. Wenn wir Kinder schlagen und verachten, machen wir sie zu alltäglichen ›Hitlers‹.« (S. 166)

Frauen: unwissend, psychisch krank und egoistisch

An mehreren Stellen beruft sich Alt auf die Aussagen der katholischen Psychotherapeutin und bei der Europäischen Ärzteaktion engagierten Hanna Wolff.[3] Danach »muß« Abtreibung zu Krankheit führen.[4] (vergl. Kap. 5.1) Über die »Wahrheit« will Alt aufklären, am liebsten durch den Film »Der Stumme Schrei«, den er wärmstens empfiehlt. Als Gründe für Schwangerschaftsabbrüche will er erkannt haben: »*Nicht soziale Enge, sondern schiere Unwissenheit und seelische Not sind die Hauptursache für Abtreibungen. Sehr oft ist ein abwesender oder sich abwendender Vater der Grund für die Abtreibung. Viele, die abgetrieben haben, auch viele Ärzte, wissen nicht, was eine Abtreibung ist.« (S. 66) »Es wird oft nicht deutlich, daß durch Abtreibung ein Ebenbild Gottes getötet wird. Es wird nicht deutlich genug, daß Abtreibung oft Ausdruck materialistischen Denkens ist, dem Karriere und Haus, Auto und Geld wichtiger sind als ein Menschenleben« (S. 83)*

Was an manchen Stellen auf den ersten Blick wie die Übernahme von Positionen aus der Frauenbewegung und das Anknüpfen an links-alternativer Konsumkritik aussieht, stellt sich schnell als sprachliche Vereinnahmung heraus. Seine Darstellung der psychischen Folgen von Leistungsdruck, Vermarktung und Konkurrenz – »Herzinfarkt, Verbrechen, Psychopharmaka, Scheidung, Abtreibung« (S. 158) – geht fließend über in billige Polemik gegen Abtreibung. Die bekannte Palette, die bei anderen »Lebensschützern« für den Untergang des Abendlandes steht, ist auch bei Alt zu finden. Auch Franz Alt benutzt die abgeschmackten frauenfeindlichen Klischees:

»Muß es aber eine Viertelmillion Abtreibungen geben in einem reichen Land wie der Bundesrepublik, wo die meisten Abtreibungen sozial begründet werden?... Materialismus und Egoismus sind die Hauptfaktoren im Hexeneinmaleins unserer Zeit.« (S. 85).

»Aber auch bei einer ›verständlichen‹ Abtreibung muß man wissen: Auf meinem künftigen Weg liegt eine Leiche.« (S. 87)

»Durch diesen Holocaust (werden) jedes Jahr weltweit 40 Millionen kleine Kinder umgebracht.« (S. 21)

»Es geht immer nur um die eine Wahrheit. Es gibt immer nur die eine Urquelle der einen Wahrheit: Gott. Wenn diese unendliche Quelle der Liebe verschüttet ist, dann zieht die unendliche Gier nach Gewalt und Sex und Geld und Macht in uns ein.« (S. 165)

Propaganda für apokalyptische Öko-Rassisten

Über zwei Seiten (S. 154, 155) propagiert Alt die Ideen des Gründers der »Salem-Kinderdörfer«, Gottfried Müller, als »einen Weg aus der Sackgasse«. Wer schon einmal einen Blick in die von der »Salem-Bruderschaft« vertriebenen Traktate geworfen hat, wird über diese Empfehlung nur erschrecken können. Wo dieser Weg der Salem-Bruderschaft hinführt, sollte einem Journalisten wie Alt erst recht bekannt sein: 1979 beschlossen die Westberliner Jugendämter, keine Kinder mehr in die »Salem-Dörfer« zu schicken, weil dort »ein rechtsreaktionärer bis faschistischer Ton angeschlagen« werde.[5] 1981 wurde Gottfried Müller von der Regierung Oberfrankens untersagt, in die Erziehung der Kinder einzugreifen.[6] Die vielen Publikationen (»Salem-

Hilfe«, »Notschrei der Tiere«) sind extrem religiös, rassistisch und rechtsextrem.[7] Außer apokalyptischen Bestrafungs- und Vernichtungsszenarien schwadronieren die Blätter über die »Mohammedaner-Flut«, »Deutsch-Südwest[8] – historische Verpflichtung«. Zur Rückkehr eines Nazi-Schergen jubeln sie: »Unser Freund und Bruder Herbert Kappler ist nun wieder in seiner geliebten deutschen Heimat«; einen »Salem-Arbeitsdienst« verstehen sie als »Gegenmittel zum Terrorismus«.[9]

Mitglieder im Kuratorium sind die reaktionären Ernährungsexperten Dr. med. Bruker und Prof. Dr. Mommsen, beide auch Mitglieder im Beirat der rassistischen und »sozialhygienisch« ausgerichteten »Neuen Anthropologie« und im rechtsextremen »Weltbund zum Schutz des Lebens«.

Die Bruderschaft betreibt inzwischen eine Bio-Kurklinik und Bio-Familien-Ferienwohnungen, sie bietet über Plakate und Handzettel[10] Schwangeren kostenlose Aufnahme bis sechs Wochen nach der Geburt und Adoptionsvermittlung an.

Ob den Atombombengegner Alt wohl besonders die Empfehlungen der »Salem-Hilfe« vom Mai 1987 nach dem Tschernobyl-GAU beeindruckt haben? Als »Verhalten im Falle eines Reaktorunfalles und Vorbeugemaßnahmen« wird neben Waschen und biologischer Vorratshaltung geraten:

»Die Menschheit ist aufgerufen, sich geistig umzustellen. Wenn wir unsere geistige Schwingung so erhöhen, daß sie weit über jener der radioaktiven Strahlung liegt, kann uns jene nicht mehr erreichen.«[11]

Was Alt wortreich verschweigt

Welche Konsequenzen seine Position zum Schwangerschaftsabbruch hat, läßt Alt offen. Aus dem, was er zustimmend von seinem Kronzeugen Dr. Nathanson zitiert, lassen sich allerdings Schlüsse ziehen:

»Der Gynäkologe war jahrelang der prominenteste Abtreibungsarzt der USA ... Heute reist Bernard Nathanson als Redner gegen Abtreibungen durch die Welt. Er wurde ein Anwalt der Ungeborenen und will Politiker dafür gewinnen, den Schutz der Ungeborenen in den nationalen Verfassungen zu verankern. In Irland hatte er damit bereits Erfolg. Nathanson heute: ›Abtreibung ist Mord‹. Er weiß, wovon er spricht. Der Arzt bezeichnet sich damit selbst als tausendfachen Mörder. Das ist Selbsterkenntnis.« (S. 71)

Rhetorisch geschickt verschweigt Alt, daß in Irland außer bei strengster medizinischer Indikation keine legale Abtreibung möglich ist, daß darauf lebenslängliche Gefängnisstrafe steht und daß selbst Informationen über Abbruchmöglichkeiten im Ausland verboten sind.

Alt setzt öffentlich nur auf Bewußtseinswandel, ja sogar auf eine

»Revolution des Bewußtseins«. Seine assoziative Stimmungsmache vom Typ: »Mit Atombomben treiben wir die Welt ab.« (S. 201) – reicht aus, um Abtreibung als das politisch größte Verbrechen zu brandmarken. Weil der § 218 diesen Bewußtseinswandel bisher nicht geschafft hat, ja sogar eher das Gegenteil bewirkt, argumentiert Alt gegen das Strafgesetz als Mittel zur Bewußtseinsschärfung – was ihm Angriffe mancher »Lebensschützer« einbringt. Alt will eine »Verfassungsänderung aus Liebe zum Leben«, »die Aufnahme des Schutzes der Ungeborenen in das Grundgesetz und in alle Verfassungen der Welt.« (S. 216) Über die rechtlichen Konsequenzen dieser Forderung schweigt sich der Wanderprediger wohlwissend aus.

Die Aufnahme des »Schutzes des Ungeborenen« in das Grundgesetz ist inzwischen in Süssmuths Vorschlag eines »dritten Weges« eingegangen. Die angebliche Notwendigkeit eines umfassenden »Lebensschutzgesetzes« wird bis in die Reihen der SPD propagiert. Die Trennung der ungewollt schwangeren Frau in zwei »Leben« macht es möglich, im Namen der Leibesfrucht in ihr Leben einzugreifen, sie zu bürokratischen Hürdenläufen zu zwingen, vor Gericht zu zerren und ihr moralisch die ungeheuerlichsten Vorhaltungen zu machen. Durch die Trennung von Frau und Fötus in zwei sich gleichberechtigt gegenüberstehende Rechtssubjekte, kann sich Staat als Beschützer des Embryos vor der Frau aufspielen.

Eine solche Verfassungsänderung hätte allerdings nicht nur »volkspädagogische« Wirkung, sondern würde eine Entkriminalisierung des Schwangerschaftsabbruchs vollkommen unmöglich machen. Dabei ist es letztlich egal, ob das grundsätzliche Verbot des Schwangerschaftsabbruchs im Strafgesetz steht oder als Nebenstrafrecht die gleiche Wirkung entfaltet.

Die scheinbar liberale Argumentation von Alt und auch die der »verständnisvollen« Rita Süssmuth macht diese Fraktion der »Lebensschützer« um so gefährlicher. Sie benutzen – bei allen Differenzen, die sich durch das Lager der »Lebensschützer« ziehen – im Grunde dieselben ideologischen Argumente wie die Hardliner. Das wird aber von der veröffentlichten Meinung nicht wahrgenommen.

Anmerkungen

1 Franz Alt, Liebe ist möglich, Die Bergpredigt im Atomzeitalter, 1985. S. 81. Die Seitenzahlen der folgenden Zitate beziehen sich alle auf dieses Buch.

2 Gesamtauflage weit über 1 Million: 1983 »Frieden ist möglich«, »Jesus, der erste neue Mann« (1991 8. Aufl. 220 000 Ex.). Einen Artikel veröffentlichte er auch in der erzkonservativen Zeitschrift MUT 3/87

3 z. B. Hanna Wolff, Jesus, der Mann (1977), Jesus als Psychothera-

peut (1978), und in »Alarm um die Abtreibung« (Hrg. EÄA), 30. 5. 73, S. 123: »Abtreibung führt zur Neurose... Oft sind es 20 bis 25 Jahre später... Besonders häufig hat sich mir die sogenannte Klimakteriums-Depression als durch ein frühes Abtreibungserlebnis bedingt erwiesen.«

4 Frauen, deren Gewissen noch nicht reagiert hat, sei ein nützlicher Hinweis auf dessen Fundstelle nicht vorenthalten: »Gewissen ist eine manchmal auch körperlich spürbare Empfindung, etwa in der Herzgegend. Wenn wir ständig gegen unser Gewissen handeln – oft mit bestem ›Gewissen‹, dann sind Herzinfarkte die logische Folge.« (S. 144)

5 Tagesspiegel 2. 3. 79

6 FR, 13. 8. 81

7 Salem-Hilfe Nov. 88: »Salem: Friedensinsel... Die Bosheit der Menschen (Abtreibung, Verseuchung von Luft, Wasser, Erde, Unmoral, Satanismus, Tierquälerei usw.) zwingt Gott geradezu, die Ursacher zur bestrafen, zu beseitigen. Katastrophen unvorstellbaren Ausmaßes rollen auf die Menschheit zu; zeigen zunehmende Wetterverschlechterung, Erdbeben, Kriege, Seuchen, Ozonloch, Unglücke... nicht deutlich, daß diese ›Reinigung‹ schon begonnen hat? Da und dort auf Erden entstanden Salemdörfer als sichtbare Inseln des Friedens.«

8 gemeint ist damit Namibia

9 Quelle: J. Bollmer, Enthüllungen über den Ernährungspapst, 1988 Catalonia-Verlag

10 »§ 218 – wir sind dagegen – wir helfen dir und deinem Kind!«

11 Salem-Hilfe Mai 87

2 »Elite«-Organisationen der »Lebensschützer«

2.1 »Götter in Weiß« und schwarze Ideologen: Die Europäische Ärzteaktion (EÄA)

Kaum ein anderer Berufsstand hat bei der Diskussion um den Schwangerschaftsabbruch eine solche gewichtige Stellung wie die Ärzteschaft.

Schon vom Gesetz her sind sie es, die die Entscheidung »nach ärztlicher Erkenntnis« zu treffen haben. Ohne die Indikations-Bescheinigung eines anderen Arztes bzw. Ärztin ist der Schwangerschaftsabbruch für den abbrechenden Arzt strafbar. ÄrztInnen wird die Rolle von »objektiven Dritten« zugeschrieben, die zwischen den widerstreitenden Interessen von Frau und Embryo zu entscheiden haben, denn die Frau sei, da Betroffene, in ihrer Entscheidung subjektiv und befangen.

In der Praxis, genauer in der »Arzt-Praxis«, sieht es oft noch schlimmer aus: obwohl alle ÄrztInnen (egal welcher Fachrichtung) berechtigt sind, Indikationen zu stellen, finden sich aus Angst vor gerichtlicher Revision nur wenige dazu bereit. Noch schwieriger ist es in manchen Bundesländern, einen Arzt oder eine Ärztin zu finden, die den Abbruch durchführt.

Die Frau muß für einen legalen Schwangerschaftsabbruch also mindestens zwei ÄrztInnen aufsuchen. Diese Machtposition wollen die »Lebensschützer« noch ausbauen, so etwa durch Wiedereinführen von Ärztekommissionen oder Indikationsstellung nur durch wenige, »besonders qualifizierte« Amtsärzte.

In den städtischen Krankenhäusern Münchens haben die Chefärzte bereits eigenmächtig und völlig ohne gesetzliche Grundlage Kommissionen eingerichtet, die vor einem Abbruch die Indikation nochmals überprüfen. Die offiziellen Abbruchzahlen der bayerischen Landeshauptstadt mit über 1 Mio. Einwohnern sind Ausdruck des »Abbruchtourismus«, zu dem Frauen durch derartige Sonderregelungen gezwungen werden: 1986 waren es 160, im ersten Halbjahr 90 nur noch 34.[1]

Entsprechend der Rolle, die ÄrztInnen beim Schwangerschaftsabbruch spielen, versuchen die »Lebensschützer« Einfluß auf die Ärzteschaft zu gewinnen, gleichzeitig rekrutiert sich daraus ein Großteil der »Lebensschützer«-Prominenz, deren Einfluß gerade beim »Laienpublikum« nicht gering sein dürfte.

Die Europäische Ärzteaktion

Nicht zufällig ist eine der ältesten Organisationen der »Lebensschützer« die »Europäische Ärzte Aktion« (EÄA). Im Unterschied zu anderen Gruppen versteht sie sich als eine ausgesprochene Eliteorganisation für die Arbeit unter Ärzten, Verbandsfunktionären, Politikern, höherem Klerus und in universitären Kreisen.

Die EÄA wurde 1975 durch den in konservativen sowie in rechtsradikalen Kreisen bekannten Arzt Dr. Siegfried Ernst aus Ulm gegründet. Bereits 1964 – bei Einführung der »Pille« – hatte Ernst etwa 400 Unterschriften von Ärzten, darunter fast alle Chefärzte der größeren Frauenkliniken Baden-Württembergs, für seine »Ulmer Denkschrift zur Frage der Geburtenbeschränkung« gesammelt. Er prangerte darin die »öffentliche Sexualisierung und die Abtreibungsseuche« als »eine der fundamentalsten Lebensfragen unserer Nation und unserer ganzen Welt« an. Veröffentlicht wurde dieses reaktionäre bevölkerungspolitische Pamphlet in der Deutschen Ärztezeitung.[2] Mit Zielrichtung gegen Pornographie und »Zerstörung der geistig-moralischen Grundlagen unserer Kultur« engagierte sich Ernst als CDU-Stadtrat (1962–75) in seiner »Aktion Ulm 70«. 1972 führte er offizielle Verhandlungen mit dem Bundesvorstand der NPD über die Gründung einer »Christlichen Wählerinitiative Menschenwürde«, bei denen eine »weitere Koordinierung der gemeinsamen Ziele« im Kampf gegen Abtreibung und Pornographie verabredet wurde.[3]

Im Namen der EÄA leitete er bereits 1973 unaufgefordert eine dreißig Seiten lange »gutachterliche Stellungnahme« an das Bundesverfassungsgericht, in der er davor warnte,

»daß hier der persönliche Egoismus entarteter Frauen, Männer und Mediziner benützt wird... zur Durchsetzung internationaler ideologisch-politischer Ziele, die letzten Endes den Umsturz unserer freiheitlich demokratischen Ordnung herbeiführen wollen«.[4]

In ihrer Resolution vom 30. 5. 1975 an die Abgeordneten des Deutschen Bundestages schrieb die EÄA, die Liberalisierung des § 218 habe nicht nur den »Tod von Millionen ungeborenen deutschen Kindern der kommenden Generation, sondern den Untergang des Volkes selbst« zur Folge. Die Abtreibungsfrage stehe in engem Zusammenhang mit dem Schutz des »Volksganzen« vor einer »biologisch, geistig moralischen, wirtschaftlichen, politischen, militärischen und ideologischen Katastrophe«.[5] Zu den Gründungsmitglieder der EÄA zählt auch der Hofprofessor der »Lebensschützer«, der Embryologe Erich Blechschmidt sowie der bis heute aktive Rechtsextremist und Antisemit Pfarrer a. D. Wolfgang Borowsky.

Die EÄA sieht sich selbst als »Chef-Ideologe« der Lebensschutzbewegung. Bezeichnenderweise heißt ihre Zeitschrift »Medizin und Ideologie«. Der Arzt habe die Aufgabe,

»auf die ideologische Krise der modernen Wissenschaft und Medizin

eine überlegene ideologische Antwort aus einem neuen realistischen Menschenbild zu entwickeln und neben der physischen Gesundheit sich auch um die geistig-moralische und ideologische Gesundung des Menschen zu kümmern«.[6]

Ihr Anspruch war schon in der Ulmer Denkschrift, die gesamte »pathologische Gesellschaft« zu kurieren.

»Für die Bekämpfung einer geistigen Seuche gelten letzten Endes dieselben Regeln wie bei einer sonstigen Epidemie: Der einzelne muß geheilt werden, und der Infektionsherd muß beseitigt werden«.[7]

Dieses eindeutig rechtslastige Engagement ist keine Ausnahme innerhalb der Ärzteschaft. Groß ist die Zahl von Ärzten, die sich in Parteien und Organisationen mit rassistischer bevölkerungspolitischer Programmatik und elitärem Gesellschaftsbild finden. So wurde die Bremer »Liste D« von einem Arzt gegründet, die NPD zählt eine Landärztin zu ihren Gründungsmitgliedern. Unter dem »Aufruf der 50 000 Ausländer-Stopp jetzt« sind von den 194 Unterzeichnern 23 Prozent Ärzte.[8] Mehrere Mediziner, darunter der Humangenetiker Schade, unterzeichneten auch das rassistische »Heidelberger Manifest vom 17. Juni 1981«. Ihre gemeinsame Linie: Der »Geburtenschwund« der Deutschen werde durch die »Überfremdung« noch verschlimmert.[9] Das darin benutzt Schlagwort vom »Genosuizid« (Volks-Selbstmord), eine Wortschöpfung in Anlehnung an den Begriff Genozid (Völkermord), findet sich auch bei Dr. Alfred Häußler, 2. Vorsitzender der EÄA.

Aber auch wenn die EÄA nicht immer als Verantwortliche für das »Volksganze« auftritt, so fühlt sie sich doch als Wahrerin der »eigentlichen« Interessen von Müttern und Kindern:

»Wir Ärzte sind aber nicht nur die berufenen Anwälte und Wahrnehmer der Interessen der ungeborenen Kindern, sondern auch die der Frauen und Mädchen und Mütter, denen eine skrupellose, vielfach von Lesbierinnen betriebenen Emanzipationspropaganda in den Massenmedien weismachen will, daß sie lediglich die armen unterdrückten Opfer ihrer Kinder und Männer, der Ärzteschaft, der Kirchen und der Justiz seien.«[10]

Über ihre regelmäßigen Kongresse tauscht die EÄA international die Erfahrungen der »Lebensschützer« in ihrem Kampf gegen die legalisierte Abtreibung aus. Sie nutzt dazu auch die reaktionäre Pan-Europa-Union im Europa-Parlament und die von der EÄA mitgegründete übernationale World-Federation of Doctors who respect Human Life (WFoD).

Mit der Einverleibung der DDR sieht die EÄA neue Aufgaben: die ideologische Ausrichtung der DDR-Ärzteschaft. Dazu fand im September 1990 in Dresden gleich ein »Weltkongreß« der WFoD unter dem Motto »Lebensrecht und Zukunft Europas« statt, mitveranstaltet von weiteren Organisationen wie KALEB (DDR), Aktion Leben

(AL, Abtsteinach), Christdemokraten für das Leben (CDL). In der Einladung der EÄA hieß es:

»Die atemberaubenden Veränderung in Mittel- und Osteuropa haben neben viel Erleichterung und neuer Freiheit auch eine große Orientierungslosigkeit in West- und Osteuropa sichtbar werden lassen... Ein neues Menschen- und Weltbild als Fundament eines ›gemeinsamen europäischen Hauses‹. ... ein gemeinsames Haus benötigt vor allem eine gemeinsame ›Hausordnung‹, also gemeinsame Maßstäbe von recht und unrecht, richtig und falsch in allen Lebensbereichen.«

Die EÄA versteckt ihren gesamt-politischen, ideologischen Führungsanspruch nicht, sie legitimiert ihn mit dem überkommenen Leitbild vom hippokratisch-christlichen Arzttum. Nach ihrem Verständnis ist der Arzt nicht nur ein Spezialist für medizinische Dienstleistungen, sondern gesellschaftlich herausgehobene moralische Instanz. Diesem Berufsbild von »Göttern in Weiß« hängen offensichtlich noch viele Ärzte an.

»Lebensschützer« in den ärztlichen Standesorganisationen

Durch ihre Tätigkeit in den Ärztekammern üben die »Lebensschützer« direkten Einfluß auf die ärztlichen Standesorganisationen aus.

Prominentes EÄA-Mitglied und seit langen Jahren Delegierter beim Dt. Ärztetag ist Dr. Hartwig Holzgartner aus München, zugleich Vorsitzender des gesundheitspolitischen Ausschusses der CSU. Er hetzte von Anfang an öffentlich gegen den reformierten § 218 und die Kassenfinanzierung des Schwangerschaftabbruchs. Wegen seiner aggressiven Parolen »Abtreibung = Holocaust« kritisierte ihn vor Jahren sogar die Junge Union und verlangten Münchner Ärzte seinen Rücktritt als Verbandsfunktionär.

Ebenfalls aus München stammt Prof. Dr. Hermann Hepp, Direktor der Frauenklinik Großhadern, Mitglied der Ethikkommission der Bundesärztekammer und Mitglied der Juristenvereinigung Lebensrecht. Er betrieb in München die Einrichtung der speziellen Prüfungskommissionen. Für Abbrüche, die er auf diesem Weg nicht verhindern kann, fordert er generell die Narkotisierungspflicht wegen des »Schmerzempfindens ungeborener Kinder« (vergl. Kap. 4.2). Ambulante Abbrüche wären dadurch unmöglich.

Besonders aktiv als Delegierter des Deutschen Ärztetags ist EÄA-Mitglied Dr. Ernst Theodor Mayer. Er ist Mitglied der Bayerischen Landesärztekammer und der »Kommission zum Schutz der ungeborenen Kinder« beim Bayerischen Staatsministerium für Arbeit und Sozialordnung. Im Januar 1991 drohte er mit dem Austritt der Bayerischen Standesorganisation aus der Bundesärztekammer, weil diese gegenüber dem Bundesverfassungsgericht die bayerische Normenkontrollklage nicht unterstützt hatte. Bereits 1990 wollte er beim

Deutschen Ärztetag die Unterstützung der Normenkontrollklage Bayerns und die Ablehnung der Fristenregelung der DDR erreichen. In seiner Antragsbegründung heißt es:

»Bei der Bewertung der Abtreibung handelt es sich um die grundsätzliche Frage eines Volkes und einer Gesellschaft nach Wert, Würde und Bestimmung des menschlichen Lebens... Es gibt kein sichereres Mittel, der marxistisch-kommunistischen Ideologie trotz aller Verbrechen und Katastrophen zum Sieg zu verhelfen, als Mütter, Väter und Ärzte zur Tötung ihrer ungeborenen Kinder gesetzlich zu ›ermutigen‹ und dies noch staatlich zu finanzieren... Die Übernahme der Fristenregelungspraxis der DDR käme somit einer ideologischen Unterwanderung unseres Staates gleich und hätte katastrophale Auswirkungen auch auf die ärztliche Berufstätigkeit und das ganze Gesundheitswesen...«[11]

Dieser Antrag wurde nicht abgelehnt, sondern zur weiteren Beratung an den Vorstand überwiesen und ist als Arbeitsmaterial in einen Ausschuß der Bundesärztekammer eingegangen, der einen Entwurf für ein »Gesetz zum Schutz des ungeborenen Lebens und zur Hilfe bei Schwangerschaftskonflikten« vorbereitete.

In diesem Ausschuß arbeitete der als »Lebensschützer« bekannte Dr. Wolfgang Furch mit, Chefarzt der Gynäkologie im Kreiskrankenhaus in Bad Nauheim, Vizepräsident der Landesärztekammer Hessen und Präsident des Marburger Bundes. Neben diesen standespolitischen Posten hat er den Vorsitz der evangelikalen freikirchlichen Lebensrechtsbewegung Pro Vita inne und ist Mitglied der Juristenvereinigung Lebensrecht (JVL). Bei praktisch allen Gruppierungen der »Lebensschützer« ist er präsent: Er veröffentlicht häufig in der Zeitung der EÄA und referiert bei deren Kongressen, zuletzt 1990 in Dresden zum Thema »Auswirkungen der Abtreibungsfreigabe auf die ärztliche Standesethik«. Er sprach auf der Kundgebung der ALfA am 16.6.1990 in Bonn. 1986 trat er zusammen mit Dr. Ingeborg Rezlaff als Sachverständiger in Straßburg bei einer Anhörung auf: »Achtung des menschlichen Lebens in einer Zeit sich wandelnder Werte«, organisiert u.a. von Otto v. Habsburg und der Aktion Leben (Abtsteinach).

Vorsitzende des Ausschusses des Bundesärztetages für ein neues Abtreibungsgesetz ist Frau Dr. Ingeborg Rezlaff. Sie gilt in den Kreisen organisierter »Lebensschützer« eher als umstrittene Expertin, besonders seit sie mit Rita Süssmuth den »3. Weg« in die Diskussion gebracht hat. Zusammen mit Prof. Peter Petersen (Pro Vita) war sie 1979 aus dem Kuratorium der Pro Familia ausgetreten und hatte eine heftige öffentliche Polemik gegen erstmals eingerichtete Familienplanungszentren der Pro Familia, in denen auch Abbrüche durchgeführt wurden, begonnen. Sie ist Präsidentin der Landesärztekammer Schleswig Holstein und Mitglied in der Embryonenschutz-Kommission.

Der Ausschuß des Ärztetages konnte sich nicht auf einen gemeinsamen Vorschlag einigen. Das Mehrheitsvotum sieht ärztliche Indikationsstellung und Pflichtberatung durch geschulte ÄrztInnen und BeraterInnen vor, bei einer Notlagenindikation soll die Frau letztlich selbst entscheiden. Dieser Vorschlag wurde vom Ärztetag im Mai 1991 mit großer Mehrheit unterstützt, das »Ein-Mann«-(Furch)-Minderheitenvotum, das verschärfte Strafverfolgung und strenge staatliche Einschränkungen bei der ärztlichen Notlagenindikation fordert, wurde dagegen nicht ausdrücklich verworfen.

Zwar unterliegen die »Lebensschützer« mit ihren extremen Positionen meist in der Standesorganisation, dabei wird aber das Festhalten am Status quo oder eine weniger drastische Verschlechterung als »kleineres Übel« ausgegeben.

Bereits 1985 hatte der Präsident der Bundesärztekammer Dr. Karsten Vilmar eine Verschärfung des § 218 gefordert. Im Jahr zuvor war er beim Kongreß der EÄA als Festredner aufgetreten. Er sei »gegen nachsaugende Verhütung«, der § 218 ermögliche den Frauen »eine parasitäre Selbstverwirklichung auf Kosten des Lebens anderer, auf Kosten des Lebens Ungeborener«. Er wollte eine Kommission bei der Ärztekammer eingerichtet haben,

»bei der der Arzt, der die Indikation stellt, diese begründen und mit entsprechenden Befunden versehen muß, damit dort zwei oder drei Ärzte dazu Stellung nehmen können ... Damit ist auch der persönlichen Versuchung eines einzelnen ein Riegel vorgeschoben, vielleicht doch zu großzügig gewissen Ansinnen nachzukommen«.[12]

1986 wurde die entsprechende Beschlußvorlage des Vorstandes der Ärztekammer vom Ärztetag abgelehnt.

Einschüchterung der ÄrztInnen durch Prozesse

Die Prozesse und Urteile von Memmingen, Nürnberg und Neuwied, die ärztliche Indikationsstellungen erstmals einer gerichtlichen Nachprüfung unterworfen haben, bewirkten vor allem in Süddeutschland eine deutliche Einschüchterung der Ärzteschaft. Das Vorgehen der Justiz in Memmingen im Fall Dr. Theissen hatte deutlich gemacht, wie wenig das Arztgeheimnis gesichert ist und was die Justiz unter »Nachprüfbarkeit« versteht. Im Zuge der Ermittlungen wegen Steuerhinterziehung wurde die gesamte Patientinnenkartei des Gynäkologen beschlagnahmt. Noch lange nach der Verurteilung von Theissen wühlt das Memminger Gericht immer noch in der Patientinnenkartei. Ergebnis: drei Prozesse gegen überweisende Ärzte, zwei endeten mit Freispruch. Freigesprochen wurde ebenso eine türkische Bankangestellte, jedoch unter skandalösen Umständen: Sie hatte den Schwangerschaftsabbruch gar nicht von Dr. Theissen, sondern in der Türkei vornehmen lassen. Dennoch zog sich der Prozeß über eineinhalb Jahre hin, weil das Gericht in der Türkei nachforschte und die Aussagen des türkischen Arztes noch einmal von einem »Sachverständigen« überprüfen ließ.

Der über hundert Fragen umfassende Vernehmungsbogen des Richters Barner, mit dem er Zeuginnenaussagen vorbereitete, gibt eine Vorstellung davon, was wie »nachgeprüft« werden soll. Die »persönlichen Verhältnisse« werden bis in den letzten Winkel ausgeleuchtet:

»1 i) Schulden, Entstehungsgrund, mtl. Belastung aus Zins und Tilg.; 1 k) Vermögen, nähere Bezeichnung (Sparguthaben, Grundbesitz, Aktien u. a.), Betrag.

Auch der »Ehemann / Partner« ist detailliert zu belegen: »2 d) verheiratet seit, befreundet seit, zusammenwohnend seit, 2 e) Beruf, 2 f) Einkommen (soweit möglich, bitte Lohnbescheinigung beifügen); 2 g) Zustand der Ehe oder Partnerschaft, 2 h) Besteht Einverständnis mit der Verwertung der Scheidungsakten?«

Das gleiche Abfragen dann zum »Erzeuger (falls nicht identisch mit Ehemann oder Partner); e) Dauer der Beziehung von ... bis; g) Einkommen oder Vermögen. Hindernisse gegen Festigung der Beziehung. Einstellung zu dem zu erwartenden Kind.«

Von den Eltern wird zusätzlich der »Gesundheitszustand« und deren »Hausarzt« abgefragt.

Neben Angaben zum Arbeitgeber sollen unter den KollegInnen mögliche ZeugInnen benannt werden »bitte Name, Adresse und Telefon der Person mitteilen, die Ihr Vertrauen besitzt und ggf. geeignete Auskünfte erteilen kann.«

Am Schluß der krönende Zynismus: »Hat Polizei oder Justiz zur Herbeiführung einer Aussage bisher Druck ausgeübt? Wenn ja, in welcher Weise?«[13]

Ärzte und Ärztinnen, die gegen diese Verfahren öffentlich protestierten, wurden durch die EÄA massiv juristisch bedroht. Mit einer Dienstaufsichtsbeschwerde gegen den Präsidenten der Berliner Ärztekammer wollte sie die Solidarität mit Dr. Theissen verhindern. Sie forderten den Senator für Gesundheit und Soziales auf zu prüfen, »wieweit Herr Dr. Huber an diesen Massenliquidierungen beteiligt war und wie viele ungeborene deutsche Kinder er getötet hat«.[14] An der Auseinandersetzung waren Dr. Ernst, Dr. Götz, Dr. Häußler, Dr. Furch, und RA Philipp (JVL) beteiligt. Als der Präsident des Berufsverbands der Frauenärzte im Januar 1989 in der »Brigitte« die gerichtliche Überprüfbarkeit von Indikationsstellungen bezweifelte, bezichtigte Dr. E. Th. Mayer ihn in Briefen an Ministerien der »grob anstößigen Werbung für Ihre liberale Haltung in Sachen Schwangerschaftsabbruch« und der »Unkenntnis einschlägiger Bestimmungen der Berufsordnung für Ärzte Bayerns, der Bayerischen Verfassung, des Grundgesetzes und des Strafgesetzbuches«.[15]

Im Zuge der Verunsicherung der Ärzteschaft wollte das baden-württembergische Sozialministerium im Sommer 1990 eine Verschärfung der Notlagenindikation durchsetzen. Ein umfangreicher Katalog von »eigenen Ermittlungen« von ÄrztInnen im sozialen Umfeld der

Schwangeren sollte als mehr oder weniger verbindlicher Orientierungsrahmen in »Handreichungen für Ärzte und Beratungsstellen« aufgestellt werden. Es genüge nicht, sich allein auf die von der Frau vorgebrachten und damit subjektiven Einschätzungen zu verlassen. Alle möglichen Lebensumstände wurden aufgeführt, die eine Notlagenindikation angeblich ausschlössen und damit zur Strafbarkeit des Arztes führen. Die Landesärztekammer lehnte das Papier »in der vorliegenden Form« ab, das Sozialministerium behauptete, es sei nur ein interner Vorentwurf gewesen.

Die Angst der Ärzteschaft vor möglichen Abtreibungs-Strafprozessen stand auch hinter der Ablehnung des Rönsch-Entwurfs durch den Bundesärztetag im Mai 1991. Nach dem damaligen Vorschlag der Familienministerin sollte allein der abbrechende Arzt entscheiden, ob eine Notlage vorliegt. Sie wollte damit den betroffenen Frauen »den Zwang abnehmen, in einer schwierigen Lage entscheiden zu müssen«! Der Präsident des konservativen Hartmannbundes, Hans-Jürgen Thomas, wies den Vorschlag als »faules Ei« zurück: Frauen, die im nachhinein eine Abtreibung bedauerten, dürften nicht die Möglichkeit des »Nachkartens« zum Nachteil der Ärzte erhalten.[16] Seine Kritik richtet sich mit keinem Wort gegen die Entmündigung der Frau. Im Gegenteil, den Frauen unterstellt er letztlich vor und nach dem Abbruch Entscheidungsunfähigkeit.

ÄrztInnen als Multiplikatoren

Weil in der Regel FrauenärztInnen die erste Anlaufstelle für ungewollt schwangere Frauen sind, versuchen »Lebensschützer« vor allem dort ihr Propagandamaterial anzubringen. Sie stellen ihre Tätigkeit als reine »Informations- und Aufklärungsarbeit« dar, so als ginge es ihnen nur um die Verbreitung rein wissenschaftlicher Fakten und neuester biologischer Erkenntnisse. Sie vermeiden es, auf den ersten Blick als ideologische Abtreibungsgegner erkannt zu werden. Fast wie ein nüchterner Frage- oder Anamnesebogen sieht ein solches Blatt der EÄA aus, die sonst mit blutigen Bilder und polemischen Mordvorwürfen nicht spart: »Bevor Sie eine Abtreibung erwägen ... sollten Sie sich folgende Fragen stellen.« Auf der Rückseite: »Die häufigsten körperlichen und seelischen Schäden durch eine Abtreibung sind folgende«, 25 einzelne Punkte werden dann aufgezählt, darunter »Durchstoßen der Gebärmutter«, »Infektionen«, »dauernde Unfruchtbarkeit«, »Embolie« und jede Menge psychische Folgen (vergl. Kap. 5.1). Die »Lebensschützer« nutzen dabei die Angst vor einem operativen Eingriff, der wie jede Operation mit einem gewissen Risiko behaftet ist. Jede einzelne dieser Folgen mag tatsächlich einmal aufgetreten sein, besonders unter den Bedingungen der Illegalität, wo Frauen bei Komplikationen nicht rechtzeitig ärztliche Hilfe suchen. Über deren

Wahrscheinlichkeit unter den heutigen medizinischen Standards sagt diese Horrorliste nichts aus.

Offenbar hoffen die Vertreiber solcher Materialien darauf, daß sie ohne weitere Prüfung ausgelegt werden. Das erreichen »Lebensschützer« oft mit der Hochglanzbroschüre des Familienministerium über die pränatale Entwicklung. Sie erscheint neutral, weil sie praktisch kein Wort über Schwangerschaftsabbruch enthält, bis auf einen Stempel mit dem Hinweise auf eine örtliche »Lebensschutz«-Gruppe oder ein »Haus für in Not geratene Frauen«. Der Vorsitzende eines »Hauses für das Leben« in Landshut, Dr. Manfred Krätschmar, hat 1979 sogar beim Deutschen Ärztetag erreicht, daß solche Häuser unterstützt werden, in denen Frauen bis kurz nach der diskreten Entbindung wohnen können.

»Lebensschützer«-Gruppen gelingt es auch immer wieder, sich gegenüber ÄrztInnen als »Beratungsstelle« auszugeben, und diese verweisen, wissentlich oder aus Unkenntnis, abbruchwillige Frauen an solche »Privat-Initiativen« anstatt an eine anerkannte Beratungsstelle. Das evangelikale »Weiße Kreuz« unterhält seit Jahren in Kassel eine staatlich anerkannte Beratungsstelle. Das Ziel etlicher »Lebensschützer«-Organisationen ist die staatliche finanzielle Förderung, gelungen ist dies bereits der CDL in Sachsen mit drei Beratungsstellen.

In Wartezimmern praktischer ÄrztInnen und ZahnärztInnen findet man oft die Illustrierte »Weltbild«. Sie ist herausgegeben »im Auftrag der Deutschen Bischöfe« und kommt kostenlos und unaufgefordert alle zwei Wochen in die Praxis. In jeder Nummer ist ein längerer Artikel gegen Schwangerschaftsabbruch. Wenige Tage vor dem Golfkrieg titelte das »Weltbild«: »Abtreibungskampagne – Der Krieg gegen das Kind«.

Das besondere Arzt-Patientin-Verhältnis

Die lange Geschichte des Abtreibungsverbots, das Prüf- und Berechtigungsverfahren vor mehreren Instanzen und die Vorlage einer Beratungs-Bescheinigung führten dazu, daß im allgemeinen ein Schwangerschaftsabbruch in der Ärzteschaft nicht als normale Tätigkeit aufgefaßt wird. Frauen sollen sich beim Schwangerschaftsabbruch nicht als normale Patientinnen fühlen, die ärztliche Hilfe in Anspruch nehmen, sondern als Bittstellerinnen. Auf der anderen Seite wird ärztliches Vertrauen gegenüber Angaben der Patientin mit Strafe bedroht, objektive Überprüfung ihrer Angaben wird verlangt.

Auf die Tätigkeit von ÄrztInnen kann bei den meisten Abbruchmethoden heute nicht verzichtet werden. Die Entwicklung und Einführung von Abbruchmethoden, die außerhalb der ärztlichen Mitwirkung und Kontrolle liegen, wie dies tendenziell bei der sog. Abtreibungspille RU 486 der Fall ist, wird von den »Lebensschützern« deshalb mit besonderer Heftigkeit bekämpft.

Aber auch das Angebot möglichst guter ärztlicher Leistungen ist offenbar nicht selbstverständlich. Während Kliniken sich ansonsten gerne modernster medizinischer Technik und kurzer Verweildauer rühmen, gehören beim Schwangerschaftsabbruch veraltete Methoden, mehrtägiger stationärer Aufenthalt, meist nicht medizinisch begründet, zum demütigenden Behandlungsprogramm.

Die normale ärztliche Aufklärungspflicht über Risiken, wie vor jedem operativen Eingriff, wird von manchen ÄrztInnen zusätzlich zur moralischen Verunsicherung der Frauen benutzt. Im Vergleich dazu: Auch bei Geburten sind in der Regel ÄrztInnen zumindest zeitweise tätig. Trotzdem wird die Geburts-»Hilfe« nicht mit »Gnadenerweis« assoziiert, sondern mit einer qualifizierten medizinischen »Dienstleistung«. Anders beim Schwangerschaftsabbruch. Da wird Frauen das Gefühl der totalen Abhängigkeit von den ÄrztInnen vermittelt, aber weniger von deren Können als von ihrem Wollen. Jede weitere Illegalisierung des Schwangerschaftsabbruchs verstärkt diese Tendenzen.

Anmerkungen

1 Süddeutsche Zeitung vom 21.3.91

2 Ulmer Denkschrift zur Frage der Geburtenbeschränkung; abgedruckt in: Dt. Ärzteblatt – Ärztliche Mitteilungen, 63 (1965), S. 2138–2141, Sonderdruck

3 Tat, 4.11.72, zitiert nach Braunzone, zwischen CDU/CSU und Neonazis, Hrsg. Antifa-Kommission des KB 1980, S. 88

4 abgedruckt in: »Alarm um die Abtreibung Teil 2«, Hg. EÄA, 1980 Hänssler-Verlag, S. 11–40, Zitat S. 36

5 abgedruckt in: »Alarm...« S. 291–294

6 Ernst, Siegfried und Götz, Georg: Warum Informationsblatt »Medizin und Ideologie«? in M & I, Juni 1979 S.1–3, zitiert nach: Rau, Wolfgang: Konservativer Widerstand und soziale Bewegung, Problemverständnis und Weltauslegung von Lebensrechtsgruppen, Europäische Hochschulschriften Reihe XXII, Soziologie Bd. 111. o. J. S. 197

7 Ulmer Denkschrift a. a. O., S. 2141

8 nach Walter Wuttke: »Neues – altes Denken in der bundesdeutschen Medizin?!«, Referat auf einer Tagung der Evangelischen Akademie Tutzing, dokumentiert in »Blick nach rechts« 15–20, 1988

9 Vergl. Arbeiterkampf Nr. 219 vom 22. März 1982

10 Beschwerde gegen den Beschluß des Landgerichts Ulm auf vorläufige Einstellung des Strafverfahrens gegen Dr. med S. Ernst, Ulm wegen angebliche Beleidigung des DGB (AZ: 2 Cs 2119/79 v. 15.5.81), zitiert nach Rau S. 198

11 dokumentiert in M & I Juni 90

12 Alle Vilmar-Zitate aus einem Interview in »medizin heute« 11/85
13 Der vollständige Fragebogen ist abgedruckt in »Memmingen – Abtreibungen vor Gericht«, bearbeitet von Elke Kügler, 1989 S. 107
14 Huber hat eine Zeitlang in Holland gearbeitet
15 Dokumentiert in M & I April 89
16 FR 30. 4. 91

2.2 Hexenjäger in schwarzen und roten Roben: Juristen-Vereinigung Lebensrechte e.V. (JVL)

Der zweite Berufsstand, der das Thema Schwangerschaftsabbruch in unerträglicher Weise ideologisch besetzt hält, ist die Justiz. Im Unterschied zur Tätigkeit von ÄrztInnen könnte bei der praktischen Durchführung von Schwangerschaftsabbrüchen auf Richter, Staatsanwälte und Juristen verzichtet werden.

In der öffentlichen Diskussion um den § 218 spielt die Justiz erst seit den spektakulären Prozessen von Memmingen wieder eine größere Rolle. Doch tatsächlich sind organisierte »Lebensschützer« bei dem, was beschönigend »Strafrechtspflege« genannt wird, seit langem im Hintergrund aktiv. Es gibt kaum ein juristisches Fachgebiet, in dem »Lebensschützer« nicht schon Urteile in Zusammenhang mit Schwangerschaftsabbrüchen erwirkt hätten. Das gilt für Familien- wie Sozialgerichte, bis hin zu Arbeitsgerichten.

Juristen-Vereinigung Lebensrecht...

Erst verhältnismäßig spät wurde 1984 die Juristen-Vereinigung Lebensrecht e.V. (JVL) gegründet, die zur Koordination der juristischen Bemühungen um eine Verschärfung des § 218 beitragen soll. § 2 der Satzung besagt über den Zweck der JVL:

»(1) Der Verein sorgt sich um Menschenwürde und Menschenrechte Ungeborener und Schwangerer und bemüht sich auf der Grundlage der Gleichwertigkeit geborenen und ungeborenen Lebens um einen gerechten Ausgleich bei Konflikten. (2) In diesem Rahmen widmet sich der Verein insbesondere folgenden Aufgaben: a) Sammlung und wissenschaftliche Auswertung aller einschlägigen Daten b) Anregung und Förderung wissenschaftlicher Publikationen c) Verbesserung des deutschen und europäischen Rechts durch wissenschaftlich fundierte Reformvorschläge d) Information der Öffentlichkeit über den Stand des rechtlichen und sozialen Lebensschutzes in der Bundesrepublik Deutschland sowie Hinweise auf Rechtsmißbräuche e) Vermittlung und Gewährung von Rechtsbeistand bei Notlagen unter Beachtung des Rechtsberatungsmißbrauchsgesetzes.«

Die Sorge um Menschenwürde und Menschenrechte Schwangerer taucht außerhalb der zitierten Satzung in den Publikationen der JVL nicht wieder auf. Am 7.3.1986 wurde die JVL vom Finanzamt Köln als »gemeinnützigen Zwecken dienend« anerkannt.

... ein elitärer Zusammenschluß von Rechts-Kapazitäten

Gründungsmitglieder am 8.6.1984 waren u.a.

– Prof. Dr. Günter Dürig, Tübingen, Grundgesetzkommentator

– Dr. Heinrich Vigano, Präsident der Rechtsanwaltskammer Köln und Ehrenpräsident der Bundesrechtsanwaltskammer (verstorben)

– Prof. Dr. Gerhard Müller, Kassel, ehemaliger Präsident des Bundesarbeitsgerichts

– Prof. Dr. Dr. Friedrich Wilhelm Bosch, Familienrechtler

– Dr. Hermann Maassen, Bonn, Rechtsanwalt und Staatssekretär a.D., mit E. Dreher Begründer des »Lackner«, Kommentar zum StGB

– Prof. Dr. Wolfgang Rüfner, Prof. für öffentliches und Kirchenrecht, Universität Köln

– Prof. Dr. Karl Lackner, Strafrechtskommentator, Heidelberg

– Prof. Dr. Herbert Tröndle, Autor des in der Praxis meistbenutzten Strafrechtskommentars, ehemaliger Präsident des Landgerichts Waldshut-Tiengen, 1985 Großes Verdienstkreuz

– Prof. Dr. Willi Geiger, ehemaliger Bundesverfassungsrichter

– Dr. Werner Esser, Notar, Sekretär der JVL, der 1984 das Sorgerecht eines Vaters über »seinen Embryo« beim Vormundschaftsgericht erstritten hat

– Dr. Wolfgang Philipp, Mannheimer Rechtsanwalt, der die spektakuläre Klage gegen die Kassenfinanzierung von Schwangerschaftsabbrüchen bis vors Bundesverfassungsgericht vertreten hat

– Prof. Dr. Dr. Adolf Laufs, Präsident der Deutschen Gesellschaft für Medizinrecht, Tübingen

– Alexander Papsthart, Bamberg, Vorsitzende Richter am OLG; für ihn ist Schwangerschaftsabbruch »pränatale Kindstötung«.

Von derartigem »Kaliber« sind noch zahlreiche der später hinzugetretenen Mitglieder, im Mai 1990 waren es 667, darunter weniger als ein Viertel Frauen. Die Mitgliederzahl der JVL erscheint gegenüber anderen »Lebensschutz«-Organisationen als relativ gering. Betrachtet frau allerdings, wer dort Mitglied ist, so wird deutlich, daß in der JVL praktisch die gesamte »Elite« der deutschen Straf- und sonstigen Rechtswissenschaft – zumindest die als solche angesehene – organisiert ist. Neben den vielen Professoren und Bundesrichtern gibt es in der JVL StaatsanwältInnen, unterinstanzliche RichterInnen, besonders im straf- und verwaltungsgerichtlichen Bereich sowie Rechtsanwälte und Notare.

Die Juristen machen insgesamt 64 Prozent der Mitglieder aus. Außerdem sind sehr viele Medizin-Professoren und Chefärzte vertreten (12 Prozent), etliche Theologen, Philologen und Publizisten sowie Ministerialräte und höhere Regierungsbeamte; unter den JurastudentInnen rekrutiert die JVL ihren Nachwuchs (etwa 30 Prozent der Mitglieder). Der Mitgliedsbeitrag ist mit mindestens 50 DM im Jahr (für Studenten 20 DM) vergleichsweise hoch.

Eine wahrhaft honorige Gesellschaft. So akademisch abgehoben und gutsituiert sind allerdings die wenigsten der Millionen Frauen, denen die JVL mit der Durchsetzung ihrer rigiden Ideologie in Gesetzgebung, Rechtsprechung und öffentlicher Diskussion das Leben schwer macht.

Die JVL veranstaltet jährlich eine Tagung mit akademisch interdisziplinärem Charakter. Im Unterschied zu Kongressen der EÄA treten bei der JVL als RednerInnen keine Politiker auf. Bei der Tagung im Mai 1991 in Würzburg bezeichnete die JVL alle vorliegenden Gesetzentwürfe für eine Fristenregelung (einschließlich des so interpretierten »3. Wegs« von Süssmuth) als »verfassungswidrig«. »Schlimmer als diese Mängel sei aber die praktisch vollständige Untätigkeit der Justiz bei der Verfolgung strafwürdiger Abtreibungen«, faßte Rainer Beckmann (JVL und CDL) für die katholische Tagespost und Die Welt zusammen[1] – einmal Memmingen ist für sie noch keinmal Memmingen. Der Vorsitzende der JVL, Bernward Büchner, Vorsitzender Richter am Verwaltungsgericht Freiburg, forderte die Kirchen auf, ihre Beratungstätigkeit nicht »als Instrument für die Rechtfertigung der Tötung ungeborener Kinder mißbrauchen zu lassen«.[2]

1990 referierten bei der Tagung die evangelikale Elisabeth Motschmann über das moderne Frauenbild (vergl. Kap. 5.1), Karel F. Gunning als Präsident der Word Federation of Doctors (vergl. Kap. 6.2) und Adolf Laufs zur Pränatalen Diagnostik (vergl. Kap. 7.3). In den Jahren zuvor sprachen Hubertus von Voss, (später Gründer des Liberalen Gesprächskreises Lebensrecht in der FDP, vergl. Kap. 3.1), Christa Meves (vergl. Kap. 1.4), der Philosoph Robert Spaemann, Peter Petersen (vergl. Kap. 5.1 und 5.3), Hermann Hepp (vergl. Kap. 4.2), sowie mehrere Opus Dei (vergl. Kap. 1.1) nahe Referenten wie Prof. Nikolaus Lobkowicz (Präsident der katholischen Universität Eichstätt), Dr. Winfried Kluth (Pressereferent und Manager der Informationsbüros von Opus Dei in Köln), Prof. Manfred Spieker (Prof. für christliche Sozialwissenschaft an der Universität Osnabrück) und Prof. Günther Pöltner, Wien.

Die Tagungen werden auch in der »Juristischen Schulung«, der meistbenutzten Zeitschrift für die juristische Ausbildung, angekündigt. Hier wirbt die JVL auch für Mitgliedschaften.

Die Tagungsbeiträge werden in der »Schriftenreihe der Juristen-Vereinigung Lebensrecht e. V. zu Köln« veröffentlicht. Die Schriftenreihe ist über normale Buchhandlungen nicht erhältlich. Es ist unter den JVL-Mitgliedern trotzdem üblich, in ihren zahlreichen Publikationen in der juristischen Fach- und Ausbildungspresse aus der JVL-Schriftenreihe zu zitieren. Damit versuchen sie den Eindruck zu erwecken, es handle sich bei der JVL-Schriftenreihe um eine juristisch-wissenschaftliche Fachpublikation. Außerdem ist man/frau gezwungen, sich an die JVL direkt zu wenden, will man die zitierten Texte im Original nachlesen.

Außer einem Pressedienst und unregelmäßigen Rundschreiben hat die JVL kein theoretisches Organ, das etwa mit der »Medizin und Ideologie« der EÄA vergleichbar wäre. Sie gibt auch keine Flugblätter oder »Informationsblätter« wie andere »Lebensschutz«-Organisationen heraus. Eine sehr große Zahl ihrer Mitglieder veröffentlicht in juristischen Fachblättern, Gesetzeskommentaren und großen bürgerlich-konservativen Zeitungen, wie FAZ und Die Welt, in Brückenorganen zum rechtsradikalen Spektrum wie MUT (Tröndle 9/89, v. Hippel 7/88) und in »Lebensschützer«-Zeitungen wie Christ und Zukunft (Phillip) und M & I (Papsthart).

Zum zentralen Thema der JVL: »Argumente und Argumentation gegen die Rechtfertigungsthese zum § 218 a StGB«, führt Werner Esser in der Schriftenreihe der JVL regelmäßig Literaturnachweise. Zur Erläuterung: In § 218 a sind die Indikationen, also die Ausnahmen vom Abtreibungsverbot geregelt. Es kommt den »Lebensschützern« nicht nur darauf an, die Indikationen (besonders die der »allgemeinen Notlage«) zu beseitigen oder hilfsweise auf eng begrenzte Fälle einzuschränken, sondern es geht ihnen auch um die Frage, ob die Indikation gemäß § 218 a StGB Rechtfertigungs-, Entschuldigungs- oder nur ein Straflosigkeitsgrund ist.

Liegt ein Rechtfertigungsgrund vor, so wurde das Delikt zwar begangen, die Täterin hat aber nicht rechtswidrig gehandelt. Liegt ein Entschuldigungsgrund vor, dann ist die Tat rechtswidrig, aber nicht schuldhaft begangen. Damit entfällt die Strafe, jedoch nicht die Rechtswidrigkeit. Liegt dagegen nur ein Straflosigkeitsgrund vor, so hat der Täter – die Täterin – rechtswidrig und schuldhaft gehandelt, wird aber dennoch nicht bestraft.

Was juristischen LaiInnen als rechtsdogmatische Hirnverwindung anmutet, hat durchaus praktische Relevanz: Es geht um die Krankenkassenfinanzierung und die Lohnfortzahlung für »nicht rechtswidrigen Abbruch der Schwangerschaft«, die mit der Reform des § 218 eingeführt wurden. Wäre der Abbruch rechtswidrig, dann müßten Frauen künftig sowohl den Abbruch selbst zahlen als auch auf Lohnfortzahlung verzichten. Seit 1976 zwingt die »Lebensschützer«-JVL-Clique alle möglichen Gerichte dazu, sich mit dieser Frage zu beschäftigen.

Rechtliche Darstellung des § 218 – Meinungsmonopol der »Lebensschützer«

Fatalerweise beherrscht die JVL beziehungsweise ihre Mitglieder die juristische Ausbildungsliteratur zum Thema § 218 fast ausnahmslos, die sonstige Fachliteratur ganz überwiegend.

Zunächst ist da der »Dreher-Tröndle«-Kommentar zum Strafgesetzbuch, 1991 in der 45. Auflage erschienen. Er ist der sogenannte

Praktiker-Kommentar, der StGB-Standardkommentar bei Gerichten, Staatsanwälten und Rechtsanwälten. Die meisten BenutzerInnen sind sich wohl nicht bewußt, daß sie dort auf eine völlig einseitige und absolute Hardliner-Rechtsdarstellung stoßen. Tröndle war seit 1956 als Mitarbeiter im Bundesjustizministerium an der Nachkriegs-Strafrechtsreform und in der »Großen Strafrechtskommission« beteiligt, die einen »extrem reaktionären« Strafgesetzentwurf erarbeitete.[3]

Tröndle kreierte in seinem Kommentar eine Rechtslage zum § 218, die durch den Wortlaut des Gesetzes nicht mehr gedeckt ist. Danach müsse der abbrechende Arzt die gestellte Indikation erneut prüfen. Gerichte arbeiten prompt mit Tröndles Auslegung. Der Frauenarzt Peselli (Nürnberg 1987) wurde deswegen verurteilt, weil er Abbrüche ausgeführt hat, für die ihm zwar Indikationsbescheinigungen vorlagen, bei denen er aber nicht selber ein zweites Mal das Vorliegen der Indikationssituation nachgeprüft hatte.[4] Nach der gesetzlichen Regelung hat er sich in diesem Punkt nicht strafbar gemacht – verurteilt wurde er trotzdem.

1987 befaßte sich das Februarheft der JURA, speziell für die juristische Ausbildung gedacht, »vorwiegend mit Beiträgen zur Frage des Schutzes des ungeborenen Lebens«; es ging also schon nicht mehr um Schwangerschaftsabbruch. Geschrieben waren die Beiträge nahezu ausschließlich von der JVL-Elite: Stürner, Geiger, Tröndle und Philipp. Vielfach sind sie direkt aus der JVL-Schriftenreihe übernommen. Eigentlich sollte es selbstverständlich sein, daß bei der Darstellung eines rechtlichen Problems alle vertretenen Sichtweisen gleichrangig gewürdigt werden – dies wird auch von den in der Ausbildung befindlichen Juristen verlangt. Daß dies bei § 218 ff. nicht so gehandhabt wird, liegt nicht am Mangel an anderen Positionen zum Thema Schwangerschaftsabbruch,[5] sondern an der Macht der organisierten »Lebensschützer« in den juristischen Fachblättern und Fakultäten.

»Die JVL leistet wissenschaftliche Vorarbeit für eine verfassungskonforme, wirklich humane Reform des Gesetzesrechts. Sie fördert wissenschaftliche Publikationen.«[6]

Diese Selbstdarstellung stimmt nur zu gut. Häufig sind JVL-Mitglieder Herausgeber von wichtigen juristischen Zeitschriften: Harro Otto für die JURA, Friedrich Wilhelm Bosch ist seit Jahren Schriftleiter und Herausgeber der Zeitschrift für das gesamte Familienrecht (FamRZ), Rolf Stürner ist Mitherausgeber der Juristischen Zeitung (JZ), die Schriftleitung der Zeitschrift Medizinrecht (MedR) wird allein von Helmut Narr und Adolf Laufs, beide JVL, betrieben. Die MedR ist auch von den in ihr vertretenen Autoren fest in »Lebensschützer«-Hand, unter anderem Hermann Hepp und Hans-Dieter Hiersche.

»Namhafte Verfassungsrechtler und Strafrechtslehrer«[7] sind Mitglied in der JVL: Eduard Dreher, Hans-Heinrich Jeschek, Harro Otto, Eike von Hippel, Rolf Stürner.

In den obersten Instanzen aller Gerichte sitzen JVL-Mitglieder:
– Bundesverfassungsrichter (einige schon a. D.): Hans Joachim Faller, Ernst Träger, Ernst Wolfgang Böckenförde, Willi Geiger;
– Bundesarbeitsgericht: Gerhard Müller, Waldemar Röhsler, Walter Seidensticker, Gisela Michels-Holl;
– Bundesgerichtshof: Reinhard Granderath, Günther Willms;
– Bundessozialgericht: Helmut Friedrichs, Wolfgang Meyer.

Dr. Wolfgang Meyer legte bereits 1981 als Richter am Sozialgericht Dortmund dem Bundesverfassungsgericht den Antrag vor zu entscheiden, ob die Krankenkassenfinanzierung von nicht medizinisch-indizierten Schwangerschaftsabbrüchen mit dem Grundgesetz vereinbar sei (ausführlich unter: Krankenkassenfinanzierung). Seine steile Karriere führte über das Landessozialgericht 1986 ans Bundessozialgericht. Möglicherweise bekommt er dort noch einmal die Gelegenheit, über die Krankenkassenfinanzierung zu entscheiden.

Mitglied der JVL sind seit Januar 1987 die Landwirtschaftliche Alterskasse und die Landwirtschaftliche Krankenkasse, Würzburg; beide sind Körperschaften des öffentlichen Rechts. Ob die BeitragszahlerInnen vorher gefragt wurden, erscheint zweifelhaft. Beide Kassen lehnen Leistungen bei nicht medizinisch-indizierten Schwangerschaftsabbrüchen ab.

Folgende höhere Beamte und Funktionsträgern sind JVL-Mitglieder:
– Karl Lenzen, Regierungsdirektor im Bundesministerium der Justiz
– Bruno Heck, CDU, war früher Bundesminister und hat 1975 für die Neuregelung des § 218 noch rechts neben einem bereits vorhandenen CDU/CSU-Vorschlag zusammen mit anderen Abgeordneten eine besonders enge Indikationsregelung vorgeschlagen
– Anselm Schneider, leitender Ministerialrat im Ministerium für Wissenschaft und Forschung, Nordrhein-Westfalen
– Norbert Nothhelfer, Regierungspräsident in Freiburg
– Hilbert Kraus, Leitender Regierungsdirektor bei der Oberfinanzdirektion Frankfurt
– Otto Döpper, Regierungsdirektor beim Bundesverwaltungsamt
– Bernhard Wütz, Landrat, Waldshut-Tiengen,
– Robert Maus, Landrat in Konstanz und MdL in Baden-Württemberg
– Alfons Bobbert, Ministerialdirigent im Bundeskanzleramt
– Volker Allgoewer, Leitender Geschäftsführer der IHK Esslingen
– August Otten, Geschäftsführer des Arbeitgeberverbandes, Lüdenscheid

Außerdem sind sehr viele führende Persönlichkeiten anderer »Lebensschutz«-Organisationen Mitglied der JVL:
– Siegfried Ernst, Vorsitzender der EÄA, Ulm

– Ernst Blechschmidt, EÄA und Weißes Kreuz
– Jochen Beukers, Vorstandsmitglied in ALfA und CDL
– Die Mitherausgeber der Buches von Paul Hoffacker: Fietz, Steinschulte, Brinsa
– Wolfgang Furch, Pro Vita, Kassel-Velmar
– Rainer Beckmann, Vorstandsmitglied der CDL, journalistische Speerspitze der »Lebensschützer«, Hauptautor des Buches »Abtreibung in der Diskussion« 1991
– Johanna Gräfin von Westphalen, CDL-Vorsitzende
– Artur Neupert, Zentrum, Kontaktadresse für die Zweigstelle Norddeutschland der Vereinigung europäischer Bürgerinitiativen zum Schutz der Menschenwürde
– Ursula Zöller, Neue Bildpost und Aktion Leben
– Josef Müller, Vorsitzender der Bewegung »Rettet das ungeborene Leben«
– Hans-Gerhardt Noll, Christliche Liga und Pro Conscientia.

Experten nicht nur für »Lebensschutz« – auch für Todesstrafe und Deutschtum

Willi Geiger, Jahrgang 1909, Gründungsmitglied und Vorsitzender des Wissenschaftlichen Rates der JVL, war von 1951 an 23 Jahre lang Richter am Bundesverfassungsgericht in Karlsruhe.

Zehn Jahre zuvor war er in Bamberg tätig, als Staatsanwalt am NS-Sondergericht Bamberg. In der Zeit von 1941–1943 hat Geiger mindestens fünf Todesurteile erwirkt, unter anderem gegen einen 18jährigen Polen als »Volksschädling«[8] wegen einer Liebschaft mit einem deutschen Mädchen; für Intimitäten zwischen einer jungen Bauerswitwe und einem belgischen Kriegsgefangenen verurteilte er die Frau zu 18 Monaten Zuchthaus, einen fast 60jährigen Kaufmann wegen Hitlerbeschimpfung zu drei Jahren Zuchthaus.[9] Seine Dissertation schrieb Geiger 1940 über »Die Rechtsstellung des Schriftleiters«, in der er die Position entwickelt, daß als Journalist untragbar sei, wer »sich in seiner beruflichen oder politischen Betätigung als Schädling an Volk und Staat erwiesen« habe, insbesondere durch frühere »Tätigkeit für die marxistische Presse«.[10]

»Die Vorschrift, daß ein Schriftleiter grundsätzlich arischer Abstammung sein müsse, hat mit einem Schlag den übermächtigen, volksschädigenden und kulturzersetzenden Einfluß der jüdischen Rasse auf dem Gebiet der Presse beseitigt«.[11]

Als ausgewiesener Experte für Berufsverbote wirkte Geiger als Bundesverfassungsrichter bei der »Radikalen-Entscheidung« mit, in der Berufsverbote für den Öffentlichen Dienst für rechtmäßig erklärt wurden. Im Urteil von 1975 schreibt er, die politische Treuepflicht des Beamten fordere mehr als eine uninteressierte, kühle, innerlich distanzierte Haltung; vielmehr verlange sie, daß ein Beamter »sich in dem Staat, dem er dienen soll, zu Hause fühlt – jetzt und jederzeit«.[12]

Am Urteil des BVerfG, das 1975 die Fristenregelung des § 218 als verfassungswidrig kennzeichnete, war Geiger nicht selbst beteiligt, obwohl er »bis zum Ende seiner Amtszeit die Rechtsprechung des Bundesverfassungsgerichts entscheidend mitprägen konnte«.[13] Für ihn ist ein Schwangerschaftsabbruch die »vorsätzliche und direkte Tötung eines Unschuldigen«.[14] Er fordert (ähnlich wie Hoffacker) eine Beratungskommission, bestehend aus einem Jurist, Arzt und Psychologen, keine Kassenfinanzierung und einen gerichtlichen Beauftragten für die Interessen des Ungeborenen.

Seit den fünfziger Jahren war Geiger in der katholischen Laienbewegung tätig, 1966 wurde er Mitglied im Präsidium des Katholikentages. Als Bundesverfassungsrichter entschied er gegen die Mitbestimmungsrechte von Beschäftigten in kirchlichen Betrieben.

Zu seinem 75. Geburtstag lobte ihn die rechtsextreme Deutsche National Zeitung als einen »Richter der alten Schule«, der »in vorbildlicher Weise dem Rechtsstaat diente«.[15]

Eduard Dreher, Jahrgang 1907, seit Januar 1985 JVL-Mitglied, hat an entscheidender Stelle das bundesdeutsche Strafrecht mitgeprägt: Seit 1951 zunächst als Oberregierungsrat, zuletzt als Ministerialdirigent im Bundesministerium der Justiz, in dem er als Strafrechtsreferent bis 1969 alle Strafgesetze formulierte – auch das »Einführungsgesetz zum Ordnungswidrigkeitengesetz«, das es ermöglichte, daß Nazi-Morde auf einen Schlag vorzeitig verjährt waren.[16] Er war Mitglied in zentralen Ausschüssen und Generalreferent (quasi Vorsitzender) der »Großen Strafrechtskommission«. Als Autor des »Dreher«, des meistbenutzten StGB-Handkommentars (weitergeführt von Tröndle), kommentierte er seine Gesetzestexte und wurde insgesamt zum »einflußreichsten Mann der Nachkriegs-Strafrechtsentwicklung«.[17]

Strafe müsse sein. Als »Einwirkung auf das Einzelindividuum, das seine Sozialgefährlichkeit erwiesen hat«, sei sie »unentbehrlich«. Das könne auch für die Todesstrafe gelten, »in Kriegen« »oder sonstigen Notlagen des Staates«. Die »Beseitigung des Verbrechers« bedeute den »Schutz des Volkes vor neuen Verbrechen des Verurteilten in der denkbar sichersten Form«.[18]

Noch 1972 sinnierte Dreher über das »Für und Wider« der Todesstrafe, Abwägungen, die er 30 Jahre zuvor nicht so grundsätzlich anstellte. Als Staatsanwalt an einem Innsbrucker Sondergericht stellte er selbst wegen Bagatellen Anträge auf Todesstrafe und verfolgte sie mit unglaublicher Verbissenheit:

Karoline H.: Die 41jährige Fabrikarbeiterin wurde am 15.4.1942 vom Sondergericht Innsbruck zu 15 Jahren Zuchthaus verurteilt, weil sie Lebensmittel und Kleiderkarten geschoben hatte. Staatsanwalt Dreher hatte aber die Todesstrafe gefordert. Auf Antrag seiner

Behörde (StA) wurde das Urteil vom Reichsgericht kassiert und das Verfahren wiederholt. Dreher forderte wieder die Todesstrafe, Karoline H. wurde aber wieder »nur« zu 15 Jahren Arbeitshaus verurteilt.

Josef K.: Der 57Jährige hatte ein Fahrrad und etwas Speck gestohlen und sich anschließend gegen seine Festnahme gewehrt. Dreher beantragte Todesstrafe. Das Sondergericht folgte dem Antrag. Der Gauleiter von Innsbruck wandte sich gegen diese Todesstrafe: »Die Vollstreckung des Todesurteils würde in der Bevölkerung ohne Zweifel als viel zu weitgehend empfunden werden.« Sogar im Reichsjustizministerium fand man die Beantragung des Todesurteils »unbegreiflich«. K. wurde letztlich zu 8 Jahren Zuchthaus verurteilt.[19]

In mehreren Fällen wurde die von Dreher beantragte Todesstrafe vollstreckt, nachdem Dreher als Generalstaatsanwalt das Gnadengesuch abgelehnt hatte. Dreher kann sich nicht darauf berufen, auf Befehl oder gar auf Druck der Gestapo hin für den staatlichen Terror instrumentalisiert worden zu sein. Dreher heute: »Strafrecht hat durch und durch mit Moral zu tun.«[20]

Wolfgang Philipp, Rechtsanwalt in Mannheim und Gründungsmitglied der JVL, hat schon seit Anfang der 80er Jahre in den Zeitungen der Bewegung für das Leben und der Europäischen Ärzteaktion gegen Schwangerschaftsabbruch und die Kassenfinanzierung gewettert und entsprechend Klagen vor Gericht vertreten. Für ihn ist die »Abtreibung als öffentlich-rechtliche Kassenleistung – eine zentrale Frage des Rechtsstaates«.[21]

Mit derselben Verbissenheit bekämpft Philipp das im Grundgesetz verankerte Asylrecht. In der renommierten Neuen Juristischen Wochenschrift vom 26. 8. 1981 stellte er dessen angebliche Verfassungswidrigkeit heraus:

»Kein Verfassungsgeber hat das Recht, durch zwingende Verfassungsvorschriften spätere Generationen dahin zu binden, daß Ausländer zahlenmäßig unbeschränkt in das eigene Territorium einwandern und ›Landnahme‹ betreiben dürfen, ohne daß der jeweils frei gewählte Gesetzgeber hier regulierend eingreifen könnte.«

Ebenfalls gegen das Asylrecht schrieb Philipp in der FAZ, das »Grundrecht auf Asyl« werde in »gemeingefährlichem Ausmaß mißbraucht«. Rund 95 Prozent der Asylbewerber seien »Asylbetrüger«. Folge seien »Wohnungsnot für Deutsche und Milliardenbelastungen der öffentlichen Haushalte«. Es sei bekannt, »daß Türken vielfach den Bezug von Kindergeld erschleichen. Wenn Ausländer im Spiel sind, wird mit zweierlei Maß gemessen, unser Schuldkomplex zwingt offenbar zusätzlich zu Passivität und Selbstaufgabe«. Die aber sei »die Entartungsform« des »Liberalismus«, denn die »Übertreibung von Freiheit ist ein totalitärer Prozeß«.[22]

Wenige Tage zuvor war er am 23. 1. 1982 bei einem Podiumsgespräch des rechtsextremen »Schutzbundes für das Deutsche Volk«

(SDV) zum Thema »Wissenschaftliche und ethische Grundlagen des ›Heidelberger Manifestes vom 17. Juni 1981‹« aufgetreten. Der SDV kündigte dort an, mit Philipp eine Normenkontrollklage zum Artikel 16 (Asyl) und zum Begriff »Volk« einleiten zu wollen. In seinem Referat beklagte Philipp, daß zu »Asylbetrug« und »Rauschgifthandel« noch das »Bevölkerungsproblem« hinzukomme, besonders die Krankenkassenfinanzierung der Abtreibung. 120 000 gesunde Kinder von gesunden Mütter würden durch die soziale Indikation abgetrieben.[23]

Unter einem Flugblatt des »Schutzbund für das deutsche Volk« findet sich auch die Unterschrift von Prof. Dr. *Günther Willms*, mit voller Angabe seiner ehemaligen Dienstbezeichnung: Richter am Bundesgerichtshof. Er macht sich Gedanken »zur Ausländerfrage«, und offenbart seine ausländerfeindliche und nationalistische Gesinnung.[24]

Günther Willms, Jahrgang 1912, ist maßgeblicher Urheber der Sitzblockaden-Rechtsprechung. Als sich 1968 Studenten aus Protest gegen Fahrpreiserhöhungen auf Straßenbahnschienen setzten, entschied der 2. BGH-Strafsenat, daß Sitzblockaden Gewaltanwendung seien und daher als Nötigung nach § 240 StGB strafbar. Dieses höchstrichterliche Urteil ist zwar heftig umstritten, bestimmt aber seitdem die Rechtsprechung zu Sitzblockaden. Eine derartig weite Ausdehnung des Gewaltbegriffs fehlt bis heute in der Definition der Nötigung, sofern es um sexuelle Übergriffe und Vergewaltigung geht.

In einem FAZ-Artikel bezichtigte Willms Frauen und ÄrztInnen des Betrugs:

»Die abtreibungswillige Frau, die dem Arzt eine schwere Notlage vorschwindelt, begeht ... einen Betrug. Die notorisch notleidenden Krankenkassen werden also durch eine Unzahl von Betrügereien im Umfeld des § 218 um Millionen geschädigt, ... auch Ärzte (unterstützen) mit ihrer gefälligen Großzügigkeit neben dem Vergehen nach § 218 den Betrug der Patientin.«[25]

Anmerkungen

1 Die Welt 6. 5. 91

2 Dt. Tagespost 7. 5. 91

3 Ingo Müller, Furchtbare Juristen, München 1987, S. 247

4 Urteil abgedruckt in: Streit, 1988 S. 75

5 vgl. Monika Frommel, Dagmar Oberlies, Sabine Wendl, Auseinandersetzungen in Streit, Kritische Justiz, Stellungnahmen der Strafrechtskommission des Juristinnenbundes.

6 Faltblatt der JVL, Vorstellung und Beitrittsformular

7 ebenda

8 Zit. nach H. Kramer, Die Aufarbeitung des Faschismus durch die Nachkriegsjustiz in der Bundesrepublik Deutschland, in: Fangmann/Paech, Recht, Justiz, Faschismus, 1984

9 Frankenpost/Elbser Tagblatt Nr. 246 vom 23. 10. 81
10 alle Zitate nach Ingo Müller, Furchtbare Juristen,
11 zit. nach Erwin Stindl, Der mißglückte Rufmord, Deutsche Tagespost, 26. Juli 1966. Stindl versucht, Geiger damit zu rechtfertigen, er habe »jüdisch« gesagt und – wie damals angeblich üblich – »liberalistisch« gemeint. Nur, warum sagt er »jüdische Rasse«, wenn er »liberalistische Geisteshaltung« meint? Und warum sagt er »arische Abstammung«, wenn er auch das nicht meint? Seine antidemokratische Grundhaltung hat er allemal in dieser Dissertation schon dokumentiert.
12 BVerfGE 39, 349
13 aus dem Vorwort der Geiger-Festschrift 1989
14 Leserbrief in: Die Welt zitiert in Metall 18/90
15 Deutsche National Zeitung 1. 6. 84
16 dazu Ingo Müller, Furchtbare Juristen, S. 242 ff.
17 Müller, a. a. O. S. 214
18 zitiert nach: Der Spiegel Nr. 49, 30. 11. 81: Als Gummischwein bestraft, Sebastian Cobler über die Traum-Lücken des prominenten Strafrechtlers Eduard Dreher; siehe auch: Dreher, Bemühungen um das Recht, Gesammelte Aufsätze, München 1972, S. 101
19 nach Eduard Rabofsky und Gerhard Oberkofler: Verborgene Wurzeln der NS-Justiz, Strafrechtliche Rüstung für zwei Weltkriege, Wien, München Zürich 1985, S. 75 ff.
20 zitiert nach: Der Spiegel 49, 30. 11. 81, S. 206
21 Philipp, Wolfgang in Schriftenreihe der JVL Nr. 2 1986
22 FAZ 27. 1. 82
23 Quelle: Mitschriften
24 FR 24. 6. 88, Bericht von Ursula Knapp, Seltsame Verfassungsdeutungen eines respektablen Juristen
25 Willms, »Abtreibung und Betrug, Schwindel zum Schaden der Krankenkassen.« FAZ vom 9. 12. 85

2.3 Klagen der »Lebensschützer« gegen Krankenkassenfinanzierung und Lohnfortzahlung

Krankenkassenfinanzierung – eine Herausforderung für die »Lebensschützer«

Um sicherzustellen, daß Frauen unabhängig von ihrer finanziellen Lage medizinisch einwandfrei versorgt werden, wurde die Erstattung der Kosten für einen »nicht rechtswidrigen Abbruch einer Schwangerschaft durch einen Arzt« durch die gesetzlichen Krankenkassen nach der Reform des Abtreibungsrechts 1976 eingeführt.[1] Als »nicht rechtswidrig« im Sinne des § 200 f Reichsversicherungsordnung (RVO) werden dabei nach einer Richtlinie der kassenärztlichen Verbände vom 12. 11. 1975 diejenigen Abbrüche angesehen, die den gesetzlichen Vorschriften der §§ 218–219 d entsprechen, also durch ÄrztInnen nach erfolgter Sozialberatung und mit Vorliegen einer Indikationsbescheinigung vorgenommen werden.

Seit es diese Regelung gibt, wird sie von »Lebensschützer«- respektive JVL-Koryphäen mit dem Ziel bekämpft, sie wieder abzuschaffen. Ihr Anknüpfungspunkt liegt in der Formulierung »nicht rechtswidriger Schwangerschaftsabbruch«. Sie sehen in dieser rechts-dogmatischen Frage ihre Chance: Ist die Indikation kein Rechtfertigungsgrund, dann kann der Schwangerschaftsabbruch für die Frau möglicherweise straffrei sein, aber der Abbruch bliebe aber rechtswidrig. Nach ihrer Interpretation der wörtlichen Formulierung des § 200 f RVO darf die Krankenkasse dann nicht zahlen. Mit verbissenem Eifer und trotz etlicher Abweisungen tüfteln sie immer neue Möglichkeiten aus, die Gerichte in allen Bereichen der Rechtsprechung und in allen Instanzen – am liebsten natürlich das Bundesverfassungsgericht – damit zu beschäftigen.

Daß es dabei um den »Schutz embryonalen Lebens« gehen soll, kann kein Mensch ernsthaft behaupten. Einzige Folge des Wegfalls der Finanzierung durch die Krankenkassen ist, daß Frauen in zusätzliche finanzielle Bedrängnis geraten, daß das Feld für »billigere«, gesundheits- und lebensgefährdende Abbrüche durch Kurpfuscher wieder eröffnet wäre und daß vor allem – wie früher – die Armen gegenüber den Reichen im Nachteil sind.

Nach Eike von Hippel findet eine Benachteiligung von sozial schwachen gegenüber wohlhabenden Frauen bei Abschaffung der Krankenkassenfinanzierung nicht statt, denn:

»Frauen, die eine Abtreibung wirklich nicht selbst bezahlen können, haben Anspruch auf Finanzierung durch die Sozialhilfe, bei dem man es belassen könnte, falls auch der männliche Partner (...) nicht zahlungsfähig ist.«[2]

Außerdem sieht v. Hippel in der Privatfinanzierung ein sexualerzieherisches Element für seinen Geschlechtsgenossen:

»Die Abschaffung einer öffentlichen Finanzierung würde insbesondere das Interesse des männlichen Partners an einer (wirksamen) Empfängnisverhütung fördern, denn letztlich wird er für die Kosten einer Abtreibung aufkommen müssen, um den sonst drohenden Unterhaltspflichten zu entgehen.«[3]

Zöller/Philipp/Meyer: vom Sozialgericht zum Bundesverfassungsgericht

Schon seit Jahren eifrig bemüht, die Krankenkassenfinanzierung auf rechtlichem Wege abzuschaffen, ist Rechtsanwalt Dr. Wolfgang Philipp, JVL-Mitgründer. Erstmals klagte er 1981 im Auftrag von Ursula Zöller, Redakteurin bei der katholischen Wochenzeitung Neue Bildpost, vor dem Sozialgericht Dortmund gegen die Barmer Ersatzkasse (BEK). Zöller hatte zunächst die BEK außergerichtlich aufgefordert, die Leistungen für Schwangerschaftsabbrüche einzustellen. Noch bevor sie eine (ablehnende) Antwort von der Kasse bekam, hat sie schon Klage erhoben. Während des Verfahrens vor dem Sozialgericht (SozG) verlangte sie eine einstweilige Anordnung, um der BEK die Abbruchfinanzierung zu untersagen.

Philipp stellte vor dem Sozialgericht den Antrag, die BEK solle, solange die Klägerin Mitglied bei der BEK ist, nur medizinisch indizierte Abbrüche bezahlen. Hilfsweise soll die BEK verurteilt werden, die Rechtmäßigkeit, zumindest die Nichtstrafbarkeit des Abbruchs »selbst in angemessener Weise« zu überprüfen, bevor sie Leistungen für nicht medizinisch-indizierte Abbrüche erbringe.[4] Damit ist ein neues Kontrollorgan ins Auge gefaßt. Nicht nur die Gerichte – wie später in Memmingen geschehen – sollen die von Ärzten gemäß ihrer gesetzlichen Zuweisung erstellte Indikation überprüfen, sondern auch noch die Krankenkassen. Und das alles nach dem Abbruch, wenn die Frau den gesetzlich vorgeschriebenen Hürdenlauf endlich hinter sich gebracht hat.

Zur Begründung ihrer Klage führten Zöller und Philipp an, es sei mit Zöllers Gewissen nicht zu vereinbaren, daß sie auf dem Wege ihrer Krankenkassenbeiträge »rechtswidrige Schwangerschaftsabbrüche« mitfinanziere. Zöller sei in ihrer allgemeinen Handlungsfreiheit (Art. 2 I GG), in ihrem Grundrecht aus dem Gleichheitsgebot (Art. 3 I GG) sowie in ihrer Glaubens- und Gewissensfreiheit (Art. 4) beeinträchtigt. Die Beeinträchtigung des Art. 4 belaste Zöller besonders, da sie »im Einklang mit der katholischen Kirche Abtreibung als ein unter keinen Umständen erlaubtes Tötungsdelikt« ansehe, es werde damit »eine Frage der Kernexistenz der Christen und ihres Glaubens- und Selbstverständnisses berührt«.[5]

Bei soviel Widerwillen und Zwang ist es geradezu unerfindlich, warum nicht längst eine eigene Krankenkasse für strenggläubige KatholikInnen gegründet und im übrigen Anders- oder Nichtgläubigen ihre medizinische Zwangsversorgung belassen wurde. Auch könnte Frau Zöller sich leicht helfen, indem sie in eine der privaten Kassen eintritt, die durchweg alle – zwar mehr aus Profit- als aus Überzeugungsgründen – Schwangerschaftsabbrüche nicht finanzieren.

Das Sozialgericht Dortmund, genauer der neben zwei ehrenamtlichen Richtern als Berufsrichter beteiligte Wolfgang Meyer, später JVL, heute Richter am Bundessozialgericht, hielt den § 200 f RVO schon damals für verfassungswidrig und legte die Frage in einem 73 Seiten langen Beschluß dem BVerfG vor, ein Werk, das »besser für eine Predigt im Paderborner Dom geeignet«[6] gewesen wäre.

Darin bringt er unter anderem vor, Krankenversicherungen dienten nur der Heilung von Krankheiten, eine Schwangerschaft sei aber keine solche. Dieses Argument ist längst widerlegt, denn Kassenleistungen für Geburten und Mutterschaftsgeld werden auch nicht aufgrund einer Krankheit geleistet, sondern weil ein Bedarf nach medizinischer Versorgung besteht. Das ist natürlich bei der Abtreibung genauso der Fall. Nach Meyer soll die Krankenkasse erst dann einspringen, wenn es um Krankheit in Folge einer Abtreibung geht. Natürlich darf auch sein Hinweis auf den ehemaligen § 192 RVO nicht fehlen, wonach die Kasse die Leistung versagen kann, wenn die Versicherte sich die Krankheit »vorsätzlich zugezogen« hat. Die Unterstellung, daß Frauen absichtlich ungewollt schwanger werden, ist nicht nur ein Widerspruch in sich, sondern auch infam.

Weiter behauptet Herr Meyer in seinem Beschluß, es bestehe auch kein allgemeines Interesse der Solidargemeinschaft an der Finanzierung der Schwangerschaftsabbrüche, denn:

»Die Zwangsmitglieder der Krankenversicherungsträger setzen sich nämlich überwiegend aus Personen zusammen, die aus Geschlechts- und Altersgründen nicht in eine Schwangerschaftskonfliktlage geraten können«.

Und nicht einmal die Frauen im gebärfähigen Alter hätten ein Interesse, im Gegenteil. Sie gehören nach Meyer mehrheitlich zu den am schwersten »Diskriminierten«, indem sie es nämlich »mit ihrer eigenen Menschenwürde, mit dem Kern ihrer Persönlichkeit schlechthin nicht vereinbaren können, die Tötung eines Kindes als Ausweg aus einer Konfliktlage zu wählen«.[7]

Das Bundesverfassungsgericht hat trotz der Bemühungen Meyers abgewunken und mit Beschluß vom 18. 04. 1984 festgestellt, daß Zöller nicht klagebefugt ist.[8] Damit konnte auch über die Frage der Verfassungsmäßigkeit des § 200 RVO nicht entschieden werden.

Auf das Verfahren gab es Beeinflussungsversuche von verschiedenen

Seiten. Hatte noch 1982 der sozial-liberale Bundesminister für Arbeit und Sozialordnung in einer Stellungnahme Bedenken gegen die Zulässigkeit der Klage geäußert, so erklärte 1983 der zwischenzeitlich christdemokratische Minister, daß er an dieser Auffassung nicht mehr festhalten wolle. Der damalige bayerische Ministerpräsident Strauß hielt die Klage von Anfang an für zulässig. Der BVerfGRichter a. D. Geiger hatte ein Privatgutachten erstellt, das in das Verfahren vor dem BVerfG eingeführt worden war. In diesem kommt er zu dem Ergebnis – wie sollte es anders sein –, daß gegen die Klage »keine durchgreifenden Bedenken« bestünden.

Mit der Klageabweisung durch das BVerfG war der Prozeß für Zöller/Philipp aber keinesfalls beendet. Sie legten Sprungrevision zum Bundessozialgericht (BSozG) ein.[9] Zöller sei, wenn die Barmer Ersatzkasse (BEK) weiterhin auch nichtmedizinische Abbrüche finanziert, jedes effektiven Rechtsschutzes beraubt, der ihr in Art. 19 IV GG gewährleistet werde. Das BSozG, damals noch ohne Meyer als Richter, erklärte Zöller als nicht klagebefugt, da sie nicht in eigenen Rechten verletzt sei; zur eigentlichen Frage der Krankenkassenfinanzierung wurde nichts entschieden.

Auch die »Lohnfortzahlung« schmerzt die »Lebensschützer«

Parallel zu den Angriffen der »Lebensschutz«-Juristen auf die Krankenkassenfinanzierung gehen Versuche, auch die Lohnfortzahlungspflicht durch den Arbeitgeber bei Arbeitsunfähigkeit wegen Schwangerschaftsabbruch zu beseitigen. Personalchefs und Justiziare von Firmen konnten bereits 1986 in »Der Betrieb«, Wochenschrift für Betriebswirtschaft, Steuer-, Wirtschafts- und Arbeitsrecht, in einem Aufsatz des Bundesarbeitsgerichtspräsidenten a. D. Prof. Dr. Gerhard Müller[10] nachlesen, wie »Lohnnebenkosten« einzusparen sind. Man unterstelle einer Frau, daß ihre ärztlich bescheinigte Arbeitsunfähigkeit wegen eines Schwangerschaftsabbruchs entstanden sei und verweigere die Lohnfortzahlung.[11]

Müller, langjähriges CDU-Mitglied und engagiert in der »christlichen Gewerkschaftsbewegung«, ist in den Chefetagen von Unternehmen ein gern befolgter Ratgeber, sah er doch zu Zeiten seiner aktiven Tätigkeit das Bundesarbeitsgericht vor allem als Wahrer des angeblich durch Streiks bedrohten sozialen Friedens.[12] Er ist Vorsitzender der Deutschen Sektion der Internationalen Gesellschaft für das Recht der Arbeit und der sozialen Sicherheit, Mitglied des Deutschen Juristentages und Ehrenmitglied des Weltrichterbundes. Er wurde ausgezeichnet mit Bundesverdienstkreuzen (1. Klasse und mit Schulterband und Stern) sowie mit mehreren österreichischen Orden. Als überzeugter Katholik ist er Komtur des päpstlichen Gregorius-Ordens und vom Bistum Essen mit dem Heinrich-Braun-Preis dekoriert worden für

»besondere Verdienste um die katholische Soziallehre und die christlich-soziale Bewegung«.[13]

Gerichtsbekannt wurden seit 1985 mehrere Fälle der Lohnfortzahlungsverweigerung in Iserlohn, weil die betroffenen Frauen bzw. deren Krankenkassen Klage erhoben hatten. Möglicherweise ist die »Dunkelziffer« sehr viel größer.

In Iserlohn verweigerte ein Arbeitgeber 1985 einer Arbeiterin die Lohnfortzahlung, als diese wegen eines Schwangerschaftsabbruchs eine Woche krankgeschrieben war. Die Lohnfortzahlungspflicht des Arbeitgebers gilt nach dem Gesetz auch bei »nicht rechtswidrigem Schwangerschaftsabbruch« (§ 1 II 1 LohnfortzahlungsG). Das Gericht argumentierte dagegen, ein gemäß § 218 a indizierter Schwangerschaftsabbruch könne dennoch rechtswidrig sein, zumindest müsse die Frau vor Gericht überzeugend darlegen, daß die Voraussetzungen für eine Straffreiheit des Abbruchs bei ihr gegeben waren. Die Frau hätte also in einem Verfahren gegen ihren Arbeitgeber vor dem Arbeitsgericht ihre »sonstige schwere Notlage« gemäß § 218 a II Nr. 3 StGB nachweisen und damit ihr intimstes Privatleben offenlegen müssen. Offenbar sollten nun auch Arbeitsrichter über das Vorliegen einer Notlage befinden. Die betroffene Frau hatte in diesem Fall die gerichtliche Schnüffelei nicht mitgemacht. Ihr Lohnfortzahlungsanspruch wurde deswegen abgelehnt.

In einem späteren vergleichbaren Fall hat dasselbe Gericht 1987 entschieden, daß die Indikationen nach § 218 a keine Rechtfertigungsgründe seien und deswegen Abtreibungen, auch wenn sie den gesetzlichen Formvorschriften entsprechen, rechtswidrig seien. Außerdem sei die Arbeitsunfähigkeit selbstverschuldet herbeigeführt; Lohnfortzahlung sei auch deswegen nicht zu leisten. Es ging dabei um einen Gesamtbetrag von 775,60 DM für eine dreiwöchige Krankschreibung einer Arbeiterin.

Das Landesarbeitsgericht Hamm hat dieses Urteil 1987 verworfen mit der Feststellung, ein nach § 218 a indizierter Abbruch sei nicht rechtswidrig. Der Arbeitgeber wandte sich daraufhin an das Bundesarbeitsgericht, das die Entscheidung des LArbG am 5. 4. 1989 bestätigte, da mit dem »nichtrechtswidrigen Schwangerschaftsabbruch« jeder nach dem StGB straffreie Abbruch gemeint sei. Außerdem entspreche die Lohnfortzahlungsregelung den Voraussetzungen, die das Bundesverfassungsgericht 1975 für die Straffreiheit des Abbruchs aufgestellt habe. Somit muß auch in Zukunft nach einer Abtreibung Lohn weitergezahlt werden.

Die Enttäuschung unter den »Lebensschützern« muß groß gewesen sein, waren doch zu diesem Zeitpunkt bereits drei BundesarbeitsrichterInnen eingeschriebene Mitglieder der JVL. Auch der Amtsnachfolger Müllers, Prof. Otto Kissel, schickte als Präsident des Bundesarbeitsgerichts am 25. 7. 1990 eine Grußbotschaft an zwölf hungerstreikende »Lebensschützer«, die in Ost-Berlin fünf Tage vor dem Gesundheitsministerium und der Volkskammer gegen die Weitergeltung der Fristenregelung protestierten.[14]

Der Unternehmer ließ sich durch den höchstrichterlichen Spruch nicht beeindrucken und legte beim Bundesverfassungsgericht Verfassungsbeschwerde ein, die mit Beschluß vom 18. 10. 1989[15] nicht zur Entscheidung angenommen wurde. Alexander Papsthart, JVL-Gründungsmitglied, kritisiert dies heftig:

»In der Begründung wird erneut der Kernfrage ausgewichen, ob die Indikationen des § 218 a als Rechtfertigungsgründe oder nur als Schuldausschließungsgründe zu werten sind.«[16]

Aber dies sei nur der »vorläufig« letzte Schritt in dieser Richtung gewesen.

Die Kassenfinanzierung bleibt unter Dauerbeschuß

Diese juristischen Bemühungen wurden und werden begleitet von massiver Öffentlichkeitsarbeit der organisierten »Lebensschützer«. BfdL, ALfA und Bewegung Rettet das ungeborene Leben. e. V. führten über Jahre hinweg mehrfach Unterschriftensammlungen dafür durch. Die BEK bekommt angeblich jährlich Tausende von Briefen, in denen gegen die Abtreibungsfinanzierung protestiert wird. BEK-Pressesprecher Riedinger erklärt dazu, er hätte nichts dagegen, wenn das BVerfG die Kassenfinanzierung für verfassungswidrig erklärte.

Besonders Geiger,[17] Willms und Phillip schreiben seitenlange Artikel vor allem in der FAZ: »Der Sozialstaat richtet sich selbst«, es handle sich um »die Verstrickung des ganzen Volkes in den staatlich betriebenen Abtreibungsmechanismus« und um »apokalyptische Perfektion«.[18] Phillip rechnet vor: »Abtreibung kostet die Krankenkassen Millionen.«[19] Auch Günter Willms meint, »Abtreibung ist Betrug«.[20] Die CDL fordert »Stopp der ›Abtreibungs-Subventionierung‹!«[21]

Innerhalb der Ärzteschaft agitiert die Europäische Ärzteaktion gegen die Kassenfinanzierung und die Lohnfortzahlung. Sie koordiniert dabei ihre Aktionen mit den anerkannten Standesorganisationen wie Hartmannbund, Verband der Niedergelassenen Ärzte Deutschlands e. V. und Marburger Bund. 1985 fordert die Jahresversammlung des Deutschen Kassenärzteverbandes in Frankfurt, die Kassenfinanzierung nur bei medizinischer Indikation zuzulassen. Th. Mayer, Delegierter der Bayerischen Ärztekammer, bezeichnete beim Deutschen Ärztetag 1990 die Anforderung der Honorare für »zwar straffreie, aber dennoch rechtswidrige Tötungshandlungen« durch die Kassenärztliche Vereinigung als unrechtmäßig und grundsätzlich standeswidrige Handlung.

Gleichzeitig reißen die Bemühungen nicht ab, die Krankenkassenfinanzierung politisch über den Bundestag zu Fall zu bringen. Schon 1976 bei der Abstimmung über den reformierten § 218 wurde die Krankenkassenfinanzierung von den CDU/CSU Bundestagsmitgliedern mit nur einer Ausnahme abgelehnt. Als 1978 die beamtenrechtliche »Beihilfe« beschlossen wurde,[22] scherten die CDU-regierten Länder Bayern und Baden-Württemberg aus. Dort erhalten Beamtinnen keine Beihilfe bei Notlagenindikation.

Nachdem die Zöller-Klage beim BVerfG gescheitert war, versuchten 74 (männliche) CDU/CSU Abgeordnete im Bundestag einen Gesetzentwurf zur Streichung der Kassenfinanzierung zu lancieren. Sie konnten sich aber gegen den Widerstand in der eigenen Fraktion nicht durchsetzen. 1988 verhinderten CDU/CSU-Abgeordnete erfolgreich die Übernahme der Kassenfinanzierung in das neue Gesundheits-Reformgesetz, so daß die §§ 200 ff. jetzt die einzigen Paragraphen der alten Reichsversicherungsordnung (RVO) sind und isoliert zum endgültigen Abschuß dastehen.

Da nur Landesregierungen zu einer abstrakten Normenkontrollklage berechtigt sind, drängte Bundeskanzler Kohl 1985 seinen Parteifreund Bernhard Vogel zum Gang nach Karlsruhe. Das rheinland-pfälzische Kabinett zog aber nicht mit. In der Folge vergeht kein baden-württembergischer CDU-Landesparteitag ohne die Forderung nach einer Normenkontrollklage. Im Februar 1990 stellte die bayerischen Landesregierung endlich beim Bundesverfassungsgericht den Antrag »auf Feststellung der Verfassungswidrigkeit bzw. Nichtigkeit der § 218 b, § 219 StGB und § 200 f und g der RVO.«:

»Er (der Gesetzgeber) hat bisher nicht die politische Kraft gefunden, auf die verfassungswidrige Lage des ungeborenen Lebens durch die Neugestaltung der §§ 218b, 219 StGB zur reagieren... Die gegenwärtige Situation des Rechtsguts ›ungeborenes Leben‹ in der BRD stellt sich ... so dramatisch dar, daß dem ... Gesetzgeber kein politisches Ermessen in bezug auf das »ob« einer Korrektur der §§ 218, 219 verbleibt.[23]

»Keine lebensschutzfreie Zone« – Bayerns Normenkontrollantrag beim Bundesverfassungsgericht

Bei der »Juristen-Vereinigung Lebensrecht« hat die Bayerische Landesregierung ihre Klageschrift nicht ausarbeiten lassen. Verfaßt hat die Normenkontrollklage Prof. Udo Steiner, der seit 1979 den Lehrstuhl für Staats- und Verwaltungsrecht an der Universität Regensburg inne hat und eher auf Städtebau-, Straßen- und Verkehrsrecht spezialisiert ist. Nach eigenen Angaben ist er weder katholisch noch CSU-Mitglied.

Knapp die Hälfte der 50seitigen Klageschrift besteht aus Literaturhinweisen. Ein großer Teil der zitierten Autoren sind Mitglieder der JVL: Herbert Tröndle, Gerhard Müller, Adolf Laufs, Willi Geiger,

Karl Lackner, Manfred Spieker, Wolfgang Philipp, Eike von Hippel, Hans-Heinrich Jescheck, Herrmann Hepp, Werner Esser, Bernward Büchner, Josef Isensee, Eduard Dreher. Zeitgleich mit dem Einreichen der Normenkontrollklage beim BVerfG hat der Vorsitzende der JVL einen Artikel in der Beilage zur Wochenzeitung Das Parlament veröffentlicht, der inhaltlich voll der Klage entspricht. »Sekundärliteratur« oder »Ghostwriter« – jedenfalls war die »wissenschaftliche Vorarbeit für eine verfassungskonforme Reform« – eines der offiziellen JVL-Ziele – perfekt getimet.

Das Ziel der Klageschrift ist es, den Gesetzgeber zu verpflichten, »binnen angemessener Frist eine Neuregelung zu treffen, die den verfassungsrechtlichen Anforderungen genügt«.[24]

Ganz offen gab der Klagevertreter des Freistaates zu, daß die innerdeutsche Diskussion für den Zeitpunkt der Klage »ein wichtiger Punkt« war.[25]

Die Praxis des Schwangerschaftsabbruchs habe sich zu einer »verfassungswidrigen Fristenlösung« entwickelt,

»die vorrangig der Selbstbestimmung der Frau über die Fortsetzung der Schwangerschaft Rechnung trägt und dadurch besonders anfällig ist gegenüber Einkommensinteressen mancher Ärzte. Sie kommt aber auch den Abtreibungswünschen des Umfelds der Frau entgegen...«[26]

Die bayerische Staatsregierung hat ein präzise Vorstellung davon, wie der § 218 zukünftig auszugestalten sei: so wie in Bayern, einschließlich Memmingen.

Das Abtreibungsverbot nach § 218 soll bestehen bleiben, aber auch die in § 218 a geregelten Ausnahmefälle, die medizinische, eugenische, kriminologische und sogar die allgemeine Notlagen-Indikationen. Darüber war die Enttäuschung bei etlichen »Lebensschützern«, besonders aus der BfdL groß. Aber die Klage verspricht: »Diese Tatbestände markieren keine lebensschutzfreie Zone.«[27] Über erhöhte Zwangsberatungshürden und ein verschärftes Indikationsfeststellungsverfahren soll insbesondere die Notlagenindikation praktisch nicht mehr anwendbar sein.

Das altbekannte Frauen-Feindbild quillt aus allen Zeilen der Klageschrift: Die »unfaßbar hohe Zahl der Abtreibungen«, insbesondere nach der Notlagenindikation gelte es zu reduzieren, denn das seien offenbar mehrheitlich »Egoismusabtreibungen«:

Es *»können ›schätzungsweise‹ über 80 Prozent Notlagenindikationen ›bei strenger, aber gesetzlich geforderter psychosozialer Diagnostik unter Egoismus, d. h. fehlende Motivation zum Kinde, Bequemlichkeit, d. h. fehlende Bereitschaft, berufliche und familiäre Belastungen auf sich zu nehmen oder des Konsumstrebens, d. h. Erhaltung des sozialen oder finanziellen Status, eingeordnet werden.‹... Hier muß ein verfassungskonformes Beratungs- und Indikationsfeststellungsverfahren dafür sorgen, daß die allgemeine Notlagenindikation nur in den Fällen bean-*

sprucht wird, in denen das Bundesverfassungsgericht einen Verzicht auf die Strafdrohung für verfassungsrechtlich gerechtfertigt hält.«[28]

Schwangerschaftsabbruch wird offenbar ähnlich wie der unterstellte weibliche Kaufrausch im Schlußverkauf eingeschätzt. Weil es so billig zu haben sei, würden die Frauen um so lieber und häufiger abtreiben. Deshalb solle die Kassenfinanzierung bei der Notlagenindikation gestrichen werden. Die Klage moniert,

»daß bei der Anwendung dieses Tatbestands nicht nur praktisch Straflosigkeit, sondern auch Kassenleistungen ... gewährleistet sind. Es tritt gleichsam ein ›Doppelvorteil‹ ein. Von dieser Koppelung geht daher eine zusätzliche Anreizwirkung für die mißbräuchliche Anwendung des Tatbestands der allgemeinen Notlage aus... Die Vorschriften der § 200f RVO senken die Abtreibungsschwelle ganz allgemein... dies verstärkt die Tendenz zur exzessiven Anwendung des § 218 a Abs. 2, Nr. 3.... ihre ›Ausnutzung‹ wird sozialrechtlich ›prämiert‹.«[29]

Trotzdem ist die JVL mit der Normenkontrollklage nicht voll zufrieden, denn sie habe »nicht den Kern dieses elementaren Rechtsproblems zum Gegenstand«, nämlich die Frage, »ob die Indikationen des § 218 a StGB als Rechtfertigungsgründe oder nur als Schuldausschließungsgründe zu werten sind.«[30]

Alexander Papsthart, Gründungsmitglied der JVL, macht deshalb auch die Bundesverfassungsrichter mitverantwortlich an der massenhaften »pränatalen Kindstötung«:

»Richter des Bundesverfassungsgerichts, zu Hütern der Verfassung bestellt, werden vor dem Gericht der Geschichte die seit 1975 auf weit über eine Million angewachsene Zahl von pränatalen Kindstötungen in der Bundesrepublik Deutschland mitzuverantworten haben.«[31]

Das »Federlin-Urteil« des Bayerischen Obersten »Lebensschutz«-Richters

War bei der im Februar 1990 eingereichten Normenkontrollklage die für die »Lebensschützer« entscheidende Frage nach der »Rechtfertigung« gar nicht gestellt worden, so bekamen sie exakt zwei Monate später vom Bayerischen Obersten Landesgericht (BayObLG) doch die erwünschte Antwort: Die Indikationen im § 218a seien keine Rechtfertigungsgründe.

Beim BayObLG hatte 1989 die Staatsanwaltschaft des Memminger Landgerichts Revision gegen den zweitinstanzlichen Freispruch von Magdalena Federlin eingelegt. Dort waren die rechtsstaatlichen Hexenjäger nun an die richtige Stelle geraten. Der Fall kam jetzt in die Fänge des Vorsitzenden Richters am BayObLG Ermin Brießmann.

Brießmann ist ein führendes Mitglied der katholischen »Lebensschutz«-Organisation »Aktion für das Leben«, Autor und Redaktionsmitglied in der vom Erzbischöflichen Ordinariat München herausgegebenen Broschürenreihe »Tod/Glück/Geld oder Leben«. In den seit 1983 immer wieder neu aufgelegten Broschüren polemisiert Brießmann gegen die Krankenkassenfinanzierung und die »Rechtfertigung« des Schwangerschaftsabbruchs:

»Die Abtreibungskosten sind heute ein relevanter Faktor für die Beitragshöhe der Versicherungen ... Die Zahlungspflicht, die der Gesetzgeber über die Zwangskörperschaft Krankenkasse jedem auferlegt, verletzt die grundgesetzliche geschützte Glaubens- und Gewissensfreiheit. Die Grundrechtsverletzung ist aber noch fundamentaler ...«[32]

»Es gibt kaum einen entsetzlicheren Brennpunkt, in dem sich alle diese Umwertungen so gedrängt bündeln, als die bei uns geltende Abtreibungsregelung in Gestalt der sogenannten ›Notlagen-Indikation‹. Die allgemeine Notlage, die befürchtete oder erwartete Einschränkung der eigenen Lebensinteressen, ja schon der Wunsch, ein Wunschkind und kein ›Zufallsprodukt‹ haben zu wollen, reichen in der Praxis als ›Rechtfertigungsgrund‹ für die Tötung eines ungeborenen Menschen aus.«[33]

Außerdem ist der Vorsitzende Richter Brießmann noch Vorsitzender des Landeskomitees der Katholiken in Bayern. In dieser Funktion gab er am 20.7.1989 eine Erklärung zum Fall Theissen und zur Frage der Rechtfertigung eines Schwangerschaftsabbruchs ab. Es könne

»keine Rechtfertigung dafür geben, menschliches Leben mit Gewalt zu beenden. ...(auch) nicht, ... daß die Tötung nach allen Regeln der ärztlichen Kunst vorgenommen wird. Auch eine eigene persönliche Notlage vermag die gewaltsame Beendigung menschlichen Lebens nicht zu rechtfertigen«.

»In einer Kreuzung von feministischer Klassenkampfideologie und materialistischer Lebenspraxis wird das Grundrecht der Freiheit im Denken eines großen Teils der Bevölkerung in den hochzivilisierten reichen Ländern lediglich auf die eigene Person bezogen.«[34]

Als Richter am BayObLG nutzte Brießmann die einmalige Gelegenheit, seine schon lang im prominenten katholischen Kreis vertretenen Ansichten »im Namen des Volkes« als Urteil zu verkünden. Seine nebenberuflichen Tätigkeiten belegen seine Befangenheit.

Das Federlin-Urteil des BayObLG vom 26.4.1990[35] geht in seinen Ausführungen weit über den tatsächlichen »Fall« hinaus. Das Urteil ist einen regelrechter Rundumschlag gegen alles, was mit Schwangerschaftsabbruch zu tun hat. Ausdrücklich und ausführlich wird begründet, daß es sich bei den Indikationen des § 218 nicht um Rechtfertigungsgründe handelt. Die sich daraus ergebenden Konsequenzen zählt das Urteil vollständig auf: keine Rechtsgrundlage für Krankenkassenfinanzierung, kein Rechtsanpruch auf Lohnfortzahlung, Nichtigkeit des Vertrages mit dem Arzt, der den Abbruch vornimmt, »Möglichkeit der Nothilfe zugunsten des Ungeborenen durch jedermann und das Lebensrecht des Ungeborenen notfalls mit Hilfe eines nach § 1912 BGB zu bestellenden Pflegers durchsetzbar.«[36]

Der Berichterstatter, beisitzender Richter Habersack, nutzt die Gelegenheit, sich umfassend sämtlichen rechtlichen und moralischen Angriffen gegen Schwangerschaftsabbruch anzuschließen. Darüber hinaus haben Brießmann, Habersack und Kollegen eine neue Beschränkung der Notlagenindikation im Federlin-Fall entwickelt. Danach ist eine Notlage dann nicht einmal strafbefreiend, wenn sie schon vor der Schwangerschaft bestand.

»Die im Berufungsurteil (vom LG Memmingen, d. V.) festgestellten Umstände belegen eine wirtschaftlich schwierige Situation der Angeklagten schon vor der Schwangerschaft. Nach den... Feststellungen wurde das Soll auf dem Girokonto der Angeklagten bei der Sparkasse »immer höher«, obwohl die Angekl. auch abends und am Wochenende arbeitete. Sie stand damit in einer konstanten Verlustentwicklung schon vor Eintritt der Schwangerschaft. ... Das LG hätte anhand der wirtschaftlichen Alternativen – ... Aufgabe des Geschäfts – prüfen müssen, ob gerade die Schwangerschaft die Gefahr einer schwerwiegenden Notlage begründete...«[37]

Wenn die Frau sich schon vor der ungewollten Schwangerschaft in einer schwierigen (»wirtschaftlichen«!) Situation befand, ist also eine Notlagenindikation ausgeschlossen. Damit ist der Begriff der »schwerwiegenden Notlage« aus dem Gesetztext erneut eingegrenzt und die Strafbarkeit ausgedehnt. Das Gericht begründet seine rechtsfortbildende Auslegung des Gesetzestextes damit, daß die gerichtliche Überprüfung der »nach ärztlicher Erkenntnis angezeigten« Notlage gegeben sei.

»Gerichtliche Nachprüfbarkeit insofern auszuschließen oder sie auf die ›Vertretbarkeit‹ ärztlicher Entscheidung zu beschränken, verwehrt die Überlegung, daß der Gesetzgeber die Entscheidung einer Straffreiheit nicht gerichtlicher Überprüfung entziehen konnte. ... Wenn der Gesetzgeber den Umfang des dem Staate obliegenden und auch mit Strafsanktionen durchzusetzenden Lebensschutzes für bestimme Konfliktlagen... durch Gewährung von Straffreiheit gelockert hat, so stellt sich die Entscheidung hierüber immer im Einzelfall als Ausübung staatlicher Macht dar.«[38]

Das BayObLG hat den Fall an das LG Memmingen zurückverwiesen, an eine andere Kammer, die jetzt unter Berücksichtigung der Auffassung des Gerichts erneut über den Federlin-Fall zu entscheiden hat. Das erneute Urteil des Landgerichts steht noch aus.

Das neben dem BGH höchstinstanzliche Urteil des BayObLG zeigt aber schon jetzt seine Wirkung: Es hat eine vollständige Rechtsunsicherheit in Sachen Abtreibung bewirkt. In den südlichen Bundesländern, soweit sie CDU/CSU-regiert sind, trauen sich ÄrztInnen nicht mehr, Indikationen zu stellen, und Frauen sind damit noch mehr darauf angewiesen, zum Abbruch in andere Bundesländer zu fahren oder ins Ausland. Die Reform von 1976 ist damit ausgehebelt. Ihr Ziel, die

Abbruchzahlen zu senken, hat sie nicht erreicht; das andere Ziel, Abtreibungen im Dunkelfeld der Illegalität und den damit verbundenen Gefahren zu vermeiden, wird mit Hilfe der Justiz vereitelt. Die Verhältnisse von vor der Reform werden wiederhergestellt.

Magdalena Federlin hat inzwischen ihren Laden nicht mehr und kann ein Lied davon singen, wie es sich als alleinstehende Mutter mit zwei Kindern von der Sozialhilfe lebt.

Anmerkungen

1 § 200 f RVO lautet: »Versicherte haben Anspruch auf Leistungen bei einer nicht rechtswidrigen Sterilisation und bei einem nicht rechtswidrigen Abbruch der Schwangerschaft durch einen Arzt. Es werden ärztliche Beratung über die Erhaltung und den Abbruch der Schwangerschaft, ärztliche Untersuchung und Begutachtung zur Feststellung der Voraussetzung für eine nicht rechtswidrige Sterilisation oder für einen nicht rechtswidrigen Schwangerschaftsabbruch, ärztliche Behandlung, Versorgung mit Arznei-, Verband- und Heilmitteln sowie Krankenhauspflege gewährt. Anspruch auf Krankengeld besteht, wenn Versicherte wegen einer nicht rechtswidrigen Sterilisation oder eines nicht rechtswidrigen Abbruchs der Schwangerschaft durch einen Arzt arbeitsunfähig werden, es sei denn, es besteht Anspruch nach § 182 Abs. 1 Nr. 2.«

2 JVL-Schriftenreihe Nr. 4, 1987, S. 27

3 ebenda

4 nach BSozG, FamRZ 1987, 61

5 ebenda

6 S. Wendt, Kritische Justiz 1983, S. 208

7 FamRZ 1887, 61

8 Befugt zu einer abstrakten Normenkontrollklage ist nur die Bundes- oder eine Landesregierung oder mindestens 1/3 der Bundestagsabgeordneten.

9 BSozG, FamRZ 1987, S. 61

10 Der Betrieb, Heft 51/52 vom 19. 12. 86, S. 2667

11 Müller ist der Meinung, dies lasse sich auch für den Fall der freiwilligen Sterilisation konstruieren: »der Verfasser vertritt allerdings mit Nachdruck die Auffassung, daß eine Sterilisation nur dann nicht rechtswidrig ist, wenn sie aus medizinischen Gründen erforderlich oder doch angebracht ist.«, ebenda

12 Auch nach seinem Ausscheiden 1981 ruhte er nicht und erstellte für das Bundesarbeitsministerium ein Gutachten gegen die Gewerkschaftstaktik der »Warnstreiks«.

13 Munzinger Archiv 37/86, dort wird noch erwähnt: »M.s bevorzugte Liebhaberei ist die Wehrwissenschaft.(...) Außerdem hat M. eine Neigung zur Erkenntnistheorie und Sozialethik«.

14 M&I, Nov. 90, S. 49
15 BVerfG in NJW 90, S. 241
16 M&I November 90
17 Rheinischer Merkur vom 5. 3. 1982
18 Philipp in: FAZ 28. 7. 1982
19 Philipp, FAZ 25. Januar 1983
20 Willms, FAZ 9. 12. 1985,
21 Deutschland-Magazin 4/1987
22 darüber ereifert sich Philipp in der FAZ vom 25. 1. 83: »Schon 1978 machte der Bund alle strafrechtlich zulässigen Abtreibungen von Beamtinnen, Beamtenehefrauen und teilweise sogar auch von Beamtentöchtern ›beihilfefähig‹: Beihilfe zur Abtreibung...«
23 Klageschrift, Bayerische Staatskanzlei (Presse und Öffentlichkeitsarbeit), S. 25
24 Klageschrift a. a. O. S. 1
25 TAZ 6. 3. 90
26 Klageschrift a. a. O. S. 19
27 Klageschrift a. a. O. S. 48
28 Klageschrift a.a.O. S. 37
29 Klageschrift a. a. O. S. 49
30 A. Papsthart: Bundesverfassungsgericht in der Verantwortung, Medizin und Ideologie, Nov. 90, S. 22
31 ebenda
32 »Hilfe oder Beihilfe« in »Geld oder Leben« S. 33
33 Geld oder Leben. S. 7
34 Informationsdienst des Landeskomitees der Katholiken in Bayern, Nr. 8 vom 20. 7. 89; zit. nach: Presseerklärung vom 26. 4. 90 von RAin B. Hörster zum Urteil des BayObLG in der Strafsache Federlin,
35 NJW 1990, S. 2328
36 NJW 1990, S. 2332
37 NJW 1990. S. 2330
38 NJW 1990, S. 2329

3 »Lebensschützer« und Parteien

3.1 Das Verhältnis zur CDU/CSU

Auf die christlichen Parteien setzten die »Lebensschützer« von Anfang an große Hoffnungen, denn »Lebensschutz« ist im Grundsatzprogramm von CDU und CSU enthalten. Im »Komitee für überparteiliche Wählerinformationen«, einem Zusammenschluß verschiedener am rechten Rand der CDU/CSU angesiedelten Initiativen und mehrerer »Lebensschützer«-Gruppen, beteiligten sich Dr. Ernst (EÄA), Dr. Holzgartner (EÄA) und Alexander Papsthart (später JVL) mit ihrem Spezialthema »Sittenverfall und Abtreibungsseuche« 1980 aktiv am Wahlkampf zugunsten der CDU/CSU. Die im Juni 1982 (noch vor dem Regierungswechsel) gegründete katholische bischöfliche Initiative »Wähle das Leben« hat ihren Namen sicher nicht unbedacht ausgesucht, man erinnere sich nur an die Hirtenbriefe gegen die Wahl der Grünen.

Nach der Regierungsübernahme durch die Koalition aus CDU, CSU und FDP 1982 wurde die Kritik der »Lebensschützer« an der Regierung immer lauter und ungehaltener, denn die Regierung hatte zwar eine »interministerielle Arbeitsgruppe zum Schutz des ungeborenen Lebens« eingesetzt, jedoch den »Lebensschutz« nicht zum CDU-Wahlkampfthema für die Bundestagswahl 1983 gemacht.

»Für alle Verteidiger des ungeborenen Lebens ist die Haltung der großen christlichen Parteien besonders enttäuschend und unverständlich. Von den Sozialdemokraten und den Liberalen konnten sie nichts erwarten... Daß jedoch die christlichen Parteien der Bundesrepublik aus wahltaktischen Erwägungen zu dem schreienden Unrecht schweigen, ist für viele Christen und human denkende Menschen ein Ärgernis.«[1]

Die »Lebensschützer« pochten vor allem auf die Einlösung der versprochenen »geistig moralischen Wende«. Heftig attackierten sie Generalsekretär Geißler und später Familienministerin Süssmuth, die mit ihrer »neuen Familienpolitik« in den Augen der »Lebensschützer« eine »feministische Kulturrevolution« unterstützten.

Statt der erhofften gesetzlichen Verschärfung des § 218 war das Ergebnis der Interministeriellen Arbeitsgruppe die »Stiftung Mutter und Kind – Schutz des ungeborenen Lebens«. Mehrere CDU-Landesregierungen versprachen eine »Bewußtseinskampagne Ja zum Leben«, aber keine wollte sich auf eine erneute Bundesverfassungsgerichtsklage gegen den § 218 einlassen. Auch der Versuch von 74 Unions-Abgeordneten (tatsächlich nur Männer), 1984 einen Gesetzentwurf gegen die Kassenfinanzierung der Notlagenindikation im Bundestag einzubringen, scheiterte am Widerstand der eigenen Fraktion. Die »Bewegung für das Leben« (BfdL) klagte den »Verrat und die Feigheit der CDU/CSU« an:

»Die CDU-Frauen sind ihren Kollegen in den Rücken gefallen. Das Gift, das die CDU hier hervorgebracht hat, wirkt nun hinein in die katholischen Frauenverbände.«[2]

Um den Druck auf die Regierungsparteien, insbesondere auf die CDU/CSU zu erhöhen, haben die »Lebensschützer« zwei sich ergänzende Wege eingeschlagen: Weiterarbeit innerhalb der Parteien in eigenen Lebensschutzzirkeln und Unterstützung des Zentrums bzw. Gründung von eigenen Parteien. Gemeinsames Ziel ist es, die Unionsparteien wieder auf den »richtigen Weg« zur Verschärfung des § 218 zu bringen. So begründete die »Bewegung für das Leben« ihre Abkehr von der CDU:

»Es liegt uns daran, daß die Partei einen Denkzettel verpaßt bekommt... Darum unterstützen wir in diesem Wahlkampf (EG-Wahl 1984, d. V.) *das Zentrum, auf daß die CDU/CSU wieder in die Grundsatzdiskussion über die Abtreibung eintrete. Denn wenn dies nicht geschieht, sind die christlichen Parteien für uns verloren, was wir in keiner Weise wünschen. Wir wünschen das Gegenteil.«*[3]

Christdemokraten für das Leben (CDL)

Die 1985 gegründete »Initiative in der CDU/CSU« steht nur für CDU/CSU-Mitglieder offen, Parteilose nimmt sie nur als fördernde Mitglieder auf. 1988 hatte die CDL nach eigenen Angaben 2300 Einzelmitglieder, darunter 40 Abgeordnete in Landtagen und weitere 20 Mitglieder des Bundestages, darunter der revanchistische Vertriebenenfunktionär Herbert Czaja, Graf Huyn, Autor in Criticon und Deutschland-Magazin, Claus Jäger, Kuratoriumsmitglied des Brüsewitz-Zentrums.

Der Slogan der CDL heißt »Helfen vor Strafen«. Mit dem Hinweis, in einem so reichen Land wie die BRD dürfe und könne es keine Notlagen geben, die eine »Tötung ungeborener Kinder« rechtfertige, wendet sie sich in der Öffentlichkeit vor allem gegen die Notlagenindikation. In ihrem Programm fordert sie ein vollständiges Abtreibungsverbot und harte Bestrafung aller Beteiligten. Abtreibung sei »in allen Indikationsfällen stets rechtswidrig und illegal«, »zumindest das Austragen des Kindes ist immer zumutbar«, auch die medizinische Indikation eröffne »enorme Mißbrauchsmöglichkeiten« und soll nur durch ein Gutachtergremium zulässig bleiben. Ihre neueste, vom CDU-Landesparteitag Baden-Württemberg (1991) unterstützte Forderung lautet: »Kindergeld ab Schwangerschaft«.

Ihre Bundestagsmitglieder verbreiteten Erklärungen gegen den Einigungsvertrag wegen des vorübergehenden Fortgeltens der Fristenregelung in der ehemaligen DDR. In den neuen Bundesländern wurden schnell Landesverbände aufgebaut. Dabei bedient sich die CDL der finanziellen Unterstützung durch Kirchen und Bundesregierung:

»Unterstützung bei der Materialbeschaffung haben wir von unseren Bischöfen und zum Teil vom Bundesministerium für Jugend, Familie, Frauen und Gesundheit erhalten. Bei der Verteilung in der ehemaligen DDR haben uns die Kirchen, KALEB und viele Ärzte sehr geholfen.«[4]

In Sachsen wurden bereits staatlich geförderte Schwangeren-Beratungsstellen in der Trägerschaft der CDL eingerichtet. Weitere bekannte Mitglieder der CDL sind:

– Johanna Gräfin von Westphalen; Bundesvorsitzende und ehemalige stellvertretende Vorsitzende des Sozialdienstes Katholischer Frauen (SKF), JVL-Mitglied, Referentin beim EÄA-Kongreß 1990 in Dresden

– Roland Rösler, Hessischer Landtagsabgeordneter, bekannt durch Schriften der ARGE ART. 1 GG, Beirat des WIESE-Instituts, dem Schulungszentrum der Aktion Leben, Auftritte und Veröffentlichungen bei der EÄA

– Dr. Siegfried Hummel, Vorsitzender für Sachsen, EÄA-Mitglied, Organisator des EÄA-Kongresses 1990 in Dresden und Kontaktadresse für die CDL-Beratungsstellen

– Rainer Beckmann, Vorsitzender für Bayern, JVL-Mitglied und gute Kontakte zu ALfA, Hauptautor des Buches »Abtreibung in der Diskussion« (1991)

– Julia Schätzle, Vorsitzende von Baden-Württemberg, arbeitet in der »Projektberatungsgruppe« für die »Lebensschutz«-Kampagne der Landesregierung mit, bekannt durch ihre Äußerungen, daß sie einen Schwangerschaftsabbruch auch nach Vergewaltigung ablehnt.

– Karin Stieringer, Vorsitzende von Bremen, bekannt durch Beiträge in Fernsehdiskussionen wie »Abtreibung ist Mord, bei Behinderten ist es etwas anderes«.

– Claudia Nolte, MdB CDU (Ost) Vorsitzende der CDU-Arbeitsgruppe für Frauen und Jugend. Sie meint, der Staat müsse »die Traute haben«, Frauen zu bestrafen. Es sei doch eine »vernünftige Lösung«, Frauen als Strafe für eine Abtreibung »zu einem sozialen Jahr im Krankenhaus zu verpflichten« und Ausgleich zu schaffen für das von ihnen angerichtete Leid.[5]

– Dr. Siegfried Ernst, EÄA-Vorsitzender und besonders erbost darüber, daß er 1988 als Ersatzdelegierter nicht auf dem CDU-Parteitag zum »Schutz des ungeborenen Lebens« sprechen durfte.

Gute Kontakte hat die CDL auch zu:

– Dr. Paul Hoffacker, Vorsitzender des Bundestagsausschusses für Jugend, Familie und Gesundheit (1985–87), gesundheitspolitischer

Sprecher der Unionsfraktion und Herausgeber des Buches »Auf Leben und Tod«, stellte im März 91 einen eigenen Gesetzentwurf vor mit der Forderung nach schriftlich begründeter und gerichtlich überprüfbarer Indikationsfeststellung und zusätzlichem Entscheidungsgremium aus Arzt, Sozialarbeiter und Psychologen (vergl. Kap. 3.3).
– Herbert Werner, MdB und Mitglied der neu eingerichteten »Kinderkommission« des Bundestags, kritisierte wegen des Fortbestehens der Notlagenindikation Hoffackers Vorschlag. Auf seine Anregung hin versammeln sich Anfang 1991 85 CDU/CSU MdBs (darunter 10 Frauen) als »Initiative Schutz des ungeborenen Lebens«.

Im September 90 war die CDL Mitveranstalterin des EÄA-Kongresses in Dresden. Auf diesem Kongreß traten zahlreiche Persönlichkeiten auf, die der Braunzone zwischen CDU/CSU und rechtsextremistischen Organisationen zugerechnet werden können:
– Das CDL-Mitglied Otto v. Habsburg (PEU-Vors., MdEP), ehrfürchtig SKH (Seine Kaiserliche Hoheit) genannt, schreibt u. a. in der National-Zeitung, dem Deutschland-Magazin, Konservativ Heute und ist unter anderem Mitglied in der Ludwig-Frank-Stiftung (LFS), der Internationalen Gesellschaft für Menschenrechte (IGfM), die Menschenrechtsverletzungen nur in »feindlichen Staaten« kennt, und im Beirat des WIESE-Instituts (Aktion Leben).
– Auf der Kundgebung in Dresden war auch Hans Filbinger zu hören (bis 1945 als Marinerichter an Todesurteilen beteiligt, sein Kommentar 1978: »Was damals Recht war, kann heute nicht Unrecht sein«). Als Ministerpräsident von Baden-Württemberg zeichnete er für die rigorosen Beratungsrichtlinien zum § 218 verantwortlich, heute ist er Präsident des als Denkfabrik konzipierten »Studienzentrums Weikersheim«, das die geistig-moralische und vor allem die christlich-nationale Erneuerung der Union predigt.
– Pater Werenfried von Straaten, Kuratoriumsmitglied der IGfM, war ebenfalls auf der Redeliste. Er ist Gründungsmitglied der revanchistischen »Ostpriesterhilfe«.
– Seinen Auftritt hatte auch Prof. Herman Schneider, der als Kernphysiker die Erschaffung der Welt in sechs göttlichen Arbeitstagen zu beweisen versucht. In einem internen Papier seines Vereins »Pro-Conscientia«, der ein Abtreibungsmuseum errichten will, legt er seine Vorschläge gegen die »demographische Katastrophe« dar (vergl. Dokument, Kap. 5.3). Er bezieht sich dabei auf das Mitglied des rechtsextremen »Schutzbundes für das Deutsche Volk«, Robert Hepp, Soziologieprofessor an der Universität Osnabrück.
– Als Rednerin war auch die »Psychagogin« Christa Meves eingeladen, eine in »Lebensschützer«-Kreisen beliebte Autorin und Referentin für Erziehungsfragen und unterdrückte Sexualität (vergl. Kap 1.4).

Wegen »Übernahme von Positionen extremer Gruppen« trat Ende 1987 Kronenberg, Generalsekretär des ZK der Dt. Katholiken, aus der CDL wieder aus; Jochen Beukers (ALfA und CDL) warf Frau Westphalen »Fundamentalismus« und »Ghettodenken« vor.[6] Ein Teil der CDL ist offensichtlich eher auf politische Integration orientiert und im Ton deshalb moderater. Dieser Teil arbeitet enger mit der ALfA und Pro Vita zusammen und unterstützte auch deren Demonstration im Juni 1990 in Bonn. Ein anderer Teil der CDL stellt die grundsätzlichen Positionen der Ablehnung und Kritik in den Vordergrund. Der Übergang von wertkonservativen Anschauungen zu rechtsextremen Positionen ist fließend. Auch durch Doppelmitgliedschaften arbeitet die CDL eng mit der »Aktion Leben« und der EÄA zusammen.

Die CDL ermöglicht den ultrakonservativen Opponenten in den Unionsparteien Öffentlichkeit und politischen Spielraum nach rechts. Innerhalb der CDU/CSU erfüllt die CDL eine gewisse Integrationsfunktion, insofern sie die Vertreter der rechtesten Positionen noch als Mitglieder der Union halten konnte. Das geschlossene Auftreten nach außen ist allerdings zerbrochen. Das total zerstrittene Bild, das die CDU/CSU ein Jahr seit dem Einigungsvertrag in der Frage der Neugestaltung des Abtreibungsrechts bietet, ist eher dem Wirken der CDL-Mitglieder zur verdanken und weniger dem Einfluß der Modernisierer oder der Ost-CDU-Mitglieder, die noch 1990 mit Vorschlägen zur »Verbesserung« der Abtreibungsregelung ihr WählerInnenvolk köderten. Fünf Jahre nach der Gründung der CDL kann man jedoch nicht nur breite Gräben innerhalb der CDU/CSU feststellen, sondern auch eine deutliche Positionsverschiebung nach rechts. Dieselben Vorschläge von Rita Süssmuth, die 1987 bei der Diskussion um ein Beratungsgesetz innerhalb der Union mehrheitlich noch als »richtiger Schritt« begrüßt wurden, gelten heute als linksaußen. »Wir wissen, daß wir unsere Positionen nur Schritt für Schritt durchsetzen können«, das sagte CDL-Vorstandsmitglied Claus Jäger 1987 nach einem CDU-Landesparteitag in Baden-Württemberg.[7]

»Lebensschützer« bei FDP, SPD, Grünen und Bündnis 90 – Parteiübergreifende Initiativen

In der FDP hat sich 1989 eine eigene Vereinigung von »Lebensschützern« gegründet, der »Liberale Gesprächskreis Lebensrecht ungeborener Kinder« (LGL). Zu den Gründungsmitgliedern des LGL gehört Prof. Dr. Hubertus von Voss, Chefarzt der Kinderklinik des Diakoniewerkes Kaiserswerth, Düsseldorf, JVL-Mitglied und Referent bei einer von der Industrie unterstützten Tagung »Chancen für das ungeborene Leben« im März 1987 in Bonn. Vorsitzender des LGL ist Prof. Rudolf Schöttler, Managementberater und Agrarwissenschaftler in Köln. Er war von 1985 bis 1989 stellvertretender Vorsitzender der FDP-Kommission »Liberalismus und Kirche« und ist seit 1985 Mitglied der JVL. Anfang 1991 sprach er auf dem Treffen christlicher Lebensrechtsgruppen TCLG und rief zur einer großen gemeinsamen Kampagne auf. Seine Schrift »Menschenrechte für jeden oder ›Sterbehilfe‹ von Anfang bis zum Ende« wurde von der Friedrich-Naumann-Stiftung mit der Wertung »moralisierend, konservativ und illiberal« abgewiesen, sie ist im rechtslastigen Sinus-Verlag erschienen und kann über die EÄA bestellt werden. Den Abschlußbericht der von der Bundesregierung eingesetzten Gewaltkommission kritisierte der LGL, denn dort sei »Abtreibung als umfangreichste und stärkste Gewaltanwendung nicht einmal erwähnt«.[8] Als Sprecherinnen des LGL traten Elsbeth Voigt (Düsseldorf) und Liselotte Dahmen auf, so auch bei der Bonner Demonstration im Juni 1990. Beim evangelischen Kirchentag 1991 erreichte der LGL ein größeres Publikum.

In den Medien wird die Gruppe bisher kaum wahrgenommen, auf die FDP scheint sie noch wenig Einfluß zu haben. Ihre Aufgabe besteht offensichtlich auch im »überparteilichen« Brückenschlag zwischen CDL und anderen im Parlament vertretenen Parteien, denn in der SPD, bei den Grünen und beim Bündnis 90 gibt es durchaus auch Mitglieder, die öffentlich auf »Lebensschutz«-Veranstaltungen auftreten, innerparteilich haben sie sich jedoch (noch) nicht organisiert.

Bei den Grünen gibt es um die Frage »Lebensschutz« und Selbstbestimmungsrecht der Frau immer wieder Auseinandersetzungen und Distanzierungen vom Parteiprogramm, das die ersatzlose Streichung des § 218 fordert. Joschka Fischer entschuldigte sich auf einer Veranstaltung am Randes des Katholikentages 1986 für den »kaltherzigen« und »Gefühle verletzenden« Beschluß. Die grüne Bundestagsabgeordnete Dora Flinner sprach auf der Kundgebung der »Lebensschützer« im Juni 1990.

Als SPD-Mitglied trat dort Dr. Irene Schlingensiepen-Brysch auf. Ein Beitrage von ihr ist in der Neuauflage des Buches von Hoffacker abgedruckt, das den Konsens »zwischen den verschiedenen weltanschaulichen und sozialen Gruppen« schaffen soll.[9]

»Lebensschützer«-Positionen beim Bündnis 90 brachen sich im Juni 91 auf besondere Weise Bahn. Konrad Weiß wollte mit einem Brief an die Bundestagspräsidentin und den Ältestenrat verhindern, daß der Entwurf »Sicherung der Entscheidungsfreiheit von Frauen beim Umgang mit ungewollten Schwangerschaften« von Abgeordneten seiner Fraktion (Christina Schenk und Ingrid Köppe) im Bundestag überhaupt behandelt wird:

»Ich bin der Überzeugung, daß dieser Entwurf in elementarer Weise dem Naturrecht ebenso widerspricht wie dem Grundgesetz und daß daher seine Drucklegung als Drucksache des Deutschen Bundestages oder seine öffentliche Behandlung sitten- und verfassungswidrig und dem Hohen Haus unangemessen wäre«.[10]

Um den politischen Einfluß im Parlament und in der Presse zu vergrößern, haben die Lebensschutz-Organisationen ALfA, CDL, Hoffnung für das Leben, JVL, LGL und Pro-Vita nach zwei Jahren regelmäßiger Kontakte auf Geschäftsführerebene eine engere Zusammenarbeit über die »Kontaktstelle Lebensrecht« vereinbart. Dieses Gemeinschaftsprojekt ist im Januar 1991 erstmals öffentlich mit einem Brief an alle Bundestagsabgeordneten herangetreten und hat das Buch »§ 218 – Abtreibung in der Diskussion. Fünfzig Behauptungen und ihre Widerlegung«[11] herausgegeben. Der Sitz ist Bonn, im Bundesbüro der ALfA.

Dieses »Bonner Büro« organisierte bereits das Bündnis für die »Lebensschützer«-Demonstrationen am 16. 6. 1990 in Bonn, dem über den Unterstützerkreis der Kontaktstelle hinaus noch die ÖDP angehörte. Die ÖDP rechnet sich selbst zu den »Lebensschutz«-Organisationen.

Anmerkungen

1 Ripsam CuZ 3/82, nach Rau
2 CuZ 2/84
3 CuZ 2/84 S. 241
4 Info der CDL 3/90
5 Spiegel 11/91
6 sie war wegen Beratungsbescheinigung aus dem SKF ausgetreten, PUR-Magazin 3/88 und AlfA Rundbrief 12 (87)
7 Rhein-Neckar-Zeitung 28. 8. 87
8 Die Welt 25. 4. 90
9 Hoffacker/Steinschulte/Fietz/Brinsa (Hrsg.) Auf Leben und Tod, 1991, 5. völlig neu bearbeitete Auflage, Bergisch Gladbach, S. 14, darin u. a.: Dr. med. Irene Schlingensiepen-Brysch: »Schwangerschaftsabbruch – Versuch einer Bestandsaufnahme« und Dora Flinner, »Das Lebensrecht bewahren – Abtreibung darf nicht mit Selbstbestimmung verwechselt werden«
10 Brief vom 6. 6. 91, veröffentlicht in einer Presseerklärung der Abgeordneten Schenk und Köppe. Darin heiß es: »Der Abgeordnete Konrad Weiß meint wohl, er lebe immer noch in einem Regime, in dem die Obrigkeit bestimmt, was diskutiert und was nicht diskutiert werden darf...«
11 Rainer Beckmann u. a., Abtreibung in der Diskussion – Fünfzig Behauptungen und ihre Widerlegung, Krefeld, Sinzs-Verlag 1991. Autoren sind: Rainer Beckmann (CDL, JVL), Dr. Winfried Kluth (JVL und Opus Dei), Karl Lenzen (CDL, JVL), Hans Gerhardt Noll (Christliche Liga, Pro Conscientia), Dr. Wolfgang Philipp (JVL), Prof Dr. Hermann Schneider (Pro Conscientia) Prof Dr. Rudolf Schöttler (LGL und JVL), Dr. Maria Simon (JVL)

3.2 Eigene Parteigründungen der »Lebensschützer«

Das »Zentrum« als Sprungbrett

Die bundespolitisch unbedeutenden Europa-Wahlen von 1984 eigneten sich glänzend als Probelauf für die erste Eigenkandidatur von »Lebensschützern« außerhalb der etablierten Parteien. Für den Einstieg haben sich die führenden Köpfe aus der BfdL die »Deutsche Zentrumspartei« (Zentrum) auserkoren.

»Die Deutsche Lebensrechtsbewegung (hat sich) entschlossen, das Zentrum als traditionsreiche christliche Partei wieder zu beleben. Durch die große Mitgliederzahl und die bundesweite Organisation der Lebensrechtsvereinigungen ... sehen wir eine gute Chance, zukünftig in der deutschen und europäischen Politik wieder eine entscheidende Rolle mitspielen zu können«.[1]

Das Zentrum mit Sitz in Münster beruft sich auf die 1870 gegründete Deutsche Zentrumspartei, die als katholische Partei in der Weimarer Republik an mehreren Regierungen beteiligt war. Nach der Neugründung 1945 gehörten bis 1956 Zentrumsmitglieder der NRW-Landesregierung an. Das neue Grundsatzprogramm von 1974 macht das Zentrum für »Lebensschützer« besonders attraktiv. Es bezieht sich auf gottgegebenes Naturrecht und Sittengesetz, fordert das Recht auf Leben für »Geborene wie Ungeborene« und will die »Familie von Gefährdung befreien«, besonders von »familienfremder und familienzerstörender Berufsarbeit« der Frau.

Die BfdL sagte dem Zentrum Unterstützung zu, wenn es den § 218 zum Wahlkampfthema machen würde. Spitzenkandidat bei der Europawahl 1984 wurde Joseph Ripsam, Gründungs- und Vorstandsmitglied der BfdL. Ihr Fernseh-Werbespot wurde wegen der Parole »Abtreibung ist Massenmord« damals von den Sendern nicht ausgestrahlt. Rechtsanwalt Dr. Oswald Seitter (Präsident der evangelischen Landessynode Württemberg) vertrat das Zentrum erfolgreich bis zum Bundesverfassungsgericht: Diese Wahlwerbung sei nicht zu beanstanden.

Schon 1985 war Ripsam wegen interner Auseinandersetzungen (das Zentrum sei von einer kriminellen Sekte unterwandert) wieder ausgetreten und gründete die CPL (Christliche Partei für das Leben). 1986 hatte das Zentrum noch etwa 3000 Mitglieder, mit 45 Sitzen in Kommunalparlamenten. Das Bundestagswahlergebnis von 1987 mit 0,1 Prozent wurde von den »neu dazugestoßenen Lebensrechtlern« als Debakel interpretiert, das die »alte Riege« mit ihren parteiinternen Intrigen zu verantworten habe.[2]

Nach dem Ausschluß des profilierten »Lebensschützers« Heribert Börger (Kardinal-von-Galen-Kreis), traten auch Günther Stiff und Felizitas Küble (Komm Mit-Verlag) aus. 1988 gründete die erzkatholische Gruppe um Stiff und Küble die Partei »Demokratie 2000«, die in der Öffentlichkeit allerdings noch nicht in Erscheinung getreten ist.

Im Februar 1989 formierte sich praktisch die gesamte ehemalige (seit 1987 ausgeschlossene oder ausgetretene) Führungsriege des Zentrums in der Partei »Christliche Mitte« (CM), die sich als Nachfolgeorganisation des Zentrums begreift.

Im Vorstand des Rest-»Zentrums«, das offiziell weiterbesteht, sind von der »Lebensschützer«-Szene nur noch Dr. Friedrich Weyer (»Aktion Lebenschance« und »Kölner Volkswartbund«) und Bernhard Müller (Kisslegg, Redakteur des katholischen PUR-Magazin) bekannt. Das Zentrum spielt bundesweit keine Rolle mehr. Diese vier »christlichen Parteien« rechts von der CDU waren einigen evangelikalen Bibelgläubigen noch nicht genug. Sie gründeten im November 1989 in Karlsruhe die »Partei bibeltreuer Christen«, wurden aber zur Bundestagswahl 1990 nicht zugelassen, was die CM nicht ohne Freude vermerkte. Ihre Flugblätter »gegen Abtreibungsmord und Satanskult« sind schon in den neuen Bundesländern aufgetaucht.

Die CPL wird »Christliche Liga«

Die etwa 100 000 Stimmen, die Ripsam als Zentrum-Spitzenkandidat bei der EG-Wahl 1984 auf sich vereinte, beflügelten ihn offensichtlich derart, daß er am 13. 4. 1985 seine eigene Partei gründete, die »Christliche Partei für das Leben« (CPL), um als geistiger Führer des christlichen Abendlandes in den Bundestag einzuziehen.

»Sie (die CPL) ist selbstbewußt genug zu wissen, daß es ihr aus eigener Kraft gelingen kann, den Sprung ins Parlament zu schaffen – sicher nicht auf Anhieb, aber langfristig gewiß... Weder die ÖDP, noch die Republikaner, die EVP, die Mündigen Bürger und auch nicht das nach wie vor von Flügelkämpfen geschüttelte Zentrum besitzen diese Konzeption der grundlegenden Erneuerung, die unserem Volk das vermittelt, was es braucht – die Hoffnung auf eine wiedererstehende kulturelle und geistige Größe des christlichen Abendlandes...«[3]

Mit ganzseitigen Anzeigen in der FAZ und der »Welt« machte er auf die CPL aufmerksam.

Mit ihrer Umbenennung zu »Christliche Liga« (CL) im Februar 1987 bietet sie sich als gemeinsames politisches Dach für andere christliche Organisationen an:

»Mit der Namensänderung will sich die ehemalige CPL von ihrem Image als reine Anti-Abtreibungspartei lösen... Vor allem im Bereich der Deutschlandpolitik unter Einbeziehung eines gesunden Nationalbe-

wußtseins auf der Grundlage christlich-abendländischer Kultur und in der Gesundheitspolitik sollen deutlichere Akzente gesetzt werden.«[4]

Mit dieser Thematik hoffte die CL offensichtlich auf weitere von der Deutschland- und Ausländer-Politik der CDU enttäuschte rechte Wähler.

Die Christliche Liga sieht sich im Kampf gegen eine Weltverschwörung von »Ab«- und »Austreibern«: Die »Austreibung Deutscher aus deutschen Gebieten« beantwortet sie mit der Nichtanerkennung der Oder-Neiße-Linie (»ungerechtfertigte und unbegründete polnische Ansprüche auf Ostdeutschland«). Zum Fragenkomplex »Kriegsschuld 1914 und 1939« und »Siegerwillkür« will die CL eine ausführliche Erörterung erstellen (vergl. Kap. 6.1).

Erster Programmpunkt bleibt jedoch der »Schutz allen Lebens«: Bestrafung jeder Abtreibung, gegen jede Indikation und jede Frist.

»Es geht nicht darum, die Zahl der Abtreibungen zu verringern, sondern sie mit Hilfe des Strafrechts von vornherein zu verhindern.«[5]

Der Beruf Mutter, und zwar als »Ganztagsmutter« soll für Frauen durch höheres Kindergeld attraktiv gemacht werden; zum »Schutz der Ehe und im Interesse der Kinder« soll die Ehescheidung erschwert und zum Verschuldungsprinzip zurückgekehrt werden.

Der Mißbrauch des Gastrechtes durch »Gastarbeiter« sei hauptverantwortlich für die zunehmende Ausländerfeindlichkeit, und das Gastland brauche das Recht, »den weiteren Zuzug von Gastarbeitern zu stoppen oder nur zeitlich befristete Arbeitsverträge auszustellen«. In ihren konkreten Forderungen trifft sich die CL hier durchaus schon mit den Republikanern. Mit christlicher Nächstenliebe verbrämt sie ihre Forderung zur Einschränkung des Asylrechts:

»Es ist unsere Pflicht als Christen, unseren verfolgten Mitmenschen Schutz zu gewähren ... Im Interesse der wirklich Verfolgten dürfen wir einen Mißbrauch des Asylrechts nicht zulassen.« (Grundsatzprogramm von 1989.)

Die CL hat Landesverbände in Baden-Württemberg, NRW, Bayern (1990 120 Mitglieder), Hessen, Niedersachsen, Rheinland-Pfalz, Brandenburg, Sachsen-Anhalt und Thüringen. In den neuen Bundesländern zählte sie Ende 1990 120 Mitglieder, erzielte aber bei den Bundestagswahlen 1990 im Verhältnis dazu ein hohes Wahlergebnis (Baden-Württemberg 15 000 = 0,3 Prozent, Bayern 10 600 = 0,2 Prozent, Brandenburg 1600 = 0,1 Prozent, Sachsen 10 000 = 0,4 Prozent, Thüringen 2300 = 0,2 Prozent).

Der Gründer Ripsam blieb bis 1989 auch Bundesvorsitzender der CL, danach verschwand er von den Bildfläche. Auch der hessische Landesverband existierte vorübergehend nicht mehr (vom Vorstand des BfdL zog sich Ripsam ebenfalls zurück). Der neue Bundesvorstand besteht aus Dr. Herbert Völkl (1987 war er noch Ministerialrat im Landwirtschaftsministerium, Bonn), und Stellvertreter Peter

Funke (Sachsen). Bis September 1990 war dies Dr. Bruno Hügel, katholischer (Opus Dei naher) Biologe aus Eichstätt, aktiv in ARGE1, BfdL und Autor in »Europa« (heute heißt sie »Zeitenwende«), der Zeitschrift des NPD-nahen Schulungszentrums »National europäisches Jugendwerk«. Beisitzer der CL ist Karl Simpfendörfer, Autor des Buches »Verlust der Liebe, mit Simone de Beauvoir in die Abtreibungsgesellschaft«, in dem er »den Feminismus als menschenverachtende und zutiefst verbrecherische Ideologie« bezeichnet, »die den entschlossenen Widerstand verlangt ...«[6]

Andere Hauptredner bei der CL sind das Ehepaar Hans Gerhard Noll und Frau Thielscher-Noll, die die Sendener Lebensrechtstage ausrichten, Mitglieder von Pro Conscientia und Verfasser einer dreibändigen »Elternschule« sind. Öffentliche Kinderbetreuung kommt für sie nicht in Frage: »Wer mehr Krippen- und Hortplätze fordert, muß gleichzeitig die Anzahl der Drogenfahnder vermehren« (Leitbild Mai 1990). Als Autoren der Zeitschrift der CL tauchen auch Christa Meves und Dr. Götz (EÄA und ALfA) auf. Die CL beteiligte sich 1986 beim JVL-Kongreß, wo sie »eine Reihe von Gesprächen mit hochrangigen Persönlichkeiten« führen konnte.[7] Einen Großeinsatz hatte sie beim Pfälzer Katholikentag und bei der Bonner Kundgebung mit Mutter Theresa 1986. Mit Transparenten beteiligte sie sich an der Bonner ALfA-Demonstration im Juni 1990. Enge Zusammenarbeit pflegt die CL auch mit der KALEB in den fünf neuen Missionsgebieten.

Christliche Mitte (CM)

Die ehemalige Führungsriege des Zentrums (Adelgunde Mertensacker, Arno Felser, Gustav Frh. v. Fürstenberg, Karlheinz Schmidt) schloß sich nicht der CL an, sondern gründete im August 1988 die »Christliche Mitte« als neue Partei. In ihr können nur deutsche Christen Mitglied werden. Die Christliche Liga sei für sie »nicht wählbar«, da sie nicht prinzipiell gegen Verhütung ist. Dennoch schreibt v. Fürstenberg Leitartikel für die Zeitung der CL. Viele Hardliner unter den »Lebensschützern« finden hier offenbar ihre politische Heimat. In ihrem monatlichen Organ »Kurier der CM« (Auflage 16 000) schreiben Winfried Pietrek (Bundesvorstandsmitglied und BfdL-Größe), Siegfried Ernst (CDU und EÄA), Giesela Köhler (KALEB), Prof. H. Tröndle (JVL), Interviews gaben H. Schneider (Pro Conscientia) und Anselm Günthör (JVL, WIESE).

Pietrek und Mertensacker waren im Januar 1987 gemeinsam auf dem Podium beim Kongreß der Deutschen Konservativen, einem deutsch-national orientierten Sammlungsversuch. Im Programm angekündigt war das Absingen der drei Strophen des Deutschlandliedes, Themen wie »Freiheit für Rudolf Heß« und »Deutschland, Deutschland über alles, und was wir damit meinen«.

In ihrem Grundsatzprogramm spricht sich die CM gegen »Konkubinat«, »Kuppelei«, »Homosexualität« und »Emanzipation auf Kosten von Kindern und Familie« aus, für »Familienwahlrecht«, »Rückkehr zum Schuldprinzip im Scheidungsrecht« und »Pflege fraulicher und mütterlicher Eigenschaften«. Sie führt den »Kampf gegen das größte Verbrechen unserer Zeit, gegen den Kindermassenmord«. Sie ist gegen Gesamtschulen und Schulsexualkunde, Politik für die Jugend soll »ihren Leistungswillen und Gemeinsinn, ihre Selbstdisziplin, Einsatz- und Opferbereitschaft fördern, eine Veränderung fehlgeleiteten Wertbewußtseins ... herbeiführen«. Im Unterschied zum Programm der CL finden sich bei der CM nur ein kurzes Bekenntnis zum wiedervereinigten Deutschland und keine Forderungen zur Ausländer- und Asylpolitik.

Bei den Bundestagswahlen 1990 kandidierte die CM in sieben Bundesländern und erhielt insgesamt 36 446 Stimmen:

»Notwendig bleibt ein langsames Hineinwachsen in die übernatürliche Denkweise der CM. Unsere Überzeugungsarbeit ist schwieriger als die vordergründige anderer Parteien.«

Gefährliche Splitter

Welche Rolle spielen diese zerstrittenen Splitterparteien, die unter der Rubrik »Sonstige« in der offiziellen Wahlstatistik nicht einmal namentlich erwähnt werden? Das Ergebnis der Bundestagswahlen vom Dezember 1990 ist sicher nicht der Maßstab für ihren gesellschaftlichen Einfluß.

Bei dieser Bundestagswahl waren mindestens 9 von 23 Parteien mit der Forderung nach Verschärfung des § 218 und des Asyl- und Ausländerrechts angetreten. Aufschlußreich, auch im Hinblick auf ihre möglichen Bündnispartner, ist eine Selbsteinschätzung durch die »Bürgerinitiative für die Christliche Wende«. Sie meldete sich 1988 nach den Landtagswahlen in Baden-Württemberg zu Wort: »Die Gewinner der Landtagswahl sind ausnahmslos Parteien, die entschieden gegen Abtreibung sind (...) Die nicht im Landtag vertretenen Parteien wie NPD (2,1 Prozent), ÖDP (1,4 Prozent) und Republikaner (1,0 Prozent) erhielten insgesamt (mit Zentrum und Christlicher Liga) 5,1 Prozent.«

Trotz ihrer weitgehenden Übereinstimmungen in der Programmatik scheiterten die Versuche der CL, die anderen Parteien zu einem gemeinsamen Auftreten unter ihrem Dach zu bewegen. Persönliche Differenzen und ihre unterschiedlich rigide Haltung zur katholischen Kirche (praktizierte Verhütung und Tätigkeit katholischer §-218-Beratungsstellen) spielen dabei die größte Rolle.

CL und CM traten 1990 nur in einigen Ländern zur Wahl an; dort, wo sie kandidierten, waren die Städte vollgeklebt mit ihren »Laß mich leben« Embryo-Plakaten. Nicht unterschätzen darf man die Sicker-Wirkung dieser penetranten Plakatierung und der bundesweit zur besten Sendezeit ausgestrahlten Fernseh-Werbe-Spots. Sie haben einen Gewöhnungseffekt erzielt, der vor fünf Jahren noch undenkbar gewesen ist. Bisher stellen sich diese Parteien nur in wenigen Orten mit Direktkandidaten zur Wahl. Doch dort, besonders wenn sie seit Jahren aktiv sind, erzielen sie deutlich höhere Stimmzahlen, und zwar auf Kosten der CDU (beispielsweise auf der schwäbischen Alb). Die rechtsaußen Opponenten der CDU, die teilweise mit ihnen zusammenarbeiten (z.B. Ernst aus Ulm), fühlen sich dadurch bestätigt. Insofern greift die Strategie des »Denkzettels« für die Unionsparteien durchaus. Aus diesen Gegenden kommen oft auch die schärfsten Anträge bei CDU-Parteitagen. Sie nehmen regional nicht nur auf das allgemeine politische Klima Einfluß, sondern können durchaus auch zur Beeinträchtigung der praktischen Lebensverhältnisse für Frauen beitragen, z. B. durch das Verweigern von Abbruchmöglichkeiten in Kliniken durch Gemeinderats- und Kreistagsbeschluß (z. B. in Biberach).

Nicht ihre Zahl oder ihre Wahlergebnisse machen die besondere Gefährlichkeit dieser »Lebensschützer« aus, sondern ihr Auftreten als die »bessere CDU«, als die wahren christlichen Parteien. Den in Parteien organisierten »Lebensschützern« geht es nicht allein um die Rettung von Embryos, sondern um die Verbreitung einer umfassenden straffen Ordnungsvorstellung. Daran knüpfen Rechtsextremisten an. Die »Lebensschützer«, die weit in konservative Kreise hineinwirken und die auf der emotionalen Ebene viele Menschen ansprechen (wollen), machen so die Übereinstimmung mit rechts-extremen Positionen hoffähig (vgl. Kap. 6.1).

Anmerkungen

1 Brief von Ripsam 1984, zitiert in Rau S. 87
2 Leitbild 1/87, Zeitung der CPL und der CL
3 Sept. 86 Ripsam, Bundesvorsitzender der CPL in CPL-Aktuell
4 Leitbild 1/87
5 Leitbild 5/90
6 Werner Neuer in M & I, Nov. 90, S. 42, das Buch ist bestellbar über die EÄA
7 Leitbild 3/86

3.3 Der Hoffacker-Entwurf (CDU)

Anfang März 1991 hat der Jurist und gesundheitspolitische Sprecher der Unionsfraktion im Bundestag, Dr. Paul Hoffacker, »Eckpunkte einer verfassungskonformen gesetzlichen Regelung zum verbesserten Schutz des ungeborenen Lebens« vorgelegt. Er tat dies als langjähriges CDU-Bundestags-Mitglied, sozusagen als Gegengewicht zu Rita Süssmuths »Drittem Weg«. Seine Rolle innerhalb der »Lebensschutz«-Bewegung wird in der Öffentlichkeit nicht erwähnt, geschweige denn seine Funktionen in der katholischen Kirche und seine Nähe zu Opus Dei.

Geboren 1930, war Hoffacker in den 60er Jahren Referent beim Bistum Essen und beim Zentralkomitee der Deutschen Katholiken, bis 1977 Geschäftsführer bei Adveniat Essen (darüber Verbindungen zu Opus Dei), Mitgründer (mit Opus-Dei-Mitgliedern) einer »Fördergemeinschaft für Schulen in Freier Trägerschaft« (Vorstands-Mitglieder sind darin unter anderen Graf v. Waldburg Zeil, Nikolaus Lobkowicz), Vorsitzender des Zentralverbandes des Deutschen Kolpingwerkes und seit 1981 Direktor der katholischen Akademie »Die Wolfsburg« des Bistums Essen.[1] Zusammen mit drei JVL-Mitgliedern hat er 1985 den umfangreichen Sammelband »Auf Leben und Tod« herausgegeben, der 1991 – stark erweitert – neu aufgelegt wurde. 1987 war Hoffacker Referent und Herausgeber der Dokumentation der Tagung »Chancen für das ungeborene Leben« in Bonn, die durch das Familienministerium, Industrie und Banken unterstützt wurde. Namentlich erwähnt wurden die Milupa AG, Friedrichsdorf und die Deutsche Apotheker- und Ärzte Bank, Düsseldorf.

Sein Gesetzentwurf bietet eine Vorstellung davon, inwieweit und an welchen Punkten die »Lebensschützer« eine Verschärfung des § 218 als aktuell politisch durchsetzbar betrachten, und auch wie wichtig ihnen die Strafandrohung und das tatsächliche Bestrafen ist. So fordert Hoffacker an mehreren Punkten neue Straftatbestände bzw. macht er sich daran, alle »Schlupflöcher« des derzeitigen § 218 zu schließen.

Nach Hoffacker soll folgender Satz aus dem § 218 gestrichen werden: »Die Schwangere ist nicht nach Satz 1 strafbar, wenn der Schwangerschaftsabbruch nach Beratung von einem Arzt vorgenommen worden ist und seit der Empfängnis nicht mehr als 22 Wochen verstrichen sind.« Auf der Grundlage dieser Bestimmung können Frauen, die ohne das bundesdeutsche Indikationsverfahren einen Abbruch im Ausland vornehmen lassen, straffrei bleiben, wenn sie den Beratungsschein vorweisen können. Auf diese Frauen will Hoffacker strafrechtlich besser zugreifen können:

»In Zukunft müssen daher Beratung und Indikationsfeststellung vor-

liegen, damit die Voraussetzungen für ein Absehen von Strafe gegeben sind.«

Die Indikationen, sogar die »soziale Indikation« – wie er die Notlagenindikation durchgängig nennt – sollen erhalten bleiben (damit zog er sich die scharfe Kritik einiger »Lebensschützer« zu). Allerdings soll die Indikationsfeststellung zu einer öffentlichen Aufgabe des Staates werden.

»Die Indikationsfeststellung muß zum einen fachlich besser abgesichert und zum andern rechtlich eindeutig überprüfbar gemacht werden. Hierzu ist a) eine schriftliche Begründung jeder Indikationsfeststellung mit dem entsprechenden Befund (medizinischer Befund bzw. Ergebnis der pränatalen Diagnostik bei der medizinischen bzw. eugnischen Indikation sowie Polizeiprotokolle bei der kriminologischen Indikation) mit Aufbewahrung der ärztlichen Feststellungen und b) zusätzlich bei der sozialen Indikation die Entscheidung einer öffentlich bestellten Kommission, bestehend etwa aus einem Arzt, einem Sozialarbeiter und einem Psychologen, erforderlich.

Begründung: ... Die Erleichterung der gerichtlichen Kontrolle durch Dokumentation und Aufbewahrung der ärztlichen Feststellungen ist erforderlich, um der zunehmenden Privatisierung des Abtreibungsgeschehens entgegenzutreten. Die Indikationsfeststellung als Aufgabe des Staates muß grundsätzlich einer gerichtlichen Kontrolle zugänglich sein.«

Rechtliche Überprüfung und gerichtliche Kontrolle heißt nichts anderes, als daß den indikationsstellenden ÄrztInnen und der Kommission mit Strafe gedroht werden kann. Die Memminger Richter und das Bayerische Oberste Landgericht haben hier Pionierarbeit geleistet.

Auch die ÄrztInnen, die den Abbruch durchführen, sollen schärfer mit Strafe bedroht werden. Derzeit sind sie formell nach dem Gesetzestext (nicht nach dem Dreher-Tröndle-StGB-Kommentar!) straffrei, wenn ihnen eine Bescheinigung eines anderen Arztes darüber vorliegt, ob eine Indikation gegeben ist oder nicht. Hoffacker bemerkt den feinen Unterschied zwischen »ob« und »daß« und gleicht das Gesetz der richterlichen Praxis von Nürnberg und Memmingen an:

»Auch für den Fall, daß der erste Arzt keine Indikation gestellt hat, kann der zweite Arzt die Schwangerschaft straffrei abbrechen. Ein Mißbrauch kann vermieden werden, indem das »ob« in Satz 1 durch ein »daß« ersetzt wird. Der Gesetzgeber darf Straffreiheit für Dritte bei Mitwirkung an einem Schwangerschaftsabbruch nur dann vorsehen, wenn im Sinne einer objektiven Tatsachenfeststellung das Austragen der Schwangerschaft von der Frau nicht erwartet werden kann.«

Strafbar sollte künftig auch das Verschreiben der »Pille danach«, oder das Einlegen einer »Spirale« als Verhütungsmittel sein. Denn diese Verhütungsmittel verhindern die Einnistung eines befruchteten Eies in die Gebärmutter und stellen somit nach Hoffacker eine

Abtreibung dar. Dazu will Hoffacker den Absatz § 219 d StGB streichen, der den Schwangerschaftsabbruch erst ab dem 14. Tag nach der Empfängnis definiert.

»Nötigung der Schwangeren zur Abtreibung« ist nach Hoffacker ein neuer eigener Straftatbestand. Damit macht er eine ganz neue Gruppe von TäterInnen aus. Nämlich vor allem die Partner oder auch die Eltern der ungewollt Schwangeren, vielleicht sogar eine Frau, die ihrer ungewollt schwangeren Freundin zum Abbruch rät, anstatt ihr anzubieten, sie in ihrer Wohnung aufzunehmen. Das sei »erforderlich vor dem Hintergrund der beabsichtigten Einführung einer eigenen Strafvorschrift bei Vergewaltigung in der Ehe« und außerdem habe es »eine zusätzliche bewußtseinsbildende Wirkung«. Diese Forderung vertreten übrigens auch Bundesgesundheitsministerin Gerda Hasselfeld[2] und auf dem Ärztetag 1991 Dr. Wolfgang Furch. Konsequent wäre jetzt noch der Aufruf, sich freiwillig zu stellen.

Durchaus unter die Rubrik Strafe fällt auch Hoffackers Forderung nach Abschaffung der generellen Finanzierung von Schwangerschaftsabbrüchen durch die Krankenkassen. Nur in medizinischen Fällen seien Ausnahmen möglich. Dafür soll durch eine generelle Narkotisierungspflicht ein Schwangerschaftsabbruch zeitlich und finanziell aufwendiger werden. Nicht etwa um die Schonung der Frau geht es ihm:

»Insofern muß bei einer Abtreibung, die nicht verhindert werden kann, zumindest gewährleistet sein, daß ein Schmerzempfinden des Embryos ausgeschlossen ist.«

Diese Begründung reiht sich ein in Hoffackers bewußtseinsbildende Maßnahmen. Für ihn ist Abtreibung »die vorsätzliche Tötung menschlichen Lebens«. Der Staat und die »gesamte Rechtssystematik« müsse das »grundsätzlich schwere Unrecht« deutlich verurteilen.

»... Um darüber hinaus klarzustellen, daß es sich bei einer Abtreibung nicht nur um das Befinden der betroffenen Frau, sondern vor allem um das Lebensrecht des ungeborenen Kindes geht, sollte die eher verharmlosende Bezeichnung ›Schwangerschaftsabbruch‹ in allen Gesetzen durch den Begriff ›Tötung ungeborenen menschlichen Lebens‹ ersetzt werden.«

Um das »Befinden der betroffenen Frau« geht es Hoffacker aber überhaupt nicht, höchstens unter dem Gesichtspunkt, ob sie verhandlungs- und haftfähig ist.

Anmerkungen

1 nach eigenen Angaben und Peter Hertel, »Ich verspreche...« S. 148/149

2 nach FR vom 31. 5. 91

4 Der öffentliche Embryo

4.1 Werkstoff Embryo – Zur Geschichte der Embryologie und Gynäkologie

Der Hinweis auf die »erst in jüngster Zeit möglichen Erkenntnisse der embryologischen Forschung« verleiht Publikationen einen aktuellen wissenschaftlichen Anschein. Gleichzeitig wird damit verschwiegen, daß die Embryologie in Deutschland bereits während des Faschismus erhebliche Erkenntnisse gewonnen hat und daß sich damals als ganz besonders eifriger Forscher Erich Blechschmidt hervorgetan hat, der Hofprofessor der »Lebensschützer«. Seine nur in Universitätsbibliotheken zugänglichen Schriften aus der Zeit vor 1945 zeigen, daß er in diesen Jahren bereits den größten Teil seiner Theorien entwickelt hat.

Blechschmidt hat seit 1932 eine steile wissenschaftliche Karriere an mehreren anatomischen Instituten gemacht (Freiburg, Gießen, Würzburg), bis er 1942 auf eine außerordentliche Professorenstelle als Leiter des Anatomischen Instituts der Universität Göttingen berufen wurde. Er erhielt sogleich einen Wehrmachtsforschungsauftrag zur räumlichen Darstellung des Zentralnervensystems, dessen Kriegswichtigkeit er immer wieder betonte, wenn er noch 1944 Geld von der Deutschen Forschungsgemeinschaft (DFG) beantragte und um Arbeitskräfte nachsuchte, explizit auch aus dem Kreis der SA, der er selbst angehörte (seit 1937 war er NSDAP-Mitglied).[1] In Zusammenhang mit diesem Wehrmachtsforschungsauftrag begann er mit der Herstellung von großen Embryonen-Modellen, die dem Massenunterricht dienen sollten. Heute werden sie von »Lebensschützer«-Gruppen ehrfürchtig bestaunt.

Seine damaligen Schriften zeigen, daß er als Anatom offenbar ausgesprochen gute Forschungsbedingungen hatte, vor allem in bezug auf sein »Forschungsmaterial Embryo«. Das hat sich nach 1945 offenbar geändert. In seinem ersten Buch von 1948 stellt er in der Einleitung diesen Verlust fest: »Wenn im folgenden beim menschlichen Objekt notgedrungen auf experimentelle Methoden verzichtet wird...«[2] Nach einem pauschalen Entnazifizierungsverfahren wurde Blechschmidt 1949 zum ordentlichen Professor ernannt und blieb bis zu seiner Emeritierung 1973 Direktor des Anatomischen Instituts mit dem Hauptarbeitsgebiet Humanembryologie.

Blechschmidt verwischte systematisch die Spuren seiner Forschung an Embryonen im Faschismus und in den Nachkriegsjahren. In seinem 1961 erschienenen Buch: »Die vorgeburtlichen Entwicklungsstadien des Menschen« fehlen alle Hinweise auf seine Forschungen zwischen 1933 und 1945, erst seit 1973 nimmt er sie wieder auf. 1976 behauptete Blechschmidt: »Noch vor 20 Jahren fehlten alle technischen Voraussetzungen, um die winzigen Keime deutlich machen zu können.«[3] Das ist schlicht unwahr. Er selbst hat auch in den Jahren 1946 bis 1956 über 30 Einzelveröffentlichungen zur Embryologie verfaßt, darunter Untersuchungen an der menschlichen Keimscheibe, am Ei und an frühembryonalen Stadien. Ein Artikel befaßt sich mit der »experimentellen Beeinflussung der embryonalen ›Stoffwechselmechanik‹ durch schweres Wasser«.[4] Außerdem sind in den frühen 50er Jahren viele Schnittserien an Embryos der ersten Wochen am anatomischen Institut katalogisiert. Angeblich kamen sie vor allem von niedergelassenen Ärzten, doch auch die züchteten sie nicht im Reagenzglas. Diese Embryonen stammten mit Sicherheit nicht von illegalen Abtreibungen oder Spontanabgängen.

Blechschmidt beschreibt ausführlich die technischen Schwierigkeiten bei seinen Schnittserien-Rekonstruktionen:

»In den geeigneten frühen Stadien sind die menschlichen Embryonen so klein, daß sie im allgemeinen kaum bemerkbar sind und höchstens ausnahmsweise zur Beobachtung kommen. Für embryologische Untersuchungen in unserem Sinn sind nur Keime brauchbar, die Sekunden nach dem Absterben durch besondere chemische Maßnahmen (Fixierung) vor einer schnellen Auflösung (autolytischem Zerfall) geschützt und optisch deutlicher gemacht werden können, als sie es zunächst sind. Am Lebenden sieht man auch bei großer Aufmerksamkeit in der Regel fast nichts.«[5]

Obwohl präzise Angaben über die Herkunft und die Umstände der Gewinnung des Forschungsmaterials zu den Standards wissenschaftlicher anatomischer Arbeiten gehören, erwähnt Blechschmildt nie, wie er an die Embryos gekommen ist. Erstmals 1991,[6] nachdem ihm dies in mehreren kritischen Veröffentlichungen vorgehalten wurde, verweist er auf Eileiterschwangerschaften als Quelle der Präparate: »Bei der aus klinischen Gründen operierten Tubengravidität (Zerreißen des Eileiters mit lebensbedrohender Blutung)...« Das klingt zunächst plausibel, denn auch die berühmten Fotographien von Nilsson entstanden so. Durch Anwendung von Ultraschall werden heute solche Schwangerschaften tatsächlich in einem sehr frühen Stadium festgestellt. Doch bis Ende der 60er Jahre konnten sie erst durch schwere Schmerzen der Frau in der 6. bis 8. Woche (der Embryo ist dann etwa zwei bis drei cm groß) diagnostiziert werden, die Schwangerschaft selbst konnte damals sicher erst in der 4. Woche nachgewiesen werden. Die Herkunft der Embryos vom gerade befruchteten Ei bis zur 8. Woche, an denen Blechschmidt lange vor 1960 forschte, ist damit nach wie vor im dunkeln.

Fragen zu Blechschmidts Forschung während des Nationalsozialismus

Bis 1944 hatte Blechschmidt mindestens fünf seiner großen Modelle von Embryonen fertiggestellt: eines der 2. Entwicklungswoche, bei dem er sich auf eigene Schnittserien bezieht, zwei Modelle der 3. Woche, je eines etwa der 5., 7. und 9. Woche. Er beschreibt Embryonen jeder Altersstufe und entwickelt daraus seine Theorie der »Wachstumsbewegungen«. Daß Blechschmidt offenbar auch mit einem noch lebenden Embryo »gearbeitet« hat, geht aus einer Bemerkung hervor, in der er Embryos im 3. Schwangerschaftsmonat beschreibt:

»Nach dem Versuch, einen noch lebenden Embryo mechanisch durch eine kurzdauernde Berührung zu verformen, kehrt seine Eigengestalt ähnlich wie bei einem im mechanischen Sinn elastischen Körper wieder.«[7]

Blechschmidt bezieht sich explizit immer wieder auf »eigene Schnittserien« oder Doktorarbeiten an seinem Institut, die er betreut hat.[8] Im Gegensatz zu anderen Anatomen beschreibt Blechschmidt jedoch in keinem seiner Artikel die Herkunft seines »Materials« oder des »Werkstoffs«, wie der zeitgenössische Anatom Prof. Stieve sich auszudrücken pflegte.

Mehr Fragen als Antworten tun sich auf:

– Stammten die Embryonen von toten oder lebenden Frauen? Woher bezog die Anatomie überhaupt die Leichen?

– Konnte vor 1945 ein Direktor eines Anatomischen Instituts einer deutschen Universität Beziehungen zu einer amerikanischen Institution (Carnegie) haben und von dort wertvolle Präparate beziehen?

– Wie viele lebende Keime und Embryonen mußte Blechschmidt untersuchen, bevor er feststellte, daß man »in der Regel fast nichts« sieht?

– Deshalb die wichtigste Frage: Welche Frauen haben sich oder wurden – was leider wahrscheinlicher ist – der embryologischen Forschung zur Verfügung gestellt, unter welchen Bedingungen?

Leichenbuch der Anatomie – Spiegel der faschistischen Gesetze

Von den insgesamt 240 im Leichenbuch eingetragenen Toten in den Jahren 1937 bis 1940 kamen 56 aus Strafanstalten und 98 aus Heil- und Pflegeanstalten. In den Jahren 1941–44 wurden von den insgesamt 277 Leichen 167 aus der Hinrichtungsstätte Wolfenbüttel angeliefert, 20 kamen aus der Landespflegeanstalt, 19 lieferte laut Leichenbuch die Gestapo. Insgesamt sind zwischen 1937 und 1944 35 weibliche Leichen verzeichnet.

Kaum als Chef der Anatomie in Göttingen eingestellt, kümmerte sich Blechschmidt 1942 persönlich um die Beschaffung der »z. Zt. vermehrt anfallenden Leichen«:

»Aufgrund der mündlichen Besprechung, die ich kürzlich mit dem Herrn Kurator der Universität Göttingen und mit dem Herrn Regierungsrat Lupfer als dem Vertreter des Direktors des Gefängnisses in Wolfenbüttel hatte, bitte ich um Bewilligung von 5000 RM für Beschaffung der in Wolfenbüttel z. Zt. vermehrt anfallenden Leichen. Durch rechtzeitige Ausnutzung des augenblicklich zur Verfügung stehenden Leichenmaterials ließe sich das gesamte ostiologische Material, das für den täglichen Unterricht erforderlich ist, gewinnen.«[9]

Wegen welcher »Delikte« in Wolfenbüttel Menschen zum Tode verurteilt wurden, zeigt die durch Zeugen erst nach Jahrzehnten erreichte Wiederaufnahme eines Falles von 1944.[10] Eine 19jährige Frau war nach der »Volksschädlingsverordnung« von 1939 wegen angeblicher Plünderung verurteilt worden; tatsächlich hatte sie in den Ruinen ihrer Wohnung nach eigenen Habseligkeiten gesucht. Der damalige Richter W. Lerche brachte es nach dem Krieg bis zum 2. Präsidenten der Generalsynode der Vereinigten Evangelisch-Lutherischen Kirche Deutschlands.

Versuche an Frauen in den USA

Blechschmidt bezieht sich in seinen neueren Werken gern auf die Embryonensammlung der amerikanischen Carnegie-Institution, die tatsächlich auch vor 1945 zahlreiche ganz junge Embryonen verzeichnet hat. In seinen Artikeln vor 1945 ist jedoch kein Hinweis darauf zu finden, daß er seine Präparate etwa von der Carnegie-Institution bezogen hätte. Es wird keine einzige amerikanische Quelle oder Untersuchung zitiert, weder von der Carnegie-Institution noch beispielsweise von Davenport Hooker, der bereits 1944 an der Universität Pittsburg über umfangreiche Filmdokumente von Embryos verfügte.[11]

Dabei war die internationale Zusammenarbeit deutscher Forscher auch mit amerikanischen Institutionen während des Nationalsozialismus keineswegs unmöglich oder unüblich. So wirkte bei der Zeitschrift für menschliche Vererbungs- und Konstitutionslehre (herausgegeben von Kretschmer und Verschuer) noch 1937 C. B. Davenport von Cold Spring Harbor herausgeberisch mit.

Außerdem waren auch in den USA die wissenschaftlichen Forschungsmethoden alles andere als über ethische Zweifel erhaben. Gena Corea beschreibt, wie der Gynäkologe Rock und der Pathologe Hertig Hunderten von armen Frauen in einer Brookliner (Massachussetts) Wohlfahrtsklinik unter der Diagnose »Gebärmutterentfernung« Eier entfernten. Zuvor mußten die ahnungslosen Frauen monatelang täglich ihre Temperatur aufzeichnen, damit die Operation auf den Ovulationstermin gelegt werden konnte. Zum Teil wurden sie ausdrücklich aufgefordert, vor der Operation häufig mit ihren Männern zu schlafen, so daß die Forscher auch an befruchtete Eier und Embryonen herankamen. Auf diese Weise erhielten sie für ihre Versuche 34 befruchtete Eier von 211 Frauen, die ohne ihr Wissen zum Zeitpunkt der Operation schwanger waren. In keinem der vielen Vorversuche und keiner Studie zur Befruchtung in der Petrischale in den 40er bis 70er Jahren war zu lesen, daß die Frauen um ihre Einwilligung auf dieser Jagd nach Eiern in ihrem Körper gebeten worden wären.[12]

Andere deutsche Anatomieforscher geben Auskunft

Hermann Stieve, der in der Zeit des Nationalsozialismus über Follikelreifung und den Zeitpunkt der Befruchtung forschte, beschreibt,[13] daß sein »Werkstoff« von 123 Frauen stammt, die »bei plötzlichen Unglücksfällen oder aus anderem Anlaß gestorben sind«. Die »aus anderem Anlaß gestorbenen« waren meist Frauen aus Zuchthäusern und Konzentrationslagern, die hingerichtet und Stieve dann sofort zu »Forschungszwecken« übergeben wurden. An Gefangenen weist er nach, daß die Follikelreifung aufgrund psychischen Drucks unterbrochen wird. Und um zu beweisen, daß Eisprünge durch drastische Erlebnisse »spontan« ausgelöst werden, ließ er die Bekanntgabe des Tötungstages an das Opfer auf einen bestimmten Zyklustag legen, nachdem die Aufseher zuvor deren Menstruationskalender geführt hatten.[14] Stieve war auch nach 1945 Herausgeber des Anatomischen Anzeigers, Zentralblatt für die gesamte wissenschaftliche Anatomie.

Auch bei Blechschmidts Forschungen erscheint es ziemlich unwahrscheinlich, daß die ganz jungen Embryos von zufällig in die Anatomie eingelieferten Frauenleichen stammen. Blechschmidt schreibt selbst, wie schnell sie vergehen. Woher wußte er von deren Existenz und von deren Alter? Es bleibt also die Vermutung, daß die Eier und Embryonen von lebenden Frauen stammen. Ähnlich wie in den USA werden sie sich auch in Deutschland, zumal unter den damaligen Verhältnissen, nicht freiwillig zur Verfügung gestellt haben.

Zwangsabtreibungen und Zwangssterilisationen

Operative Zwangsabtreibungen, verbunden mit Sterilisationen, wurden nach der Einführung der eugenischen Indikation 1935 in großem Umfang an »Erbkranken« und »Gemeinschaftsfremden« durchgeführt. Auch schwangere Zwangsarbeiterinnen wurden ab 1943 nicht mehr »zurückgeführt«, sondern »durften« abtreiben. Tatsächlich ist bekannt, daß diese Zwangsabtreibungen auch noch in ganz späten Stadien der Schwangerschaft durchgeführt wurden.[15]

Ein willkommenes Forschungsdorado für Gynäkologen waren die sofort nach der faschistischen Machtergreifung eingeführten eugenischen Zwangssterilisationen, wie der Universitätsgynäkologe Felix von Mikulicz-Radecki offen zugibt:

»Der Gynäkologe hat bisher recht selten die Gelegenheit gehabt, anläßlich einer Laparatomie vollkommen normale Genitalorgane betrachten zu können; seit Druchführung der eugenischen Sterilisierung ist das anders geworden. Hier operieren wir meist völlig genitalgesunde Frauen; wir sind auch in der Lage, die Operationen (...) zu jedem Zeitpunkt des Menstruationszyklus auszuführen; eine willkommene Gelegenheit, um die Beziehungen zwischen Eileiter und Eierstock genau studieren zu können. Wir selbst haben davon reichlichst Gebrauch gemacht und möchten über unsere Beobachtungen im folgenden berichten.«[16]

Die Frauenklinik Göttingen war ein Zentrum für solche eugenischen Sterilisationen, bei denen darüber hinaus auch Gebärmutter- und Eileiterentfernungen durchgeführt wurden. Allerdings nahmen diese Operationen in Göttingen ab 1942 stark ab.[17]

Ein nicht unbeträchtlicher Teil der zwangssterilisierten Frauen in Deutschland war zum Zeitpunkt der Sterilisation schwanger. Vielen Frauen wurden dabei die Eierstöcke und die Gebärmutter entfernt. In den Konzentrationslagern Ravensbrück und Auschwitz wurden besonders in den Jahren nach 1940 grausame medizinische Experimente an den Gefangenen gemacht[18], um Methoden für unauffällige Massensterilisationen zu finden, deren Ergebnis viele hundert Tote und Verstümmelte waren.

Zusammenhänge zwischen den eugenischen Menschenversuchen, den Zwangssterilisationen und Zwangsabtreibungen und dem Aufschwung der Embryologie und deren Anatomie drängen sich geradezu auf. Dazu mußten sich nicht alle damals tätigen Wissenschaftler die Hände selbst »schmutzig« machen.

Ein bibeltreuer »Lebensschützer« – wissenschaftlich unbedeutend

In Blechschmidts zahlreichen wissenschaftlichen Werken vor seiner Pensionierung ist sein fundamentaler Katholizismus noch kaum feststellbar.[19] Seine Theorien von der »biodynamischen Differenzierung« und der »kinetischen Morphologie« muten zwar merkwürdig verquer an, aber dem »Lebensschützer« kommen sie gerade recht: Aus seiner Theorie von den »Entwicklungsbewegungen« machen sie zum Beispiel das im Mutterleib »atmende Kind«.

1973 war Blechschmidt unter anderem zusammen mit dem antisemitischen und neofaschistischen Pfarrer Borowsky und Dr. S. Ernst Gründungsmitglied der evangelikal geprägten Europäischen Ärzte Aktion. 1982 veröffentlichte er im kreationistischen Studienkreis »Wort und Wissen«.[20] Für »Lebensschützer« ist »sein Lebenswerk eine der Hauptstützen des Kampfes für das Lebensrecht der ungeborenen

Kinder auf Weltebene«.[21] Im Deutschen Ärzteblatt lobte der Pro-Vita-Vorsitzende und Standesfunktionär Furch »seine große wissenschaftliche Leistung«. Sein »Satz von der Erhaltung der Individualität« könne »in seiner Bedeutung durchaus mit dem physikalischen Lehrsatz von der Erhaltung der Energie verglichen werden«.[22]

Außer den »Lebensschützern« und seinen Protektoren in der katholischen Kirche und der Bundesregierung scheint das niemand so einzuschätzen. Auf Blechschmidts Schriften und Theorien bezieht sich wissenschaftlich heute kaum jemand. In neuerer medizinischer Literatur zur Embryologie taucht sein Name praktisch nicht mehr auf.

Anmerkungen

1 Universitätsakte Göttingen: UAGK XVI III C a »Verschiedenes I 31. 12. 51«: 23. 9. 43 Blechschmidt an das Arbeitsamt: »... Aus Gründen, die schon früher dem Arbeitsamt geschildert wurden, muß dem Ersatzmann die Aufgabe übertragen werden, zunächst für meinen Wehrmachtsforschungsauftrag und für die von der Wehrmacht an das Institut abkommandierten oder hierher beurlaubten Doktoranten sowie in Bälde für den ganzen neu aufzubauenden Anschauungsunterricht für mindestens jährlich 1000 Studenten die nötige technische Unterlage der gesamten Forschungs- und Unterrichtsarbeit durch selbständige Arbeit zu schaffen. (...) H. ist mir durch sein kameradschaftliches Verhalten bei der SA bekannt... Ich bitte nun mit Rücksicht auf die Kriegswichtigkeit und Dringlichkeit der Arbeiten am Anatomischen Institut um Unterstützung...« zitiert nach: Heinrich Becker, Hans-Joachim Dahms, Cornelia Wegeler (Hg.): Die Universität Göttingen unter dem Nationalsozialismus, München 1987; Zitate aus der 2. erweiterten Auflage, die 1992 erscheint.

2 Erich Blechschmidt, Mechanische Genwirkungen, Musterschmidt, Göttingen 1948, Vorwort

3 Blechschmidt, Wie beginnt das menschliche Leben, 1976, S. 17

4 Blechschmidt, Menke: in Anatomischer Anzeiger Ergebnisse Heft 49, 1951.

5 Blechschmidt, Wie beginnt das menschliche Leben, 1976, S. 17

6 Hoffacher u. a., Auf Leben und Tod, 1991, S. 27

7 Blechschmidt, Über die Wachstumsdynamik der Gewebe im menschlischen Körper, Nachrichten von der Akademie der Wissenschaften in Göttingen, 1944, S. 200

8 Blechschmidt, Über die Wachstumsdynamik... a. a. O., S.194–258

9 UAGK XVI III C a 4 III 1. 3. 1933–31. 12. 1947, 7. 11. 1942 Blechschmidt an Kurator

10 FR 22. 3. 1991

11 vergl. Geraldine Lux Flanagan: Die ersten neun Monate des Lebens, 1985, S. 58 und Quellennachweis

12 Gena Corea, »Muttermaschine«, Reproduktionstechnologien – von der künstlichen Befruchtung zur künstlichen Gebärmutter, Frankfurt 1988, S. 102 ff.

13 H. Stieve, Ein ganz junges, in der Gebärmutter erhaltenes menschliches Ei (Keimling Werner), in: Zeitschrift für mikroskopisch-anatomische Forschung 1936, S. 281 ff. H. Stieve, Einfluß des Nervensystems auf die weiblichen Geschlechtsorgane des Menschen, Zeitschrift für mikroskopisch-anatomische Forschung 1942, S. 189 ff.

14 Artikel von H. Bräutigam in: Die Zeit, 20. 1. 89

15 vergl. Heidrun Kaupen-Haas in: Menschenversuche: Wahnsinn und Wirklichkeit, 1988

16 Der Eiauffangmechanismus bei der Frau und seine Bedeutung für die Sterilität. Schriften der Königsberger Gelehrten Gesellschaft, Naturwissenschaftliche Klasse, 1937, zit nach: Gabriele Czarnowski: Nationalsozialistische Frauenpolitik und Medizin, S. 90 in: Frauen und Faschismus in Europa, hrsg. von L. Siegele-Wenschkewitz u. G. Stuchlik, Pfaffenweiler 1990

17 Vergl. H. Becker, H.-J. Dahms, C. Wegeler (Hg.): Die Universität Göttingen ... a. a. O.

18 Vergl. Eugen Kogon, Der SS-Staat, Das System der deutschen Konzentrationslager, 1974, S. 203 ff. und Katalog zur Ausstellung »Heilen und Vernichten im Nationalsozialismus«, 1982, Tübingen

19 Er ist Komtur-Ritter des päpstlichen Gregorius-Orden

20 das Heft: »Das Gesetz von der Erhaltung der Individualität«

21 Ernst zu seinem 80. Geburtstag in M & I, Dez. 84

22 Furch (Pro Vita) im Deutschen Ärzteblatt, 7. Dez. 89, zu seinem 85. Geburtstag

4.2 »Mensch von Anfang an« – pseudowissenschaftliche Argumente gegen Abtreibung

»Lebensschützer« berufen sich gern auf die modernen Erkenntnisse der pränatalen Medizin, Psychologie und Fotografie. Diese hätten längst den Beweis erbracht, daß ab der Verschmelzung von Ei- und Samenzelle ein eigenständiger Mensch besteht. Mit vereinten Kräften wird hier an einem gewaltigen Betrug gearbeitet, nämlich an der Unterschlagung der ausschließlichen Abhängigkeit dieser »anderen« menschlichen Existenz von der Frau. Diese Abhängigkeit ist nicht nur sozialer und emotionaler Art, sondern auch eine vollkommene physische Abhängigkeit von der Frau. Wir behaupten nicht, daß der Embryo oder Fötus ein Teil der Frau wäre, wir bestreiten nicht, daß er ein eigenes Herz, einen eigenen Blutkreislauf usw. hat. Wir weisen nur auf das hin, was auch alle »Lebensschützer« wissen, offenbar aber nicht wahrhaben wollen: Ohne das Eingebettetsein in den Körper der Frau könnte der Embryo nicht existieren.

Es gibt unzählige Propagandaschriften der »Lebensschützer«, deren Schwerpunkt auf der Darstellung der pränatalen Entwicklung liegt. Die drei am häufigsten verteilten Schriften und den Propagandafilm »Der stumme Schrei« haben wir genauer untersucht. Die Texte und das Bildmaterial sind zwar recht unterschiedlich, aber alle zitieren den Embryologen Prof. Erich Blechschmidt (siehe Kap. 4.1). Es lohnt sich also, zunächst dessen Arbeiten zu betrachten: »Das Wunder der Kleinen«, ein fünfzigseitiges Bilderbüchlein des »Weißen Kreuzes«[1] und »Wie beginnt das menschliche Leben«, ein populärwissenschaftlich aufgemachtes Taschenbuch.[2]

Scheingefecht gegen den großen »Irrtum«

Wo ist eigentlich die Frau, die einen Schwangerschaftsabbruch wollte, weil sie sich vor Kaulquappen ekelt? Ihr könnte geholfen werden.

Blechschmidt rühmt sich, mit seinen Forschungen das »Haeckelsche Biogenetische Grundgesetz« von 1866 hinfällig gemacht zu haben, nach dem die Entwicklung des Individuums eine kurze und schnelle Wiederholung der Stammesentwicklung sei; die Evolution des Menschen vom Tier – von einzelligen Lebewesen über Fische zu Säugetieren – werde quasi im Zeitraffertempo wiederholt. Heute vertritt niemand mehr ernsthaft, was Blechschmidt wortreich als »Irrtum« entlarvt. Für die Evolutionsforschung spielt die vergleichende Embryologie bis heute noch eine Rolle, nicht aber umgekehrt. Niemand behauptet, der menschliche Embryo hätte zu irgendeinem Zeitpunkt tatsächlich Kiemen, Flossen, Fell, einen Schwanz usw. und wäre deshalb ein Fisch oder sonst irgendein Tier. Schon gar nicht – und das ist in diesem Zusammenhang entscheidend – begründen ungewollt Schwangere damit eine Abtreibung. Im Gegenteil: Die Entscheidung für einen Abbruch trifft die Frau gerade in dem Bewußtsein, daß sie ohne den Schwangerschaftsabbruch Mutter eines Kindes wird, was sie nicht sein will oder nicht sein kann.

Blechschmidt verweist auf die modernen Erkenntnisse der Biologie und Genetik und darauf, daß die befruchtete Eizelle des Menschen den spezifisch menschlichen Chromosomensatz habe. Insofern ist sein Leitsatz »Der Mensch ist Mensch von Anfang an« banal und stimmt genauso wie der Satz »Die Henne ist Henne von Anfang an«. Es gleicht sogar – biologisch gesehen – ein befruchtetes Hühnerei so wenig einem anderen Ei wie ein menschlicher Embryo einem anderen. Aber darum geht es nicht allein.

Blechschmidt geht nämlich noch einen Schritt weiter: Er bestreitet die Evolution insgesamt. Die Möglichkeit, daß der Mensch entwicklungsgeschichtlich »vom Affen abstammen« könnte, mutet ihn grausig an. Da greift er lieber auf eine allzu bekannte »Lehrmeinung« zurück: daß nämlich alle Arten der Lebewesen der Reihe nach »von Gott geschaffen« worden seien. Das will er mit seinen Forschungen letztlich bewiesen haben.

»Zwar gibt es Ähnlichkeiten zwischen verschiedenen Lebewesen. Sie sind aber weder ein Beweis für die Abstammung des Menschen noch eine Erklärung für seine Entwicklung. Ähnlichkeiten können auch Hinweis sein auf denselben Urheber, auf ähnliche Umweltbedingungen, auf gleiche Entwicklungsprinzipien«.[3]

»Sehen wir den Menschen bloß als ein Ergebnis von Zufall und Notwendigkeit an und meinen, er sei rein naturwissenschaftlich erklärbar, oder können wir ihn als Individuum nachweisen, als Person und damit als Geschöpf Gottes anerkennen?«[4]

»Schon der ungeborene Mensch ist kein physikalisch-chemisches ›Gebilde‹, das man vermessen und berechnen könnte, sondern er hat eine Gestalt, eine Lebendigkeit, die viel mehr ist, als wir mit naturwissenschaftlichen Methoden nachweisen können. Da beim Erwachsenen eine Geist-Seele gegeben ist und es keine Zäsur zwischen den einzelnen Entwicklungsstadien gibt, haben wir eine Geist-Seele auch schon mit der Befruchtung als gegeben anzusehen.«[5]

Blechschmidt, dessen Forschungsergebnisse in »Lebensschützer«-Kreisen als die wissenschaftlichen Beweise schlechthin gelten, kann diese Thesen natürlich nicht belegen. Sie sind eine nicht unbekannte Variante im jahrhundertelangen pseudowissenschaftlichen Gefecht unter katholischen Theologen über den Zeitpunkt der Beseelung. Das Hauptinteresse bei der Definition des Beginns des Menschseins galt und gilt aber immer der Verurteilung der Abtreibung als Tötungshandlung.

Sprache und Vorstellungskraft

Aber nicht nur der genetische Bauplan, auch »Verhalten« und »Erfahrung« des Embryos seien spezifisch menschlich. Um das zu beweisen, überträgt Blechschmidt zunächst seine eigenen ideologischen Vorstellungen und Begrifflichkeiten auf den Forschungsgegenstand und leitet dann aus seinen selbstgewählten sprachlichen Bezeichnungen moralische und gesellschaftliche Konsequenzen ab. So beschreibt er die Einnistung des befruchteten Eies in die Gebärmutterschleimhaut folgendermaßen:

»Es saugt sich so immer tiefer in die Uteruswand hinein (ein ganz frühes »Säuglings«verhalten!). Schon jetzt bestehen klinisch nachweisbare und von der Mutter oft selbst erfahrbare Mutter-Kind-Beziehungen.«[6]

Die Nidation ist ein Vorgang, der bei jedem Säugetier vorkommt. Beim Menschen geschieht das innerhalb der ersten Woche nach der Befruchtung, das Ei ist zirka 0,1 mm groß und normalerweise weiß die Frau noch nicht einmal, daß sie schwanger ist. Um den »wissenschaftlichen« Humbug noch zu verdeutlichen: In medizinischen Lehrbüchern wird die Nidation zum Beispiel auch mit den Worten »frißt sich in die Uterusschleimhaut« beschrieben – ob daraus Menschenfressertum abgeleitet werden könnte?

Bei der Beschreibung des drei Wochen alten Embryos erklärt Blechschmidt »Über- und Unterordnung« zu göttlichen Ordnungsprinzipien:

»Das Herz entsteht so in unmittelbarem Dienst des Gehirns. Hier zeigt sich, daß es im Entwicklungsgeschehen eine Über- und Unterordnung gibt und ein ›Im-Dienste-Stehen‹ etwas Ursprüngliches und nichts Widernatürliches ist.«[7]

Geradezu grotesk wirken Blechschmidts Ableitungen von Modeerscheinungen aus der Embryonalentwicklung:

»Es gibt embryonale ›Vorerfahrungen‹. Sie sind schon seit Jahrtausenden als lebendig bekannt. Man trifft sie noch heute u. a. bei den zahllosen Gestaltungen der Mode... Der Kragen zum Beispiel verdeutlicht die Halsenge, die nach dem Herabwandern des Herzens in den Brustraum entstanden ist. Ein Kragen kann deshalb als natürlich gelten, weil der Hals angeboren, d. h. entwickelt ist. Die Halskette symbolisiert die beiden schrägen Halsmuskel, die seit dem zweiten Entwicklungsmonat vom Hinterhaupt zum Brustbein ziehen. Eine Halskette, die am Rücken hängen würde, wäre körperlich unbegründet... Ein Armband hat somatisch schon seit dem zweiten Embryonalmonat seine Voraussetzung in einem bindegewebigen Ringband, das sich bereits an der mikroskopisch kleinen Handwurzel des Embryos befindet.«[8]

Bei Blechschmidt ist der Embryo nicht nur »das Kind«, sondern immer auch selbständig, leistungsfähig. Am 26. Tag, der Embryo ist 2,57 mm groß:

»Der Embryo hat einen Dottersack bei sich, ... aus dem er sich zeit-

weise auch selbständig versorgen kann, wenn das Nahrungsangebot seitens der Mutter einmal kurzfristig ausbleiben sollte. Das Kleine besitzt also durchaus eine gewisse Eigenständigkeit.«[9]

»Das kleine embryonale Herz muß nicht nur den eigenen Körperkreislauf und die Blutgefäße im Dottersack versorgen, sondern auch die vielen Zotten des Außeneies bepumpen. Das ist eine gewaltige Leistung!«[10]

»In der Tat, was ein kleines Kind vorgeburtlich in den ersten drei Monaten leistet, was es lernt, einübt, erfährt, ist kaum vorstellbar.«[11]

Und genau das ist es: Der Appell an die Vorstellungskraft, insbesondere der angesprochenen »abtreibungswilligen« Frauen. Blechschmidts Ergüsse, von unzähligen AutorInnen vielfältig weiterverarbeitet, sind nicht wirkungslos, denn er appelliert an Wünsche und auch Ängste von schwangeren Frauen. Ein Beispiel ist die angebliche Mutter-Kind-Beziehung, wenn die Schwangerschaft noch nicht einmal im Test nachweisbar ist: In den Tagen nach ungeschütztem Geschlechtsverkehr während der fruchtbaren Tage befürchten oder erhoffen sich Frauen – je nach Situation – eine Schwangerschaft. So gesehen bestünde für Frauen, die unbedingt schwanger werden wollen, sogar schon lange vor der Empfängnis eine »Mutter-Kind-Beziehung«.

Bilder als Argument

Blechschmidt verwendet in seinen Artikeln bis heute viele anatomische Zeichnungen der Innenansicht von Organen junger Embryos. Für Laienpublikum könnte es sich ebensogut um die Darstellung von Pflanzen, Tieren oder technischen Geräten handeln. Durch seine Kommentare belebt er die merkwürdigsten Gestalten zu schlauen kleinen Kerlchen: Am Anfang der vierten Woche ist der Embryo 3,1 mm groß: »Der Embryo ›blickt‹ bereits über seinen oberen Nabelrand«,[12] ist die Bildunterschrift einer Zeichnung, auf der beim besten Willen nichts menschenähnliches erkennbar ist.

Seit 1965 sind die berühmten pränatalen Fotos von Dr. Rainer Jonas und Lennart Nilsson in unzähligen Publikumszeitschriften abgebildet worden; und dies nicht immer nur, um das »Wunder« des »Lebens vor dem Leben« zu dokumentieren, sondern schon immer mit einem erhobenen Zeigefinger gegen abtreibende Frauen. Der Stern veröffentlichte sie mit dem Hinweis: »Wer diese Bilder betrachtet, wird wissen, daß jede Abtreibung ein schwerer Eingriff ist, der an Mord grenzt.«

Aber auch bei der Betrachtung dieser Fotos müssen erst noch geistige Schienen verlegt werden, bevor die »Ästhetik« des Embryos Einzug halten kann. Viele Fotos erscheinen nämlich zunächst nur fremd und abstoßend. Die Bilder erinnern eher an Figuren aus »Frankenstein«, Zombie- und Science-Fiction-Filmen als an den »liebenswerten kleinen Embryo«[13] von drei cm, dessen »Gesicht« Blechschmidt so beschreibt. Es geht nicht darum, ob der Embryo selbst »liebenswert« ist, eine liebevolle emotionale Beziehung zu ihm hängt nämlich überhaupt nicht von seinem Aussehen ab. Wenn Blechschmidt angesichts eines Sieben-Wochen-Embryos davon schwärmt, daß »solche kleinen Hände wohl jeder gern zur Begrüßung ergreifen«[14] würde, so hat dies auch eine makabere Seite: Eine solche Kommentierung spiegelt die emotionale Deformation dieses Embryologen wider, der Hunderte von eben erst abgestorbenen Embryos in Händen hatte, der sie seziert, in dünnen Scheiben unter dem Mikroskop betrachtet und nachgebildet hat. Der Embryo, um den sich »schützende« Hände falten wollen, kann nicht leben, jede solche »Begrüßung« würde für den Embryo das Ende bedeuten.[15]

Auffallend ist, daß in den allermeisten Veröffentlichungen von »Lebensschutz«-Organisationen keine Abbildungen von Embryos in Originalgröße gezeigt werden, nicht einmal als Größenvergleich.[16] Absichtsvoll werden dagegen die winzigen Füßchen des Vier-Monats-Stadiums auf die eines Neugeborenen vergrößert abgebildet. Normalerweise sind sie auch nicht in ihrer Umgebung zu finden, sondern scheinen immer rosig-rund im tiefblauen Raum zu schweben, umgeben von einer durchsichtigen Hülle.

Den Gipfel an Geschmacklosigkeit produziert die Partei »Christliche Mitte«, die »für das Sonderangebot von nur 6,– DM« die »Nachbildung eines ungeborenen Neun-Wochen-Kindes in Originalgröße« liefert. Die Plastik hat ein völlig unrealistisches Puppengesicht und Proportionen eines älteren Embryos. Und so wird der Taschen-Embryo angepriesen: »Unser Kunststoff-Kind beweist: das ist kein Schwangerschaftsgewebe. Das ist ein richtiger Mensch!«[17]

Tatsächlich ist festzustellen, daß in den letzten zehn Jahren in der Öffentlichkeit eine andere »Beziehung« zur Schwangerschaft hergestellt worden ist. Barbara Duden hat diese in der »Geschichte vom öffentlichen Fötus«[18] auch historisch nachgewiesen. Das »Bild«, auch die Ultraschallaufnahmen, die heute quasi jeder Schwangeren als »Bild von ihrem Kind« in die Hand gedrückt werden, machen den Embryo zumindest in der Vorstellung selbständig. Er wird von der Frau unabhängig betrachtbar, die Frau ist ausgeblendet.

Die Schmerzempfindlichkeit des Embryos

Eine noch höhere Abstraktionsstufe in der Verselbständigung des Embryos gegenüber der Frau ist die Betrachtung »seiner Psyche«, und hier besonders der Angst und des Schmerzempfindens. Die Mediziner Dr. Josef Wisser und Prof. Hermann Hepp von der Universität München, auf deren Untersuchungen sich die »Lebensschützer« beziehen, gestehen ein, daß »ein Schmerzempfinden des Embryos und Feten zwar nicht bewiesen, jedoch auch nicht ausgeschlossen werden (kann). Die morphologischen Voraussetzungen zur Schmerzempfindung sind von der 10. SSW p. m. an gegeben«.[19] Auch Rainer Beckmann von der CDL ist mit wissenschaftlichen Beweisen vorsichtig:

»Schmerzempfindungen setzen Bewußtsein voraus. Daher kann die Schmerzempfindlichkeit eines Menschen nicht naturwissenschaftlich exakt bewiesen werden.«[20]

Denn Schmerz ist nicht allein ein physiologischer Vorgang, der an bestimmte körperliche Voraussetzungen gebunden ist (Schmerzrezeptoren, Nervenbahnen und -verbindungen) und körperliche (unbewußte) Reflexe und Reaktionen auslöst, sondern auch ein psychisches Ereignis, vor allem verbunden mit der Angst vor dem Schmerz. Dies setzt Erfahrung und Gedächtnis voraus. Nach Hepp spielt die Frage der Schmerzempfindlichkeit zunehmend eine Rolle bei der Geburtshilfe und der intrauterinen Therapie (Operationen im Mutterleib), um Abtreibung geht es in ihrem Artikel nicht. Wisser und Hepp bereiten die Mischung von physiologischen Erkenntnissen und Spekulationen der »pränatalen Psychologie« dann noch sprachlich auf, um die Abtreibung auch als psychisches Ereignis aus Sicht des Embryos vorstellbar zu machen:

»Nachdem die Rückenmarksbahnen nachweisbar sind, ist es nicht verwunderlich, daß Berührungsreize, welche dem Feten z. B. anläßlich einer Fruchtwasserpunktion in der 16. SSW p. m. zugefügt werden, zu Reflexreaktionen und Streßreaktionen führen. Letztere äußern sich etwa dadurch, daß der Fetus mit heftigen Bewegungen auf die eindringende Nadel reagiert. In diesem Zustand der Aufregung – der Fetus scheint die Nadel als Bedrohung zu realisieren – wird als Ausdruck der Streßreaktion ein Anstieg der fetalen Herzfrequenz beobachtet.«[21]

Verschiedene »Lebensschützer«, wie jüngst CDU-MdB Hoffacker in seinem §-218-Entwurf, fordern wegen der Schmerzempfindlichkeit des Embryos zumindest die Narkotisierungspflicht, wenn sie einen Schwangerschaftsabbruch schon nicht verhindern können. Ob bei einem Schwangerschaftsabbruch eine Narkose nötig ist, wird normalerweise von der Schmerzschwelle der Frau abhängig gemacht. Häufig findet der Eingriff ohnehin unter Kurznarkose statt, so daß sich die Forderung der »Lebensschützer« vor allem als propagandistisches Mittel erweist, das für derartige Vergleiche gut ist: »Abtreibung ist aus medizinischer Sicht Folterung mit Todesfolge«, sagt Prof. Matouschek vom Klinikum Karlsruhe, andere weisen darauf hin, daß nach deutschem Recht (sie setzen sich damit vom islamischen Recht ab!) selbst Kälbchen vor dem Schlachten betäubt werden müssen. Und letztlich kommt Beckmann doch wieder zu dem Punkt, um den es ihm und allen »Lebensschützern« allein geht und woraus deutlich wird, daß das Schmerz-Argument nur ein Vorwand ist: *»Davon unabhängig bleiben Tötungshandlungen auch dann verwerflich, wenn das Opfer im Schlaf oder nach Betäubung schmerzfrei umgebracht wird.«*[22]

Die Ministeriumsbroschüre

In millionenfacher Auflage und bereits seit Jahren verbreitet das Bundesministerium für Jugend, Familie, Frauen und Gesundheit[23] eine 18 Seiten starke, bunt und reich bebilderte Broschüre der Autorin Katharina Zimmer: »Das Leben vor der Geburt«. Sie wird kostenlos an alle »Lebensschützer«-Organisationen abgegeben, die sie dann weiterverteilen. Zunächst ist auch hier die Kritik an Haeckels »Irrtum« zu finden, dann das hohe Lied auf die neuesten Erkenntnisse der modernen Forschung. Ohne Blechschmidt zu erwähnen, wird er doch laufend fast wörtlich wiedergegeben:

»Diese ›Wachstumsbewegung‹ ist eine Vorstufe zum Greifen«, »... unser so kompliziertes Greifsystem, das in enger Verbindung mit dem ›Begreifen‹, also mit dem Verstand und der Sprache steht...« »Wir sehen also, daß der Fötus schon vor der zwölften Woche ... eine ganze Menge erleben kann, und daß er sogar schon eigene Leistungen vollbringt.«

Das »Wunder dieser Entwicklung«, das »eigentlich unser Vorstellungsvermögen überschreitet«, durchzieht die ganze Broschüre.

Auffallend ist, daß das »Leben vor der Geburt« vor allem in den ersten drei Monaten stattzufinden scheint, die Entwicklung im restlichen halben Jahr ist schnell erzählt. Auch die Frage nach der »Seele« fehlt nicht, *»oder modern ausgedrückt: Was ›erlebt‹ und ›erfährt‹ das Kind, bevor es auf die Welt kommt?«* Im Unterschied zu Blechschmidt kommt auch die Frau vor, jedoch eher als Bedrohung des Embryos, denn *»alles kann das Kind ... nicht ausgleichen. Machtlos ist es gegen Sauerstoffmangel ... wenn die Mutter starken seelischen Belastungen ausgesetzt ist, aber vor allem, wenn sie raucht«.* Mit drohendem Unterton werden seelische und körperliche Entwicklungsstörungen des Kindes als Folge mangelnder pränataler Mutterliebe benannt.

»Tagebuch eines Ungeborenen« (ALfA)

So heißt ein schmales, wenig bebildertes Zwölfseitenbroschürchen, das von der ALfA verteilt wird und in dem die vorgeburtliche Entwicklung bis zur Geburt beschrieben wird. Der Text stammt von Dr. Götz und ist in der sterilen »Sprache des Klinikers« geschrieben, mit vielen medizinischen Fachausdrücken und keinen schwülstigen Vergleichen und »Niedlichkeiten«. Für »Lebensschützer«-Broschüren geradezu überraschend oft ist die Rede von »Keim«, »Embryo«, »Fet« – es wird so ein verhältnismäßig seriöser und fast neutraler Eindruck erweckt. Natürlich gibt es auch das »Kind«, das acht Wochen nach der Befruchtung »bereits die Proportionen eines Kleinkindes« habe. Breiten Raum nimmt die »vorgeburtliche Psychologie« ein. Hier kommt auch erstmals die »Mutter« vor, die für lebenslange Erinnerungen (Engramme) verantwortlich gemacht wird:

»Das Gefühlsleben der Mutter überträgt sich während der Schwangerschaft auf das Kind in günstiger oder ungünstiger Weise... Wahrnehmungen und Empfindungen werden vom Kind im Mutterleib gespeichert und sind ein Leben lang als vorgeburtliche Engramme wirksam.«

Blechschmidt wird neben anderen Medizinern korrekt zitiert. »Der große biologische Irrtum!« wird damit belegt, daß *»aus einer im Wasser schwimmenden Kaulquappe noch nie ein Mensch geworden (ist)«.*[24] Auf den Schwangerschaftsabbruch geht das Tagebuch nur bei der Vorstellung von ALfA am Rande ein.

»So klein fängt jeder Mensch an« (Aktion Leben)

Die Aktion Leben (Abtsteinach) verteilt ein vierseitiges Blättchen mit einem anderen »Tagebuch eines Ungeborenen«. Auch hier wird Blechschmidt und seine »einzigartige Modellsammlung« gelobt. Sie diene als »wissenschaftlicher Beweis«, daß mit der Zeugung der Mensch umfassend vorausbestimmt sei, seine körperlichen, geistigen, sogar charakterlichen Merkmale, seine gesamte Persönlichkeit. Die Einflüsse durch den sozialen Kontakt mit Menschen, die Entwicklung des einzelnen in der menschlichen Gesellschaft werden damit bestritten.

»Die Sekunde Null. Ein neues Individuum entsteht, einmalig und unverwechselbar. Bei der Vereinigung der mütterlichen Eizelle und der väterlichen Samenzelle werden Geschlecht, Aussehen, Begabung, Charakter, ja selbst die wahrscheinliche Lebensdauer des Menschen festgelegt... Zugleich ist dieser winzige Tropfen Leben voll Dynamik und Gestaltungskraft. In seiner Individualität, in der Einmaligkeit und Einzigartigkeit seines Wesens bleibt der Mensch unveränderlich und konstant von der Empfängnis bis zum Tode. Was sich ändert, ist sein Erscheinungsbild, seine äußere Gestalt.«

Die ganze Mischung aus einigermaßen korrekt dargestellten medizinischen Tatsachen (Geschlecht) und meist von Rassisten aufgestellten Behauptungen (Begabung und Charakter) ist in einer bildreichen schwülstigen Sprache abgehandelt, in der nur der Embryo aktiv ist. Besonders drastisch bei der Darstellung der »Aktivitäten« des befruchteten Eies (bezeichnet als »Kind«, »Baby«, »Partner«) in der ersten Woche:

»Getragen von einem warmen Strom, wandert der junge Menschenkeim seinem Zuhause für die nächsten neun Monate, der Gebärmutter, entgegen... Der Körper der Mutter antwortet auf die Hormonproduktion des Kindes und stellt sich auf seine Bedürfnisse ein. In der Schwangerschaft ist das Baby der dominierende Partner.«

Das Tagebuch endet mit der 12. Woche: *»In seines Vaters Hand hätte das Kind nunmehr bequem Platz.«* Nachdem ja die Gebärmutter der gefährlichste Ort für Ungeborene ist, erscheint die »Hand des Vaters«

offenbar sicherer! Wahrscheinlich ist es eine Tochter, denn das *»Gesicht ist voll Anmut, es spiegelt Empfindungen wider«*, und der Vater arbeitet wohl bei der Kripo: *»auf den Kuppen seiner kleinen Finger trägt es Merkmale seiner Identität, das Muster seiner Fingerabdrücke«*.

»Der stumme Schrei« oder »Die Macht der sinnlichen Erfahrung«

»Dieses Filmdokument wird international als eines der schärfsten Argumente gegen die Abtreibung gesehen.«[25]

»Alle harten und erbitterten Abtreibungsdiskussion ...« werden »hier ›wie von selbst‹ gelöst durch die Anschaulichkeit eines Filmdokumentes.«[26]

»... ein Zweites kommt hinzu: unsere Abhängigkeit von der sinnlichen Wahrnehmung. Das ist ja auch der Grund, warum der amerikanische Gynäkologe Bernard Nathanson seine Abtreibungspraxis erst in dem Moment abgebrochen hat, wo er in einem 1984 gedrehten Film die Ultraschallaufnahme einer Abtreibung vor Augen bekam. In dem Film sieht man, wie der Embryo sich wehrt und welche Reaktionen er zeigt, bevor er getötet wird. Das war für den Gynäkologen ein solches Schockerlebnis, daß er zur Gegenpartei übergetreten ist. Und nicht umsonst wehren sich die Befürworter der Abtreibung mit Händen und Füßen dagegen, daß dieser Streifen gezeigt wird. Es ist ja unglaublich, wie man auch hierzulande versucht, der Öffentlichkeit diesen Film von Nathanson vorzuenthalten. Die Menschen sollen nicht sehen, was sie tun, weil sie es dann leichter können ...«[27]

Das umstrittene Filmdokument, von dem hier die Rede ist, stammt aus den USA und trägt den Titel »Der stumme Schrei«. Der fünfundzwanzigminütige Streifen zeigt in Großaufnahme Ultraschallbilder eines Schwangerschaftsabbruches in der 12. Schwangerschaftswoche. Interpretiert und kommentiert werden sie von Dr. Bernard Nathanson. Ursprünglich zusammen mit Betty Freedan Mitbegründer der amerikanischen »National Abortion Rights Action League« (NARAL) und Direktor einer New Yorker Klinik für Schwangerschaftsabbrüche, wechselte Nathanson Mitte der 70er Jahre zur Pro-Life-Bewegung. Seitdem dient er den »Lebensschützern« weltweit als Kronzeuge für die angeblich üblen Machenschaften der »Abtreibungsbefürworter« in den USA und anderswo. Daß er – nach eigenen Angaben – selbst an 70 000 Schwangerschaftsabbrüchen mitgewirkt hat, verleiht dem Film eine zusätzliche Brisanz.[28] Nachdem »Der stumme Schrei« am 1. 12. 1984 in den USA erschienen war, fand er rasch weltweit Verbreitung als das Propagandamittel der Abtreibungsgegner. Binnen weniger Jahre wurde er in über zehn Sprachen übersetzt. Allein in den USA verkaufte man in den ersten zwei Jahren nach Erscheinen

13 000 Kopien, weitere 7 600 Stück wurden von der amerikanischen Pro-Life-Bewegung an US-Politiker, Personen mit politischem Einfluß und an Schulen verschickt. Mit der Forderung, jeder Frau vor einem Schwangerschaftsabbruch den »Stummen Schrei« zu zeigen, konnten sie sich allerdings nicht durchsetzen. Die deutsche Fassung liegt seit 1985 vor. Vertrieben wird sie von der Aktion Leben (Verleih kostenlos) und der Europäischen Ärzte Aktion. Auch von zahlreichen Landesbildstellen wird der Film an Schulen verliehen. 1985 wurde »Der Stumme Schrei« vom NDR ausgestrahlt.

Tatsächlich zu sehen ist in diesem Film relativ wenig. Auf einem großen Monitor werden Ultraschallaufnahmen aus der Gebärmutter während eines Schwangerschaftsabbruches gezeigt. Der Embryo ist als Schatten kaum zu erkennen. Auf dem Höhepunkt des Geschehens wird das Bild eine Zeitlang angehalten. Der Embryo ist im Profil schemenhaft zu erkennen, sein Mund öffne sich »wie zu einem stummen Schrei«.

Seine Wirkung erzielt der Film durch die Kommentierung und durch das Modell, größenmäßig dem letzten Schwangerschaftsdrittel entsprechend, an dem Dr. Nathanson den Vorgang simuliert. Den Embryo bezeichnet er durchweg als »das Kind«, an der Babypuppe hantiert er mit einer Art Grillzange. Um zu demonstrieren, wie der Kopf des Embryos zertrümmert werde, läßt Dr. Nathanson im Sado-Maso-Stil die Zangenseiten aufeinander knallen, um so das angebliche Knochenknacken im Video drastisch zu untermalen.

Die Bewegungen des Embryos interpretiert Nathanson als »Fluchtreaktionen des Kindes«, er spricht davon, daß sich »das Kind« »entschlossen bewegt«, wenn es »den Angriff auf seine Geborgenheit« spürt. Der Zuschauer soll sich in die Rolle des Embryos versetzen, seine eigenen Empfindungen auf ihn übertragen. Verstärkt wird die sprachliche Wirkung durch den Glauben vieler Menschen, daß Fotographie und Film die objektive Wahrheit wiedergeben. »Das sieht man ja«, soll die ZuschauerIn denken, wenn Nathanson Bewegungen des Embryos entsprechend interpretiert.

Daß es sich bei dem »Dokument« um bewußte Verfälschungen handelt, wird aus einer Analyse der Planned Parenthood Federation of America[29] deutlich: »Experten auf dem Gebiet des Ultraschalls und der Filmtechnologie sind zu dem Schluß gekommen, daß das Videoband über den Schwangerschaftsabbruch bewußt verlangsamt und anschließend beschleunigt wurde, um so den Eindruck der Hyperaktivität zu erwecken.«[30] Die behauptete Erhöhung der Herzfrequenz von 140 auf 200 Schläge pro Minute erscheint unwahrscheinlich. Die normale Frequenz bei einem Embryo in diesem Stadium liegt bei 180 bis 200 Schlägen. Das im Film gezeigte Instrument zum »Zertrümmern« wird bei einer Abtreibung in der 12. Woche nicht verwendet.

Und noch ein Nachwort aus berufenem Munde. In einem Schreiben des Bayerischen Staatsministeriums für Unterricht und Kultur heißt es zum »Stummen Schrei«:

»Dieser Expertenkreis, dem u. a. Mitarbeiter von Beratungsstellen, Gesundheitsämtern, kirchlichen Arbeitskreisen und Ärzten angehören, kam zu der Auffassung, daß der Film bestenfalls für die Fortbildung in ärztlichen Berufen, nicht jedoch für die breite Bildungsarbeit geeignet ist. Folgende Gründe wurden hierfür genannt: Der Film enthält sachlich falsche Aussagen ...«[31]

Horror-Bilder und -Texte

Farbfotos aus dem US-amerikanischen »Handbook on Abortion« werden in ähnlich verfälschter Weise auch bei dem verbreiteten Flugblatt »Leben oder Tod« eingesetzt.[32] Die abgebildeten Embryonen sind weit über den dritten Monat hinaus entwickelt (5.–7. Monat). Bei manchen Fotos ist es sogar fraglich, ob tatsächlich abgetriebene Föten fotografiert worden sind oder in anderen Zusammenhängen getötete Neugeborene. Gezeigt werden auch Fotos, die nur über den Untertext mit Abtreibung in Verbindung gebracht werden, so das Foto einer Kaiserschnittgeburt mit dem Untertext: »Das Baby in diesem Bild (...) sollte abgetrieben werden.« Die Fotos lassen zum Teil auf Situationen schließen, die völlig außerhalb der normalen Abtreibungspraxis liegen.

Die hohe Auflage und Verbreitung dieser wenigen, aber immer wieder benutzten »Abschreckungsfotos« könnte den Effekt haben, daß die außergewöhnlichen Situationen, die den Fotos zugrunde liegen, mit Abtreibungen überhaupt assoziiert werden.

Auch in ihrem eigenen Sprachgebrauch schulen sich »Lebensschützer« systematisch. »Erneut eine Wörterliste zum Einüben« stellte im November 1990 das Informationsblatt der Pro Conscientia vor. Danach ist selbst der Begriff »ungeborenes« oder »werdendes Leben« »verkehrt«, vielmehr sollten anstelle dieser »tötungsfreundlichen Formulierungen« Wörter wie »Baby im Bauch«, »ungeborenes Kind oder Mensch« verwendet werden. Auch die Frau wird umdefiniert: »die Frau (= 1 Person – darf nur verwendet werden für Nichtschwangere)«, richtig sei »die Mutter, die Schwangere«. Bei einer derartigen Reduzierung wird nahegelegt, daß nicht etwa die Frau die Hauptbetroffene eines Schwangerschaftsabbruches sei, sondern »Hauptperson/Hauptbetroffenes ist das Kind«.[33]

Dieser Hauptaspekt der »Lebensschützer«-Propaganda durchzieht die Publikationen aller Abtreibungsgegner.

Anmerkungen

1 (1) Blechschmidt, Erich: Das Wunder der Kleinen, 1985, Vellmar-Kassel, Verlag der evangelikalen Organisation »Weißes Kreuz«

2 (2) Blechschmidt, Erich: Wie beginnt das menschliche Leben, 1976, Christiana-Verlag; ein laut Peter Hertel vom katholischen Opus Dei unterstützer Verlag.

3 (1), S. 9

4 (1), S. 9/10

5 (1), S. 47

6 (1), S. 15/16

7 (1), S. 19/20

8 (2), S. 154/155

9 (1), S. 21

10 (1), S. 22

11 (1), S. 43

12 (2), S. 71

13 (1), S. 42

14 (1), S. 35

15 Das Bild, das die »Lebensschützerin« Frau Parreger-Ernst (EÄA, Tochter des Gründers) in der ZDF-Sendung »Mona Lisa« am 30.6.91 bot, war an Peinlichkeit kaum zu überbieten: Während der ganzen Sendung faltete sie ihre Hände über das Plastikmodell einer aufgeschnittenen Gebärmutter mit einem rosigen Embryo. Die Geste, mit der sie diesen »öffentlichen Embryo« auf ihrem Schoß festhielt, hat wohl auch persönlich symbolische Bedeutung, denn ihr hat, wie sie sagte, Gott keine eigenen Kinder geschenkt.

16 Ausnahme: Geraldine Lux Flanagan: Die ersten neun Monate des Lebens, 1968

17 Kurier der Christlichen Mitte, Juni 1991

18 in: S. v. Paczensky, R. Sadrozinski (Hg.): 218: Zulasten der Frauen, 1988.

19 Dr. med Josef Wisser/ Prof. Dr. med Hermann Hepp: Das Schmerzempfinden ungeborener Kinder – Erkenntnisse aus der vorgeburtlichen Medizin, in: Auf Leben und Tod, Hoffacker/Steinschulte/Fietz/Brinsa (Hrsg.), 1991, S. 56

20 Beckmann u. a:. Abtreibung in der Diskussion, 1991, S. 28

21 Wisser und Hepp, a. a. O., S. 53

22 Beckmann, a. a. O., S. 28

23 Wir wissen nicht, welches der drei neuen Ministerien jetzt die Herausgabe übernommen hat. Es gibt jedenfalls Exemplare mit der Unterschrift von Rita Süssmuth und andere mit der von Ursula Lehr.

24 Wir möchten hinzufügen, daß nach neuesten Erkenntnissen auch ein Kuß vom Froschkönig noch keine Frau geschwängert hat!

25 Presseerklärung der Aktion Leben vom 11. 6. 85 in CuZ 2/85
26 M. Drays in CuZ 2/85 über eine Veranstaltung mit dem Film
27 Robert Spaemann, Interview in der Welt am 6. 2. 1988, zitiert nach Renate Leuffen, S. 355
28 alle Angaben zu Nathanson in Aktion Leben (Hrsg.): Wichtige Zeitdokumente Folge 1, Rede von Nathanson in Dublin 1980
29 Die Analyse wurde in deutscher Übersetzung zusammen mit einer Dokumentation des Filmes von Pro Familia veröffentlicht. Pro Familia Standpunkte: Die Tatsachen sprechen eine andere Sprache, Hrsg.: Pro Familia Bundesvorstand, 1988, Frankfurt
30 ebenda, S. 7
31 NR A 11 – S 1387 – 12/68483, zitiert in: CuZ 3/87
32 Das immer gleiche vierseitige Flugblatt wird von der EÄA, Aktion Leben und ALfA und mehreren kleineren Gruppen verteilt
33 aus »Mitwissen – Mittun«, Pro-Conscientia-Brief, 1. 1. 90

5 Frauen, Sexualität und Vaterland

5.1 »Herr, gib uns keine Mannweiber...« Das Frauenbild der Abtreibungsgegner

Grundlage des Frauenbildes der Abtreibungsgegner ist der angebliche »Wesensunterschied« zwischen Mann und Frau, der biologisch begründet wird und die Forderung nach gesellschaftlicher Gleichheit als naturwidrig erscheinen läßt. Die bürgerliche Kleinfamilie wird als Naturkonstante ausgegeben, der sich individuelle Interessen, besonders die der Frau, unterzuordnen haben. Die wahre Frau ist nur als Mutter denkbar und das natürlich nur in der Ehe. Frauen, die diesem Bild nicht entsprechen wollen oder können, werden im günstigsten Fall bedauert (alleinerziehende Frauen), ansonsten mit Haß verfolgt (bewußt familienlose Frauen, Lesben). Ihre Existenz gilt als Bedrohung für »die gesunde Familie als Keimzelle des gesunden Staates«.[1]

Abtreibende Frauen werden entweder als Egoistinnen, die in widernatürlicher Weise ihrer Selbstverwirklichung frönen, gezeichnet oder als Opfer der »Abtreibungsseuche« oder des Zwangs von Männern und Eltern. An diesen Aspekten des Frauenbildes knüpft auch die »Bewußtseinskampagne« der »Lebensschützer« an, die abtreibenden Frauen psychische Dauerschäden und seelisches Leid prophezeit.

Frau = Mutter

Nicht alle Abtreibungsgegner präsentieren ihre Vorstellungen von der idealen Frau auf so altmodisch deutliche Weise, wie es dieses für die häusliche Andacht empfohlene Gebet zeigt:

»Vater: Herr, gib uns keine ›Mannweiber‹,
Alle: Sondern Mütter nach dem Herzen der Mutter deines Sohnes.
Vater: Herr, schenke uns keine herrschsüchtigen Frauen,
Alle: Sondern Dienstmägde Gottes!
Vater: Herr, schenke uns keine egoistischen Frauen mit dem Anspruch: Mein Bauch gehört mir
Alle: Sondern Mütter, die sich opfern, die lieben und sich verzehren!...«[2]

In dieselbe Richtung gehen die Vorschläge von Prof. Hermann Schneider (»Pro Conscientia« vergl. Kap. 5.3), »differenzierende Berufsberatung« für Männer und Frauen durchzuführen. Sie sollen augenscheinlich nicht nur der familienideologischen Schulung junger

Frauen dienen, sondern auch der Beschwichtigung männlicher Konkurrenzängste gegenüber Frauen im Berufsleben. Die geschlechtsspezifische Berufswahl und das Pflichtjahr für Mädchen haben ihre Befürworter auch in Kreisen der Regierungspartei. 1988 vertrat der CDU-Abgeordnete Todenhöfer eindringlich die Notwendigkeit des Pflichtjahres. Christa Meves (vergl. Kap. 1.4) sieht in dieser Einrichtung nicht nur »Hilfe für junge Mütter mit kleinen Kindern«, sondern hofft auf propagandistische Wirkung:

»Aber wenn diese ›gezwungenen‹ Mädchen ... nun entdecken würden, daß der Dienst an Kindern und dankbaren Müttern mehr befriedigt als irgendein sturer Job, in dem man seine ›Knete‹ verdient? Wenn auf diese Weise neu von Jugendlichen entdeckt werden würde, daß eine Familie zu haben, sinnerfüllender ist und daß dieser Dienst glücklicher machen kann als die abendliche Lärmhölle der Diskos?«[3]

In den Programmen der diversen Parteien, die den »Lebensschutz« als zentrales politisches Anliegen vertreten, finden sich auch immer Aussagen zum Thema Frauen.

Die Christliche Liga verkündet in ihrem Grundsatzprogramm von 1989:

»Mann und Frau sind gleichwertige Geschöpfe Gottes. Bedingt durch ihre unterschiedlichen biologischen und seelischen Anlagen unterscheiden sie sich aber in ihrem Wesen und erfüllen unterschiedliche Aufgaben.«

Die Christliche Mitte

»ermutigt die Frauen zu einem gesunden Selbstwertgefühl, zu einer bewußten Gestaltung ihres Lebens als Frau und Mutter, zur Pflege fraulicher und mütterlicher Eigenschaften«.

Die Partei Bibeltreuer Christen präzisiert das Frausein:

»Mutter zu sein, muß das Erstrebenswerteste für eine Ehefrau werden und in allen Bereichen volle Anerkennung finden.«

Abtreiberinnen = Egoistinnen ...

Das Feindbild der »Egoistin« ist der Grundgedanke des 1989 erschienenen Buches »Rettet die Frauen vor den Emanzen« von Erik Zimmer:

»Die ›Selbstverwirklichung‹ wirkt – letztlich für die ganze Menschheit – schlimmer als Pest und Cholera sowie alle Kriege und Massenverbrechen der gesamten Geschichte, denn die Zahl der Opfer war bei allem gering im Vergleich zur Zahl der Opfer beim ›Nichtgeborenwerden‹...

Die 3 Ks, diese Säulen, auf denen alles sinnerfüllte menschliche Leben ruht. Kinder, weil es ohne sie kein menschliches Leben gibt, Küche, weil sie ernährt und ins Leben hineingeführt werden müssen und Kirche, weil ohne Gott das Leben keinen Sinn hat. Was setzen nun die Emanzen eigentlich gegen diese 3 Ks? Auch nur drei Ks: Konsum, Karriere, Koitus.

... jenen oft rasenden Haß, mit dem Emanzen und so manche Vertrete-

rinnen der Frauenbewegung gegen das Leben selbst agitieren. Ihre Töne klingen schrill und bei ihren Protesten gegen den lebensschützenden § 218 hat man oft das Gefühl, sie seinen geradezu aufs Abtreiben versessen, nur um ihrer Vernichtungswut freien Lauf lassen zu können ... So haben besonders die karrieresüchtigen Akademikerinnen im Durchschnitt 1,2 Kinder ... Sonderschulabgängerinnen im Durchschnitt 1,7 Kinder. Damit sind die Akademikerinnen nicht nur besonders am »Rentendiebstahl« beteiligt (nachdem sie schon auf Kosten der Mittelschicht studiert haben und auch noch meist höhere Renten beziehen), ihr Verhalten führt auch noch zum Ausbluten der Intelligenz eines Volkes ... ein Volk, das sich derart seiner Führungsschicht beraubt, kann nun einmal in dieser Welt nicht erfolgreich bestehen. Das zweite ist, daß es darum geht, die natürliche Ordnung des Lebens zu erhalten, so wie sie geworden ist – und sie davor zu schützen, daß sie nun durch bedenkenlosen Egoismus zerstört wird – unwiderruflich!«[4]

Die »drei Ks« und der Aufruf an die Männer, »ihre Frauen« vor den Feministinnen zu retten, findet sich auch bei Elisabeth Motschmann wieder. Bei ihr wird aus »Kinder, Küche, Kirche« »Karriere, Konferenzen, Kantinen«. Die Orientierung auf berufliche Tätigkeit und die kritische Haltung vieler Frauen gegenüber der angeblichen weiblichen Berufung zu Ehe und Familie erscheint ihr als »Fremdbestimmung«, »Frauen wurden systematisch ihren Männern und Kindern entfremdet«,[5] Frauen haben

»Angst vor der Abhängigkeit von ihrem Mann und Angst vor der Abhängigkeit durch ein Kind. Diese Ängste sind so sehr geschürt worden, daß es nicht einfach ist, sie wieder abzubauen ... Wir haben gerade junge Frauen den feministischen Kräften in der Gesellschaft überlassen.«[6]

Verantwortung für diese Entwicklung trügen auch die Männer, denen sie folgenden Ratschlag erteilt:

»Paschas und Haustyrannen tragen zur Vermehrung der Feministinnen bei. Wenn Männer sich hingegen bemühen, den emotionalen Notstand in ihren Ehen und Familien abzubauen bzw. ihn gar nicht erst aufkommen lassen, dann ist das die beste vorbeugende Maßnahme gegen das weibliche Streben nach Selbstbestimmung. Glückliche Frauen lassen sich nicht so einfach fremdbestimmen, glückliche Frauen brauchen auch kein modernes Frauenbild.«[7]

Aber auch unter den Frauen, die Kinder wollen, entdecken »Lebensschützer« der EÄA »Egoistinnen«, nämlich diejenigen, die sich das »Kind zum Zweck der eigenen Selbstverwirklichung« wünschten. Besonders »Wunschkinder« hätten das schlimmste zu befürchten:

»Eltern, die nur erwünschten Kindern das Leben gönnen, sind immer besonders krasse Egoisten, die diese Haltung – die auch vor der Zerstückelung des eigenen ungeborenen Kindes nicht haltmacht – automatisch auch auf ihr ›Wunschkind‹ übertragen. Das Beispiel der Eltern aber macht das Kind dann psychopathisch und kriminell.«[8]

... oder Opfer

Während früher das Feindbild der Egoistin dominierte, wird die Frau jetzt zum »Opfer« von Fremdbestimmung gemacht, die sich vor allem darin äußert, daß eine Frau entgegen ihrem eigentlichen Wunsch zur Abtreibung gebracht wird.

Scheinbar frauenfreundlicher präsentiert sich die Propaganda von ALfA. Unter dem Motto »Laßt sie nicht allein – Solidarität mit Schwangeren« wird Verständnis für »Schwangere in Not« gefordert. ALfA will

»dazu beitragen, Auswege aus Schwangerschaftskonflikten zu finden: weg vom Druck des Partners, der Eltern, der Umgebung; weg von der Diskriminierung von Alleinerziehenden, von kinderreichen Familien; weg von finanzieller und materieller Not; weg von der eigenen Unsicherheit, der Angst vor einem Kind, weg von Zukunftsängsten«.[9]

Die Abtreibungsgegner setzen hier bei dem Problem an, daß es tatsächlich Frauen und Mädchen gibt, die eine Schwangerschaft austragen wollen, aber von Partner oder Eltern zu einem Abbruch gezwungen oder »überredet« werden.

Abtreibungen seien »das Resultat einer Vielzahl persönlicher, oft vermeintlicher und fremdbestimmter Konflikte und Schwierigkeiten und gesellschaftlicher Tendenzen«.[10] Gerecht wird dies weder den Frauen, die einen Abbruch vornehmen lassen wollen (diesen wollen die »Lebensschützer« allerdings auch nicht gerecht werden) noch denen, die ein Kind wollen und die wirklich zum Abbruch gedrängt werden. Denn gerade deren Probleme sind eben nicht »vermeintlich«, und bei all der »Solidarität mit Schwangeren« geht es nicht um sie, sondern in allererster Linie um die Rettung des »Ungeborenen«.

Scheinbar fortschrittlich gibt sich ALfA auch, wenn die Bundesvorsitzende Prof. Dr. Hedwig Seelentag die Diskussion um »neue Väter« und »Rollentausch« aufgreift. Sie sei »besonders berührt« gewesen durch »das Unglück eines unverheirateten Mannes, dem es nicht möglich war, sein Kind auch nur zu sehen, weil die Mutter das nicht wollte«. Und sie stellt die Frage, ob »der Gedanke abwegig (sei), daß eines Tages »Maskulisten« (eine parallel zu »Feministinnen« gebildete Wortschöpfung, d. V.) auf die gesellschaftliche Anerkennung von Männern hinarbeiten, die ihren Schwerpunkt im Haus und bei Kindern suchen«. Denn schließlich seien »viele Frauen ... glücklich als Hausfrau und Mutter« und dieses Glück soll auch Männern in Zukunft nicht versagt bleiben, wenn deren »ganz persönliche Anlagen« es erfordern. Nach diesem Ausflug in mehr oder weniger fortschrittliche Diskussionen klingt die Fortsetzung des Textes von Hedwig Seelentag schon wieder vertrauter und zeigt den Hintergrund dieser Auslegung der »neuen Väter«:

»Jeder weiß allerdings aus Erfahrung, daß es oft harte Realitäten gibt, die trotz guten Willens Grenzen setzen. Jeder, ob Mann oder Frau, muß

auch zurückstecken können. Selbstverwirklichung darf nicht in Egoismus ausarten. Versuchen wir doch, durch notwendige Opfer eine Fähigkeit in uns zu verwirklichen, die angelegt ist auf die Liebe zum Mitmenschen und besonders zum Partner und zum Kind.«[11]

Es ist leicht zu erraten, wer diese »notwendigen Opfer« zu erbringen hat. Denn die Zahl der Männer, die durch ihre »ganz persönliche(n) Anlagen« an der »Selbstverwirklichung« außer Haus kein Interesse zeigen, ist nicht gerade überwältigend.

»Spätfolgen der Abtreibung« – Strafe fürs Leben

Zentralen Stellenwert in den Kampagnen der »Lebensschützer« hat neben der juristischen Ebene die Drohung mit den psychischen und körperlichen Folgen der Abtreibung. Vor allem unter heimtückischen psychischen »Spätfolgen« hätten Frauen noch lange nach einer Abtreibung zu leiden. Ihre Behauptungen stützen sich auf »wissenschaftliche« Untersuchungen und erheben somit den Anspruch auf Objektivität. Auf diese Weise soll sowohl auf das gesellschaftliche Klima Einfluß genommen werden als auch direkt auf die Frauen. Dabei ist auffallend, daß hier – im Gegensatz zum sonstigen Prominentenpool – vor allem Frauen das Wort ergreifen. Bei solch eindringlichen Warnungen von »Frau zu Frau« steht zu befürchten, daß Frauen auf diese Weise durchaus verunsichernd werden.

Wir wollen nicht in Abrede stellen, daß es Frauen gibt, die nach einem Abbruch leiden oder eine Phase der psychischen Verarbeitung benötigen. Maja Langsdorff hat in ihrem Buch »Kleiner Eingriff – Großes Trauma?« eine Reihe von Faktoren herausgearbeitet, die die Verarbeitung des Abbruchgeschehens erschweren oder erschweren können. Dazu zählen: Äußerer Druck, z. B. wenn eine Frau von Partner oder Eltern zum Abbruch gedrängt wurde oder sie aus materiellen oder sozialen Schwierigkeiten ihrem Kinderwunsch nicht erfüllen konnte; die persönliche Identität und das Verhältnis zur Mutterschaft, wenn eine Frau sich selbst sehr stark über Muttersein definiert; die Dauer der Schwangerschaft; fehlende Unterstützung seitens des sozialen Umfelds oder Vorwürfe und ideologische Beeinflussung, die der Frau ein schlechtes Gewissen einreden sollen. Dazu gehören auch erniedrigende Prozeduren vor und während der Abtreibung; die psychische Ausgangslage der Frau, eine bereits vor dem Abbruch vorhandene Krisenstimmung. Auch nach medizinischer und eugenischer Indikation, wenn die Frau sich ursprünglich zum Austragen der Schwangerschaft entschlossen hatte, kann die Verarbeitung eines Abbruchs problematisch sein.[12]

All diese Gründe können – müssen aber nicht – eine psychische Belastung für die Frau bedeuten. Damit ist keinesfalls gesagt, daß die Abbrucherfahrung für sie ein Trauma bedeutet oder sie »lebenslänglich« daran leiden wird. Frauen reagieren je nach Persönlichkeit und Lebenssituation völlig verschieden auf einen Abbruch: mit Erleichterung oder mit Trauer. Das Gefühl des »Sichverabschiedens« wird von den »Lebensschützern« allen Frauen zugeschrieben und als Depression, »Schuld und Reue« interpretiert. Durch dieses Raster werden auch später auftretende negative psychische Erscheinungen auf die Abtreibung zurückgeführt, auch wenn sie ganz andere Ursachen haben – die Methode der sich selbst erfüllenden Prophezeiung. Indem man Frauen immer wieder von den zwangsläufig auftretenden Spätfolgen erzählt, wird dafür gesorgt, daß sie ihre Gefühle entsprechend interpretieren. Frauen, die einen Abbruch als bewußte Entscheidung problemlos in ihr Leben einordnen und Frauen, die ihn als befreiend erleben, darf es nach Meinung der »Lebensschützer« gar nicht geben.

Zu der Angstkampagne der »Lebensschützer« gehört die Warnung vor körperlichen Schädigungen. Als »häufigste Folgen« von Abtreibung werden Durchstoßung der Gebärmutter, Infektionen, Unfruchtbarkeit und Fehlgeburten genannt. Maja Langsdorff bemerkt dazu, daß die wichtigste Voraussetzung für die Minimierung gesundheitlicher Beeinträchtigungen die Legalität des Abbruchs sei. Sie zitiert Studien, die belegen, daß unter den Bedingungen der Legalität und medizinisch korrekter Arbeitsweise »die Wahrscheinlichkeit, sich durch einen Schwangerschaftsabbruch dauerhafte Schäden zuzuziehen, unter einem Prozent liegt« und damit ein geringeres medizinisches Risiko als eine Geburt bedeute. Die Sterblichkeitsrate ist nach Angaben des amerikanischen Wissenschaftlers Dr. Christopher Tietze bei Geburten zehnmal so hoch wie bei legalen Abbrüchen. Bei der Absaugmethode kommt es seltener als bei Kurettage (Ausschabung) zu Komplikationen. Es kann weder ein Zusammenhang zwischen Abbruch und späterer Unfruchtbarkeit noch höhere Sterblichkeit der Säuglinge von Frauen, die einen Abbruch hatten, nachgewiesen werden. Auch Fehl- und Frühgeburten kommen nicht häufiger vor, es sei denn, die erneute Schwangerschaft folgt unmittelbar (innerhalb von 6 Monaten) nach dem Abbruch.[13]

Die »ExpertInnen«

Als Expertin für die »psychischen Spätfolgen nach Abtreibung pränatalen Menschenlebens« gilt Dr. Maria Simon, Mitglied in der JVL. Sie ist klinische Psychologin an der Universitätsfrauenklinik in Würzburg und der Hebammenschule der Universität Würzburg. Ihre Untersuchung wird von praktisch allen »Lebensschützer«-Organisationen zitiert und wurde mehrfach veröffentlicht.[14] Die empirische Basis besteht aus 45 von ihr interviewten Frauen. Daß von den »135 kontaktierten Frauen nur 45 zu einem Gespräch bereit waren«, interpretiert Dr. Simon als »präverbale Ablehnung des Abbruchgeschehens«.[15] Trotzdem gilt diese Untersuchung als »Beweis« für die einer Abtreibung »generell« folgenden »psychische(n) Spätfolgen: Reue- und Schuldgefühle, Selbstvorwürfe, Stimmungsschwankungen und Depressionen, unmotiviertes Weinen, Angstzustände und Alpträume«.[16]

Es gebe keine »risikolose Abruptio«, denn es gehe »um Leben oder Tod des Ungeborenen« und die Schwangere vollbringe einen Akt, »der ihrem weiblichen Sein und Wesen und einer möglichen Erfüllung ihrer weiblichen Rolle, nämlich der Mutterschaft, diametral entgegenläuft«.[17]

Die 45 befragten Frauen teilt sie in drei Gruppen ein:

»Eine relativ große Gruppe, die... den Gedanken an die Abtreibung aus ihrem Bewußtsein zu verdrängen« sucht, eine »zweite Gruppe..., die die Schuld für die Entscheidung zum Abbruch auf ihre Mitmenschen schieben« und die »kleinste Gruppe..., die sich mit dem Geschehen des Abbruchs immer von neuem bewußt konfrontieren, um psychisch wieder in die Balance zu kommen.«[18]

Schuld- und Reuegefühle der Frauen sind nach Dr. Simon »primär seelischer Genese und nicht kirchlich-konfessionell induziert«, also in die Frauen hineingelegt. Denn sonst – so die zwingende Logik der Autorin – »müßten katholische Frauen, die die Abtreibung mitunter schon mehrfach gebeichtet haben, endlich psychische Entlastung finden«.[19]

Eine ähnliche Ausrichtung findet sich bei Dr. Magdalena Furch, Psychotherapeutin und Ehefrau des Pro-Vita-Vorsitzenden. Sie ist auch Referentin bei der evangelikalen Missionsbewegung »Frauen-Frühstück«. Vergleichbar der Einteilung von Simon unterscheidet sie »reife, liebes- und schuldfähige« Frauen, die unter einer Abtreibung litten, und »unreif-kindliche Frauen, die eigentlich noch nicht liebes- und partnerschaftsfähig sind und gewöhnlich auch nicht konfliktfähig«. Sie neigten zu Sucht und Drogenmißbrauch. Großzügig räumt sie diesen Frauen die »Chance der Nachreifung« ein.

Als weiteres Beispiel sei Prof. Dr. Wanda Poltawska, Psychiaterin aus Kraków, genannt. Sie ist Mitglied des päpstlichen Rates für die Familie, Präsidentin des Instituts für Theologie der Familie in Kraków (beide Einrichtungen wurden von Wojtila neu gegründet) und war während des Faschismus im Frauen-KZ Ravensbrück inhaftiert. Abtreibungen sind ihrer Ansicht nach Folge einer »hysterischen, infantilen Haltung«, nichtleidende Frauen seien »oberflächliche Frauen«, Schuld- und Verlustgefühle nach einem Abbruch seien »ein ehernes Naturgesetz« und mündeten in »Aggression: gegen die eigene Person, gegen den Vater des Kindes, gegen die ganze Welt«. »Große Dankbarkeit« gebühre dem Arzt, von dem die Frau »überzeugt und überredet worden ist, das Kind doch auszutragen«. Den Frauen, die durch das »Töten des eigenen Kindes im eigenen Schoße« »zugleich die Strukturen der Weiblichkeit« in sich vernichtet hätten, helfe nur »die Buße«.[20]

Zur »Behandlung« der »Angstneurose nach Abtreibung« empfiehlt der Züricher Pneumatiker[21] Prof. Dr. Staehelin die von ihm selbst »entwickelte Psychosomatische Basistherapie, auch genannt ›Jesustherapie‹, ein brauchbares Werkzeug, ein einfacher, praktischer, leicht gehbarer Weg für jedermann (mann?, d. V.) ... ein Gebetsweg, eine Pneumatherapie auf Gott hin«.[22]

Staehelin sprach bei der Tagung »Der Status des menschlichen Embryos« am 12. 3. 1988 in der Universität Zürich, deren Referenten mehrheitlich Opus-Dei-Mitglieder oder -Anhänger waren. Außerdem ist er Referent der Europäischen Ärzte Aktion.

Bereits 1977 hatte Pro-Vita-Autor Prof. Dr. Peter Petersen, Leiter der gynäkologischen Psychosomatik und Psychotherapie an der Medizinischen Hochschule Hannover, eine Literaturstudie zu den »Seelischen Folgen nach legalem Schwangerschaftsabbruch« veröffentlicht. Er war Gutachter für psychische Folgen von Abbrüchen im 1. Bericht der Bundesregierung über den reformierten § 218 und Referent bei der JVL 1988. Obwohl Petersen bis beute über keine eigenen Untersuchungen zu diesem Thema verfügt, sollte er im Memminger Theissenprozeß als Gutachter für die psychischen Folgen nach einer Abtreibung gehört werden (der Prozeß endete vorher). Befragen wollte ihn der Richter unter anderen zu folgenden Themen:

»Wieweit unterscheiden sich hier (Schwangerschaftskonflikte) Frauen verschiedener Herkunft und Persönlichkeit hinsichtlich ihrer Belastbarkeit? Gibt es Besonderheiten bei Ausländerinnen je nach Mentalität des Herkunftslandes? ... Wovon hängt sonst die Art der Verarbeitung ab? Von der Höhe und Stärke der vorausgegangenen Belastung durch die Schwangerschaft oder mehr durch den Reifegrad (bei jüngeren Frauen) oder den Grad der Intelligenz oder von einer bestimmten Weltanschauung? ...«[23]

Neben solch seltsamen Unterstellungen wie kollektiven Volksmentalitäten stellt sich die Frage, welche Bedeutung dieser »Einteilung« von Frauen in einem Strafprozeß überhaupt zukommen kann.

Eine Reihe von Veröffentlichungen zielt auch direkt auf die Beeinflussung von BeraterInnen. Angeblich werden Erfahrungen aus der ärztlichen Beratungspraxis wiedergegeben:

»Die Wahrheit ist, daß die Frau in den entscheidenden ersten 3 Schwangerschaftsmonaten durch die radikale seelische und körperliche Umstellung sich in einem gewöhnlich sehr labilen seelischen und geistigen Zustand befindet, in dem sie am wenigsten selbst entscheidungsfähig ist.«

Der mangelnden Entscheidungsfähigkeit der schwangeren Frau kann mann jedoch bekanntermaßen abhelfen, indem andere für sie entscheiden, und so fährt das Pamphlet der EÄA fort:

»Sie braucht in dieser Zeit am meisten die Hilfe der Umwelt und die Entscheidungshilfe des Gesetzes. Dabei ist das Gewissen der Frau keineswegs wichtiger als das des Kindesvaters, des Arztes oder des Gesetzgebers.«[24]

Abtreibungsverbot wird als Hilfe verkauft: *»Was als Privatsache hingestellt wird, ist in Wirklichkeit der Entzug jeden Schutzes, den die Frau früher vom Gesetz her genoß.«*[25]

»Selbsthilfegruppen«

Neben diesen »ExpertInnen« treten inzwischen auch »Betroffenen«- oder »Selbsthilfe«-Gruppen auf, zunächst nach dem amerikanischen Vorbild der Organisation WEBA (»Women Exploited By Abortion«). Patti McKinney, die stellvertretende Vorsitzende, bezeichnet WEBA als »eine Organisation von Frauen, die nicht länger unwissend und verwirrt sind, weil sie persönlich erfahren haben, was Abtreibung wirklich bedeutet«. »Hunderttausende« könnten »nie wieder schwanger« werden, da die »Abtreibungen ... sie steril« gemacht hätten. Als Beweis für die gesundheitlichen Schäden zieht sie besonders drastische Beispiele augenscheinlichen ärztlichen Unvermögens heran. Die Frau habe nur die Alternative, »Mutter eines lebenden Kindes oder Mutter eines toten Kindes« zu sein.[26]

Solche »Selbsthilfegruppen« werden jetzt auch in der BRD aufgebaut, wie etwa das »Projekt Rahel«.[27] Daß dieses Projekt wenig mit »Selbst«-Hilfe, das heißt Gruppenbildung »von unten« durch Betroffene zu tun hat, wird aus dem ALfA- Rundbrief 14/88 deutlich. Dort heißt es in einem Artikel über das »Projekt Rahel«:

»Ein ›Stoßtrupp‹ von ungefähr 70 Priestern und Pastoralassistenten/innen wurde ausgebildet, um mit anfänglicher Beratung und dem Wiederversöhnungsprozeß beginnen zu können. ... Der katholische Sozialdienst unterstützt dieses Projekt voll und ganz und hat sein eigenes Verwaltungspersonal der Planung des Projekts zur Verfügung gestellt und unterhält auch Beratungspersonal in jeder Beratungsstelle für diesen Zweck. Auf regionaler Ebene werden an alle Beratungsstellen und Gruppen, die für diese Arbeit relevant sind, Broschüren verteilt. Das gibt ihnen die Gelegenheit, in die einzelnen Gemeinden hineinzukommen. ... Das Geld für die Schulung und die Broschüren kam von der Pro-Lebens-Stelle der Diözese und dem katholischen Sozialdienst. Geld für die Medienarbeit wird bei anderen Quellen gesucht.«

Wenn Frauen, die nach einem Abbruch Trauer- und Verlustgefühle haben, diese in einer Selbsthilfegruppe verarbeiten wollen, ist das nicht zu kritisieren. Problematisch ist die Zielrichtung dieser Gruppen, die in der Mobilisierung gegen jede Abbruchmöglichkeit und einer Ideologisierung des Abbruchgeschehens besteht.

Besondere Aufmerksamkeit kommt auch Mädchen zu, die ungewollt schwanger wurden. Die Aktion Leben wartet mit einem »wichtigen Zeitdokument« auf, in dem unter der Überschrift »Erschütternde Berichte blutjunger Mädchen« Zitate wie die folgenden aneinandergereiht werden:

»Ich sah mich schon als stolze Mutter, flüsterte Maria (13) todtraurig. Mit einer gemeinen Lüge aber haben mich meine Eltern dazu gebracht, auf dieses Glück zu verzichten.« »Wenn Corinna (16) aus der Schule nach Hause geht, dann blickt sie manchmal im Vorbeigehen in fremde Kinderwagen und überlegt: Wie würden meine beiden Kinder jetzt wohl aussehen, die ich abgetrieben habe...«[28]

Eine seltsame verdrehte Wahrnehmung der Realität beweist auch die EÄA in ihrem Memorandum von 1973, wenn sie dort grundsätzlich in Frage stellt, daß »die kurze psychologische Belastung durch das Kind tatsächlich größer ist als die lebenslange psychologische Belastung durch die Abtreibung«.[29] Daß Kinder nicht nur (psychologische) Belastung, sondern Bereicherung bedeuten können, muß nicht lang und breit erklärt werden. Dies hängt aber bekanntlich davon ab, ob eine Frau mit Kind(ern) leben will oder nicht. Über die Ignoranz der realen Lebensbedingungen, die – angesichts der Tatsache, daß Kinder üblicherweise etwa 18 Jahre lang bei ihren Eltern leben – aus der Verwendung des Wortes »kurz« spricht, kann frau nur den Kopf schütteln. Der Kontrast mit der angeblich »lebenslangen« (psychologischen) Belastung durch eine Abtreibung zeigt, wie absurd die Argumentation mancher »Lebensschützer« wird, wenn sie sich anmaßen, die Psyche von Frauen zu interpretieren. Daß sie dabei flankierende Unterstützung von »Lebensschützerinnen« erhalten, die ihre Wert- und Lebensvorstellungen zu allgemein verbindlichen erklären wollen und dies mit »wissenschaftlichen« Untersuchungen zu untermauern trachten, ändert nichts daran, daß sie, »Lebensschützer« wie »Lebensschützerinnen«, an den Lebensentscheidungen und auch Problemen sehr vieler Frauen vorbeidenken.

»Adoption als Alternative« – Propaganda für Zwangs-Leihmutterschaft

Die Propaganda für »Adoption als Alternative« zum Schwangerschaftsabbruch gehört zum Standardrepertoire aller »Lebensschützer«-Organisationen. Während sie bei einer Abtreibung die »psychischen Folgen« bis aufs Sterbebett drastisch auszumalen pflegen, ignorieren sie hier die Lebensrealität vollständig. Denn die Vorstellung, eine ungewollte Schwangerschaft auszutragen, um das Kind dann für immer und ganz an Fremde abzugeben, wird von den meisten Frauen emotional abgelehnt, von ungewollt Schwangeren als Ungeheuerlichkeit empfunden. Die psychischen Folgen einer solchen Leihmutterschaft werden allgemein als verheerend eingeschätzt, für das Kind und die Mutter. Wissenschaftliche Untersuchungen belegen das. Mit einer halben Million DM finanzierte die Bundesregierung 1984 eine Untersuchung zum Thema »Adoption – eine Perspektive im Schwangerschaftskonflikt« an der Universität Essen, die zu ähnlichen Ergebnissen kommt.

Bedenken, ob und wie das Kind eine gespaltene Elternschaft (genetisch, leiblich und sozial) verarbeiten könne, spielen für die »Lebensschützer« beim Thema Embryonenschutzgesetz und bei Fragen der künstlichen Befruchtung eine große Rolle. Bei der erzwungenen Adoption kommen ihnen diese Skrupel nicht, nicht einmal gegenüber dem Kind. Einen Gedanken an die Nöte der Frau verschwenden sie in keinem Fall, die Freigabe zur Adoption ist ihr immer zumutbar.

Prof. Peter Petersen, der sich als Psychotherapeut in Fragen der seelischen Verarbeitung von Schwangerschaftskonflikten großtut, hat 1978 einen eigenen Gesetzentwurf zum § 218 veröffentlicht, in dem Adoption eine zentrale Rolle spielt. Danach dürfte bis zum 3. Monat ein Abbruch ausnahmsweise straffrei vorgenommen werden, wenn

»die Schwangere die Absicht, abzutreiben, innerhalb von einem Monat nach der Empfängnis dem Vormundschaftsgericht angezeigt hatte und bis zum Beginn des dritten Monats keine natürliche Person (im Alter von 25–60 Jahren) sich verbindlich bereit erklärt hat, das Kind nach der Geburt zu adoptieren«.[30]

Die Vorstellung, daß sich das Vormundschaftsgericht zum Baby-Markt entwickelt, ist mehr als makaber, sie entspricht aber den häufig benutzten, fast schon marktwirtschaftlichen Gegenüberstellungen von Abbruchzahlen und Adoptionsbewerbungen.

Die Nachfrage – besonders nach »erziehungsmäßig unverdorbenen« Neugeborenen – sei enorm, versichert die baden-württembergische CDU in ihrer Broschüre »Schutz des Lebens«:

»Daß von der Möglichkeit der Adoption in Zukunft noch mehr Gebrauch gemacht werden sollte, ergibt sich aus folgenden Zahlen: in Baden-Württemberg wurden im Jahre 1985 477 Kinder im Alter unter 3 Jahren adoptiert. Gleichzeitig waren aber 2929 Adoptionsbewerber registriert, denen noch keine Kinder vermittelt werden konnten.«

Diese Nachfrage machte sich in Köln die »Aktion Lebenschance« zunutze, deren Träger der »Studienkreis für Fragen unerwünschter Schwangerschaften e. V.« und die »Zentralstelle für Sozialethik und Sozialhygiene/Psychohygiene« ist.[31] Die dort tätige Beraterin Hedi Lebert, auch Mitglied der JVL, vermittelt gegen Spenden für den Verein Adoptionen; Frauen können auf einem »Bauernhof mit Mütterklause« ihr Kind austragen.[32] Die »Aktion Lebenschance« arbeitet mit der »Gesellschaft für Sozialwaisen e. V.« (Münster) zusammen und ist Mitglied in der BfdL.

1988/89 verurteilte das Memminger Gericht mehr als 150 Frauen mit der Begründung, die Austragung der Schwangerschaft und anschließende Freigabe des Kindes zur Adoption sei ihnen zuzumuten gewesen. Zeitgleich versuchte das bayerische Justizministerium, »Adoption als Alternative zum Schwangerschaftsabbruch« als Bestandteil des bayerischen Beratungsgesetzes zum § 218 zu installieren. Vorgesehen war dabei eine staatliche Abnahmegarantie, genannt »Freistellung von Betreuungs- und Unterhaltspflicht«. Das Ministerium rechnete sogar durch, daß der finanzielle Aufwand für die eventuelle staatliche Unterbringung von auf dem Adoptionsmarkt nicht nachgefragten, weil behinderten Kinder durch die zu erwartenden Steuereinnahmen der Adoptierten ausgeglichen werde.

Um der Frau den Adoptionsgedanken nahezubringen, sollten die Beratungsstellen den notwendigen Druck entwickeln. Aufgrund der heftigen Ablehnung dieses Ansinnens wurden die Pläne vorerst beiseite gelegt. Ausgerechnet die FDP macht sich in ihrem »liberalen« Fristenmodell von 1991 diese Pläne zu eigen: »Eine Beratungsstelle ... kann nur anerkannt werden, wenn sie ... zur Beratung ... der rechtlichen und psychologischen Voraussetzungen und Auswirkungen einer Freigabe zur Adoption als Alternative zum Schwangerschaftsabbruch ... in der Lage ist.« [33]

Adoptionsbewerber kann nur werden, wer geordnete finanzielle und familiäre Bedingungen vorweisen kann. Offensichtlich eine Klientel, auf deren Bedürfnisse die FDP besondere Rücksicht nimmt. Mit zunehmenden Fertilitätsstörungen (inzwischen etwa zehn Prozent junger Paare) wächst das feindselige Klima gegen Frauen, die sich ihrer Fruchtbarkeit nicht willenlos unterwerfen.

Anmerkungen

1 Das Frauenbild der Abtreibungsgegner entspricht dem patriarchalen Frauenbild. Nicht nur Konservative haben diese Vorstellungen. Im Gegenteil, Überzeugungen im Stil von »Frau sein heißt Mutter sein« entsprechen oft genug dem gesellschaftlichen »common sense« und reichen selbst bis in fortschrittliche und frauenbewegte Spektren hinein. Es kann deshalb hier nur darum gehen, typische Merkmale, Spitzen des Eisberges und Besonderheiten der »Lebensschützer« und vor allem die Anwendung dieses Frauenbildes auf das Abtreibungsthema darzustellen.

2 Pfarrei Buchbach, zitiert in: Paczensky/Sadrozinski Hg.: Die neuen Moralisten, Hamburg 1984 S. 14

3 Christa Meves, Deutsche Tagespost, 24. 9. 88

4 Eric Zimmer, Rettet die Frauen vor den Emanzen! Über das Selbstverständnis der Frau von heute, Fürth/Odenwald 1989, S. 110 ff. Zimmer ist auch Autor in »Der Republikaner«

5 Elisabeth Motschmann, Selbstbestimmung, Fremdbestimmung

und modernes Frauenbild, JVL-Schriftenreihe Nr. 7, 1990, S. 21
6 ebenda, S. 24 f.
7 ebenda, S. 33
8 EÄA »Von A–Z...«
9 Faltblatt ALfA
10 Faltblatt ALfA
11 ALfa Rundbrief 20/90
12 Maja Langsdorff, Kleiner Eingriff – Großes Trauma, Braunschweig 1991, S. 65 f.
13 Maja Langsdorff, a. a. O., S. 50–55
14 u. a. in Alfa-Rundbrief 14, 2. Quartal 1988, Christ und Zukunft Nr. 28, 3. Quartal 82, JVL Schriftenreihe 4/1987
15 Christ und Zukunft, Nr. 28/82, S. 421
16 ALfA Rundbrief 17/88, S. 17
17 Christ und Welt, S. 421
18 ebenda
19 ALfA Rundbrief 14/88, S. 17
20 Christ und Zukunft 2/86
21 Definition Duden Bd. 5 (1966): »vom Geist Gottes getriebener; in der Gnosis Angehöriger der höchsten, allein zur wahren Gotteserkenntnis fähigen Menschenklasse«
22 M & I 7/90
23 Kügler, Elke (Bearb.): Memmingen: Abtreibung vor Gericht, hrsg. von Pro Familia und Komitee für Grundrecht und Demokratie, Braunschweig 1989, S. 129 ff.
24 EÄA, »Von A–Z ...«
25 Flugblatt »Aktion Leben«
26 Broschüre WEBA o. J.
27 ein großer Werbebericht findet sich in der FR vom 12. 3. 91
28 Aktion Leben: Wichtige Zeitdokumente, Folge 6
29 Rau, a. a. O., S. 115
30 Deutsches Ärzteblatt Nr. 7/78
31 Leiter der Aktion: Friedrich Weyer, Mitglied in der Zentrumspartei und im Kölner Volkswartbund e. V., einem 1898 gegründeten Männerverein zur Bekämpfung der öffentlichen Unsittlichkeit
32 Quelle: Stern 7/84, taz 25. 2. 82; Gegendarstellung in CuZ 1/84 (Bestreitet nur die Illegalität der Adoptionsvermittlung)
33 FDP-Fraktion im Bundestag, Gesetzentwurf vom 18. 3. 91, S. 9

5.2 Satan und wir – Sexualität, Pornographie, Verhütung

Sexualität

»Die Perversion des Fortpflanzungstriebes zum modernen Sexualgötzen macht aus dem lebenserhaltenden Trieb den lebenszerstörenden Dämon, der nicht nur das ungeborene Kind bedroht, sondern unsere gesamte Kultur.«[1]

In engem Zusammenhang mit dem Thema »Frau und Abtreibung« wird in »Lebensschützer«-Kreisen das Thema Sexualität behandelt. Angriffspunkt ist die sogenannte »Sexualisierung der Gesellschaft«. Aus der Sexualisierung folge die »Abtreibungsmentalität« sowie die Pornographie, und alles zusammen führe zum Untergang des Abendlandes.

Prof. Dr. A. Köberle, seines Zeichens evangelischer Theologe und jahrzehntelang Autor des Weißen Kreuzes, versichert zwar: »Gewiß, die sinnliche Anziehungskraft, die zwischen den Geschlechtern wirkt, stammt nicht vom Teufel«, jedoch habe Gott »diesem gewaltigen Kraftstrom eine heilige Ordnung gegeben in der Gemeinschaftsstiftung der Ehe«. Nach der Beschreibung des »fortschreitenden Sittenverfall(s)«, der in der Entkoppelung von Sexualität und Fortpflanzung bestehe, kommt er zu der Schlußfolgerung: »Wer aus dem biblischen Wahrheitsgut lebt, der sieht in dem allen eine satanische Macht am Werk.«[2]

Als besondere Feinde werden Sexualaufklärung und Aufklärung über Verhütungsmittel ausgemacht. Dabei steht vor allem Pro Familia unter Beschuß, aber auch das Bundesministerium für Jugend, Familie, Frauen und Gesundheit (1988) bleibt nicht ungeschoren. Stein des Anstoßes ist eine achtteilige Filmserie als Unterrichtshilfe zur Sexualerziehung. Insbesondere die Folgen über Sexualität im Alter und homosexuelle Partnerschaft erregen das Mißfallen des Herrn Rösler von »Christen für das Leben«.[3] Für Alfred Häußler (EÄA) zeigt sich die »durch Pille, Spirale und Abtreibung bedingte Kulturrevolution des Hedonismus... auch darin..., daß schon Kleinkinder zur Masturbation animiert wurden«. Daß all dies nicht so ganz »im Einklang mit der traditionellen christlichen Ehelehre steht«, ist wohl wahr.

Der Folgen von »zwanzig Jahren Sexwelle« für Frauen nimmt sich auch Christa Meves an. Verschwunden sei das »beschützende Schamgefühl«, auf den Plan getreten seien dagegen »Mannesangst« – Frauen, die »ihre Sexualität in männlicher Form« erleben und »dem Ideal der Männin« nacheifern (dies sichtbar an der Mode) – und ganz allgemein »nymphomane Verwilderung«. Daß Frauen nach der Trennung vom Ehemann andere sexuelle Beziehungen eingehen, das darf nach Christa Meves nicht sein.

»Immer häufiger kommt es vor, daß verheiratete Frauen – sogar solche mit kleinen Kindern – ihre Männer verlassen mit der Begründung, sich selbst verwirklichen zu wollen. Aber bei manchen zeigt sich dann, daß das Bedürfnis nach promiskuitiver Sexualität die eigentliche Ursache war.«

Mit Entsetzen bemerkt sie auch eine »Zunahme weiblicher Homosexualität« und kommt nicht umhin festzustellen, daß dies »heute in der jungen Frauengeneration bereits weit verbreitet« ist. Da sie die Tatsache, daß Frauen Frauen lieben, jedoch nicht akzeptieren kann, bezeichnet sie die lesbische Lebensweise als »Pseudohomosexualität«, entstanden durch »Übersättigung im normalen Verkehr«.[4]

Sie ist nicht in der Lage, zwischen selbstbestimmter Sexualität und Degradierung von Frauen zu Objekten männlicher Sexualität oder Machtausübung zu unterscheiden und wertet Sexualität außerhalb der Ehe grundsätzlich als verdammenswertes Resultat der »Sexwelle«. Deshalb nennt sie im selben Atemzug mit nichtehelicher und lesbischer Sexualität auch Prostitution und Pornographie. Diese Zusammenschau abendlandvernichtender Satanswerke teilt sie mit dem Gros ihrer »Lebensschützer«-KollegInnen.

Auch der Salzburger Erzbischof Georg Eder vermischt Sexualität, Gewalt und Schwangerschaft zu einem widerlichen Gebräu, wenn er sich zu der Bemerkung versteigt:

»Wird eine Frau nach einer Vergewaltigung schwanger, dann hat's ihr Spaß gemacht.«[5]

Pornographie

Ein wichtiger Ansatzpunkt in der Propaganda der »Lebensschützer« gegen diese »Sexualisierung« ist, sie insgesamt als »frauenfeindlich« hinzustellen. Pfarrer Gerhard Naujokat, der Generalsekretär des Weißen Kreuzes, versucht allen Ernstes, die Pornographie-Debatte in der Frauenbewegung, insbesondere die PorNO-Kampagne von EMMA, für seine Zwecke nutzbar zu machen. »Warum versuchen Christen und Kirchen nicht, was den Feministinnen gelang?« Allerdings sieht auch er Unterschiede in Analyse und Zielrichtung von Feministinnen und Konservativen, wenn er fragt:

»Ist nicht auch der Mann ein Ausbeutungsobjekt durch schreiende, grelle, nackte Frauendarstellungen? Offenbar sind nicht die ausgewogene Abwägung beider Interessen ... das, was die Menschen zum Prostest veranlaßt, sondern jeweiliges Interesse, das persönliche Betroffensein und die feministische Überempfindlichkeit.«

Die von ihm gezeigte Perspektive, die »verläßliche Wegweisung«, führt – wenig überraschend – zu der »in Freude erlebte(n) geschlechtliche(n) Funktion in einer gelingenden Ehe«.[6] Im Gegensatz zur Kritik der Feministinnen, die das Macht-Ohnmacht-Verhältnis, die Subjekt-Objekt-Beziehung von Mann und Frau in der Pornographie bekämpfen, da sie genau dieses Phänomen als lust- und erotikfeindlich erkannt haben, wendet sich Naujokat gegen (außereheliche, nicht auf Fortpflanzung orientierte) Lust und Erotik überhaupt.

Mit welchem Frauenbild diese Pornographiekritik verbunden ist, verdeutlicht ein weiterer Artikel Naujokats, der den Titel trägt: »Unlust und Gewalt in der Ehe«. Er stellt fest, daß auch die Ehe von Pornographie nicht verschont geblieben sei, »seelische und körperliche Gewalt« seien das Resultat »eine(r) Eskalation der sexuellen Gefühle«. Die Beschreibung gewalttätiger Ehemänner als »Opfer – oft des Alkohols oder der Pornographie (meist von beidem) oder einer plötzlichen Unbeherrschtheit und durchgebrannter Gefühlssicherungen« zeigt, wohin die Reise gehen soll: »Wahrscheinlich sind beide, der Täter und das Opfer (diesmal ist die Frau gemeint, d. V.) noch unausgeglichene Menschen mit labilem und schwachem Selbstwertgefühl«, beiden mangelt es an »Ehereife«. Prügelnde und vergewaltigende Ehemänner sind also die wahren Opfer der Pornographie, und Unausgeglichenheit und mangelnde Reife (auch) der Frauen verursachen ihre Misere. Die naheliegende Trennung oder Scheidung des Paares verwirft Naujokat; Eheberatung in seinem Sinne wird »bemüht sein, die extremen Verhaltensweisen abzubauen und den Zusammenhalt des Paares anzustreben«. Auch hier sind das Ziel nicht ihre Sexualität lustvoll erlebende Frauen und Männer, sondern »befriedete Ehen und Familien«.[7]

Familienideologie und Erotikfeindlichkeit sind stets Kern der Aussagen der »Lebensschützer« zum Thema Sexualität und Pornographie. Es ist nicht die Würde der Frauen, die den Kampf gegen Pornographie leitet, sondern – in den Worten von Siegfried Ernst auf den Punkt gebracht – der Kampf gegen »völlige sexuelle Freiheit ... bis hin zur Abtreibung«.

Streit um die »Empfängnisverhütung«

Viele der »Lebensschützer«-Organisationen messen der Frage der Verhütung – meist als »Empfängnisregelung« bezeichnet, was die grundsätzliche Orientierung in dieser Frage deutlich macht – große Bedeutung zu. Während hinsichtlich der Abtreibung einhellige Ablehnung besteht, gibt es zur Verhütung sowohl in den Kirchen als auch bei organisierten »Lebensschützern« zwei Lager. Die eine Gruppe läßt lediglich die »natürliche Empfängnisregelung« zu, die zweite findet sich mit der Tatsache der »künstlichen Empfängnisregelung« ab, solange diese im »richtigen Geist« praktiziert wird und vor allem, solange keine sogenannten »frühabtreibenden Methoden« angewandt werden.

Basierend auf Bibelinterpretationen und (bei Katholiken) der Enzyklika »Humanae Vitae« wird die Ablehnung jeglicher Verhütung theologisch untermauert. Von dieser Position aus werden sämtliche »künstliche« Verhütungsmethoden verworfen. Besonders hart kritisiert, weil weit verbreitet, wird die ovulationshemmende »Anti-Baby-Pille«. Sie verhindere nicht immer einen Eisprung, sondern habe auch chemische Bestandteile, die die Einnistung eines befruchteten Eies in die Gebärmutter verhinderten:

»Der normale Transport des befruchteten Eies, des Menschen also in seinen ersten Lebensstunden, wird unter dem künstlichen Hormonfluß verlangsamt, so daß der frühe Embryo nicht fristgerecht in die Gebärmutter gelangen kann, um sich dort einzunisten. ... Auch kann niemand bestreiten, daß es sich hier um eine Frühabtreibung handelt.

... Zwar wird unter der hormonalen Kontrazeption die Gebärmutterschleimhaut in einem gewissen Sinne noch aufgebaut, aber dennoch sekretorisch so unzureichend umgewandelt, daß sie dem befruchteten Ei gegenüber funktionslos wird. Das heißt, sie nimmt den Embryo nicht mehr auf. ... Der junge Mensch wird also nicht angenommen, er verhungert und stirbt.«

Die Schlußfolgerung ist: »Der chemische Angriff auf das Leben des Menschen in der Frühabtreibung ist genau der gleiche wie der chirurgische Angriff auf das Leben in der späten Abtreibung.«[8]

Tatsächlich geht es Häußler (EÄA) im Kampf gegen die »Pille« um mehr:

»Im Kampf gegen die durch Pille, Spirale und Abtreibung bedingte Kulturrevolution des Hedonismus, bei dem die Lustgewinnung zum Prinzip des Handelns erhoben wurde, und deshalb die Versexualisierung das gesellschaftliche Erscheinungsbild der letzten 25 Jahre in der gesamten westlichen Welt prägte, ... war der entschlossene Widerstand gegen die moralische Selbstauflösung der Gesellschaft gefordert.«[9]

Aus solchen und nicht etwa aus gesundheitlichen Gründen wurde die Pille seit ihrem Aufkommen während der 60er Jahre durch die »Lebensschützer« auf das heftigste bekämpft. Allerdings wurde die Diskussion um die Nebenwirkungen auf den Körper der Frau durchaus aufgenommen, um dann beim Abtreibungsvorwurf zu landen. Es soll hier nicht die Pille, deren gesundheitliche Bedenklichkeit auch in der Frauenbewegung diskutiert wurde und zur Verwendung einer Reihe anderer Verhütungsmittel wie Kondom und Diaphragma geführt hat, als Non-Plus-Ultra dargestellt werden.

Die andere, eher pragmatische Position zu dieser Frage nimmt zum Beispiel W. Furch von Pro Vita ein. Unter der obligatorischen Voraussetzung von Ehe und christlicher Einstellung werden sowohl die natürlichen und mechanischen (Kondom, Diaphragma) als auch chemischen (Scheidentabletten) und hormonellen (Pille) Verhütungsmittel für »ethisch unbedenklich« erklärt. Seine Begründung lautet, daß diese Präparate nicht als »Nidationshemmer« zu betrachten sind und »eine undifferenzierte Darstellung, die die Ovulationshemmer (Verhinderung des Eisprunges, d. V.) pauschal als Nidationshemmer (Verhinderung der Einnistung, d. V.) bezeichnet, scharf abzulehnen (ist)..., weil sie unzulässigerweise viele christliche Ehepaare, die sich für diese Methoden entschieden haben, im Gewissen belastet und geeignet ist, vom eigentlichen Abtreibungsproblem abzulenken«. Die Spirale und die »Pille danach« lehnt er als »für Christen ethisch... sehr bedenklich« ab.[10] Er teilt damit die Position der »Gesellschaft gegen Nidationshemmung«, die zur Verhütung durch die Spirale feststellt: »Auf die Dauer bedeutet Familienplanung mittels Gebärmutterpessar Vielfachabtreibung.«[11]

Auch die Sterilisation als Verhütung soll nur in »Sonderfällen« aus medizinischen Gründen als »verantwortbare Verstümmelung« erlaubt werden, während die »Gefälligkeitssterilisation« als »unverantwortliche Kurzsichtigkeit« verurteilt wird. Vergleichbar dem »eigentlichen Kinderwunsch« wolle »eigentlich« auch keine Frau die Sterilisation: »Sie folgen ihren Freundinnen, ihrem Mann oder ihrem Verstand, anstatt ihrem Instinkt zu gehorchen.«[12] Seltsam genug sind auch warnende Argumentationen wie »Der Tod eines Kindes... wird erfahrungsgemäß erst dann von der Mutter einigermaßen überwunden, sobald ein neues Kind von ihr geboren wurde«.[13] Weit verbreitet ist die Ansicht, wenn es schon sein müsse, dann sollte es die Frau sein, die sterilisiert wird und nicht der Mann (bei dem dieser Eingriff medizinisch sehr viel einfacher ist), da »sein Selbstwertgefühl... einen tödlichen Stoß erleiden«[14] könne.

Pastor Schwarze von Pro Vita hält die Sterilisation dann für gerechtfertigt, wenn »das Ja zum bereits vorhandenen Leben eine Sterilisation erforderlich macht« und zitiert zustimmend eine Denkschrift der EKD, die unmißverständlich eugenisch argumentiert:

»Die Sterilisation ist dann zu vertreten, wenn nach den wissenschaftlichen Erkenntnissen und Erfahrungen der Medizin mit großer Wahrscheinlichkeit zu erwarten ist, daß ein Kind körperlich oder seelisch erheblich geschädigt oder nicht lebensfähig wäre.«[15]

Natürliche »Empfängnisregelung«

Dr. Josef Rötzer, 2. Vorsitzender der »Gesellschaft gegen Nidationshemmung« und Propagandist der symptothermalen Methode, erfreut sich größter Beliebtheit. Sein Buch »Natürliche Empfängnisregelung« wird von praktisch allen »Lebensschützern« zur Lektüre empfohlen. Die dort beschriebene symptothermale Methode besteht im Ermitteln der fruchtbaren Tage durch Temperaturmessen und Beobachten weiterer Symptome, verbunden mit zeitweiliger Enthaltsamkeit. Außer der penetranten Betonung der »Eheleute« (denn nur diese haben bekanntlich überhaupt ein Recht auf Sexualität) finden sich in diesem Buch kaum die üblichen Formulierungen der »Lebensschützerideologie«. Alfred Häußler würdigt Rötzers Werk. Dieser sehe es

»als seine Lebensaufgabe und als seine auf ihn persönlich zugeschnittene Verpflichtung an, eine Alternative zur ungehemmten sexuellen Betätigung und unkontrollierten Triebbefriedigung vieler Menschen zu erarbeiten, die der moralisch-sittlichen Gesundung und der Erhaltung einer sozialen Ordnung der Gesellschaft verpflichtet ist und nicht ihrer Zersetzung und gar Zerstörung dient und vor allem im Einklang mit der traditionellen christlichen Ehelehre steht«.[16]

Als Lehrbeauftragter für Pastoralmedizin an den Universitäten Innsbruck und Regensburg hält Rötzer auch Gastvorlesungen an anderen Universitäten. Seit 1986 leitet er sein Institut für natürliche Empfängnisregelung (INER), das zur Verbreitung seiner »Methode« in großer Zahl Veranstaltungen durchführt, sowohl gezielt für Multiplikatoren als auch für ein breiteres Publikum, etwa in Form von »Ehevorbereitungskursen« an Volkshochschulen. Sein Buch findet sich auch in den Regalen von Frauenbuchläden und sogar im autonomen Frauenkalender »Tag für Tag« wird dafür Werbung gemacht!

Auch wenn in der Diskussion um die sogenannte »Empfängnisregelung« von »Lebensschützern« zu einzelnen Punkten verschiedene Positionen vertreten werden, ist die Grundlinie klar: Sie wollen eine »sittliche Ordnung« retten, die sie durch »Verhütungs- und Abtreibungsmentalität« bedroht sehen. Dabei wird für sie der Schwangerschaftsabbruch zum Symbol einer zu bekämpfenden gesellschaftlichen Entwicklung, die zu einer Veränderung des patriarchalisch-patriotischen Menschenbildes führt. An die Stelle von »Volk, Vaterland, Ehe, Familie, Sitte und Anstand«, dem sich die einzelne unterzuordnen habe, tritt zunehmend ein gesellschaftliches Klima, in dem individuelle Selbstbestimmung und unterschiedlichste Lebensentwürfe zumindest denkbar und das heißt immer auch potentiell realisierbar werden.

Anmerkungen

1 EÄA »Von A–Z...«
2 Sexualethik und Seelsorge, Zeitschrift des Weißen Kreuzes, I/1989
3 M & I 3/90
4 Sexualethik und Seelsorge, Zeitschrift des Weißen Kreuzes, I/1989
5 zitiert nach Emma 6/90
6 Sexualethik und Seelsorge, Zeitschrift des Weißen Kreuzes, I/1989
7 ebenda
8 ARGE 1, Dokumente 6/89
9 Häußler, M & I, 11/90, S. 19
10 Pro Vita, Schwangerschaftsverhütung, S. 8–14

11 aus Flugblatt vom Sept. 76
12 Trobisch, Ingrid: Mit Freuden Frau sein, S. 108
13 ebenda, S. 111
14 ebenda
15 Pro Vita, Schwangerschaftsverhütung, S. 7
16 M & I, 11/ 90, S. 19

5.3 Bevölkerungspolitik heißt heute »Familienpolitik«

Pro Conscientia e.V.
Informations- und Mahnstätte
zugunsten des ungeborenen Kindes

Prof. Dr. Hermann Schneider
Rainweg 1/1
D-6900 Heidelberg, 15.3.1989
Telephon 06221-803010
(Vorsitzender)

Abhilfe gegen die demographische Katastrophe

Das Problem siehe - Pierre Chaunu: Die verhütete Zukunft, Stuttgart 1981, S.147-225.
- Horst Stein: Die lautlose Katastrophe, Asendorf 1986, 80 S.
- Robert Hepp: Die Endlösung der Deutschen Frage, Tübingen 1987, 261 S.

A) Maßnahmen die nichts kosten

1) Die Bedrohung, in der wir stecken, bekannt machen (Glasnost).

2) Unverantwortliche Passivität bzw. Fehlsteuerung in den letzten 20 Jahren eingestehen.

3) Deutlich sagen: "Wir brauchen dringend und wir wollen erheblich mehr Kinder!"

4) Wahlgerechtigkeit (one man one vote): Eltern wählen für minderjährige Kinder mit - der Vater (Erzieher) für die Söhne, die Mutter für die Töchter. Zweck: Minderung des Übergewichts der Alten-Interessen gegenüber den Kinder-Interessen. Schaffung einer bescheidenen "Kinderlobby". Rehabilitation, Aufwertung und Ermutigung der geschmähten und ausgebeuteten Kinderreichen. Ausländer bleiben davon unberührt.

5) Nicht-erblicher Adelstitel ("von") für Familien ab 4 Kindern, deren Eltern verheiratete nicht vorbestrafte deutsche Staatsangehörige sind. Der Titel verfällt für Eltern bei Scheidung, für Kinder bei Volljährigkeit. Zweck: Anerkennung der großen sozialen Leistungen der Kinderreichen. Gegengewicht zum Idol des kinderlosen Sexstars. (Verdienstadel, zumal nicht erblicher, bedeutet Aufwertung des Erbadels - nicht Konkurrenz).

6) Bundesverdienstkreuz für Mütter mit 5 Kindern.

7) Ehrenbürgerschaft für Mütter mit 6 Kindern.

8) Erhöhung des Ruhestandsalters z.B. auf 71 Jahre (wegen gestiegener Lebenserwartung und gesunkenen Nachwuchses) auch für Frauen. Für jedes aufgezogene Kind werden davon 18 Monate subtrahiert. Zweck: Entlastung der Rentenkassen, Anerkennung und partieller Ausgleich für die sozialen Leistungen an Kindern und Enkeln.

9) Differenzierende Berufsberatung (kein Zwang): Männliche Berufe (lange Ausbildung, große Mobilität, Schwerarbeit, Unfallgefahr, Gesundheitsrisiko) - weibliche Berufe (kürzere Ausbildung, musisch, pflegerisch, pädagogisch, textil, kulinarisch ...), brauchbar und wertvoll für Hausfrau und Mutter.

10) Erneuerung der Schulen. Erziehung statt Verführung. Ablösung der demoralisierenden "Sexualerziehung" (Verhütungs- und Abtreibungslehre) durch Ehe- und Familienerziehung. Lebenslange Einehe, Enthaltsamkeit vor der Ehe, glückliche kinderreiche Familie als Leitbild,

Vermittlung demographischer Kenntnisse. Warnende Aufklärung über die Folgen der Unmoral. Klare Aussage: Abtreibung ist Tötung eines Menschen und kommt daher nicht in Betracht.

1 1) Verbot der Tabaksreklame (dadurch wird kein Bürger in seiner persönlichen Entfaltung behindert). Tabak ist Einstiegsdroge für zahlreiche Süchte, Laster und Krankheiten.

1 2) Verbot aller Verhütungsmittel, die eine nidationshemmende (abtreibende) Wirkung haben.

1 3) Verbot von Amniozentese und Chorionzotten-Biopsie,. sofern sie nicht zur Lebensrettung eines bedrohten Ungeborenen notwendig sind.

1 4) Verbot der Abtreibung. Solange dazu die Kraft fehlt: Bezahlung der Beratungsstellen nur für erfolgreiche (Leben rettende) Beratungen. Wer erfolgreich berät, wächst, wer nicht, baut ab.

1 5) Ausstellung eines Scheins über Schwangerschaftsberatung nur wenn der Kindesvater dabei war.

1 6) Abtreibung nur in Anwesenheit des Kindesvaters! Es widerspricht der Gleichberechtigung, daß die Frau das Gräßliche allein erleidet.

1 7) Verbot der Finanzierung von Kindestötungen im Mutterleib durch die Krankenkassen.

1 8) Verbot der Organisationen, die den Menschen Tötung auf Verlangen (Abtreibung, Infantizid, Sterbehilfe, ...) und Sterilisation anbieten, oder die Inzest und Homosexualität propagieren.

1 9) Polen und Jugoslawen aufnehmen; aber keine Mohammedaner mehr, oder höchstens so viele wie gleichzeitig rückgesiedelt werden.

B) Maßnahmen, die fast nichts kosten

1) Familiendienst für Mädchen (Mitbetreuung von Säuglingen, Kleinkindern und Haushalt) von gleicher Dauer wie Wehrdienst der Männer. Ersatzdienst (nicht an Kindern) von gleicher Dauer wie Zivildienst der Männer. Vor Ausbildungsbeginn zu absolvieren. Zweck: Förderung der Vertrautheit mit kleinen Kindern und großem Haushalt. Entlastung für kinderreiche Familien. Ausgleich für 2-4 Semester Vorsprung der Frauen auf der Karrierebahn (Gleichberechtigung).

2) Halber Mehrwertsteuersatz für jegliche Werbung, die statt Singles eine glückliche Familie mit mindestens 4 Kindern zeigt.

3) Förderung der natürlichen (unschädlichen) Empfängnisregelung.

4) Verbot der Pornographie und der verherrlichenden Darstellung von Brutalität und Gewalt.

C) Maßnahmen, die etwas kosten

1) Muttergehalt: Jede Frau kriegt für jedes Kind 20% des Gehalts Ihres Ehemanns (Sockelbetrag bei Einkommensschwachen), solange sie nicht erwerbstätig ist (d.h. sich den Kindern widmet). Diese Einkünfte sind auch später Grundlage für die Berechnung ihrer Rente. (Ungewöhnlich hohe Einkünfte werden von der Steuer abgeschöpft. Ein Teil der Mehrausgaben kommt dadurch herein, daß die Einkünfte des Ehemanns vollständiger versteuert werden).

Spitzenverdiener legen ihr Geld statt im Ausland in hervorragend ausgebildetem zahlreichem Nachwuchs an. Mammutvermögen werden unter mehrere Erben geteilt.

2) Die Kosten des Muttergehalts müssen durch hohe Besteuerung Lediger und kinderloser Ehepaare gedeckt werden. Dadurch können diese nur wenig sparen für Familiengründung. Deshalb sollen bei Heirat und Geburten Teile der in den 10 Vorjahren gezahlten Steuern rückerstattet werden (Steuer als Familiensparkasse).

3) Familien-Splitting statt nur Ehegatten-Splittings bei der Steuerveranlagung (in Frankreich realisiert).

4) Kindergeldzahlung ab Feststellung der Schwangerschaft (bei Abtreibung Rückzahlung mit hohen Zinsen). Das frühe Kindergeld ist nützlich für Anschaffungen oder Wohnungs-umstellungen. (Dr. S. Ernst)

5) Staatliche Garantie lebenslanger Versorgung behinderter Kinder, die von den Eltern nicht betreut werden können. Übernahme aller Kosten, welche über die eines normalen Kindes hinausgehen.

6) Rückkehr zum Schuldprinzip im Scheidungsrecht. Zweck: Sicherheit vor schweren Schicksalsschlägen für den treuen Ehepartner.

7) Erstattung von 80% der Kosten des Umzugs in eine größere Wohnung bei der 3. Schwangerschaft.

8) Mehrwertsteuer-Erlaß bei Autokauf einer Familie mit 4 oder mehr Kindern (da 6- oder mehrsitzige Wagen wesentlich teurer sind).

======

Es ist ein konzertierter Einsatz aller Maßnahmen nötig - eine einzelne tut es nicht. Die Maßnahmen müssen sorgfältig aufeinander abgestimmt sein. Es soll keine Bevorzugung der Kinderreichen geben, sondern eine gerechte Honorierung ihrer Leistungen zugunsten der Allgemeinheit. Kinderlose und Kinderarme sollen nicht bestraft werden, aber auch nicht prämiert, wie dies derzeit in grotesker Weise geschieht.

Wer meint, es könnte hier über das Ziel hinausgeschossen werden, der irrt. Alle Experten sind sich einig, daß wir Nullwachstum nicht erreichen. Wir müssen ihm aber - wenn auch nach starken Verlusten - nahe kommen.

"In Deutschland entscheidet sich das Schicksal der Industriewelt. Hier also muß man es abfangen, ehe es zu spät ist. Rettet sich Deutschland, so rettet es mit sich auch uns.

Entgeht Deutschland nicht mehr zu Zeiten dem Todesurteil, das es eben gegen sich selbst unterzeichnet hat, dann wird es uns und die gesamte Industriewelt mit sich in den Abgrund reißen." (Pierre Chaunu)

Die Bejaher des Lebens und der Zukunft aus allen Parteien und Gruppierungen sollen vereint an schneller Verwirklichung dieser und ähnlicher Vorschläge arbeiten. Die nächsten 5 Jahre sind entscheidend. Wenn die Frauen, welche zum "Geburtenberg" von 1964 gehören 40-jährig sind, ist es zu spät. Wenn die beiden großen Parteien ihre Bedeutung behalten und ihre Versäumnisse wieder gut machen wollen, sollen sie in Großer Koalition diese vorrangigen Ziele realisieren ■

»Abhilfe gegen die demographische Katastrophe« verspricht Prof. Hermann Schneider mit seinen Maßnahmen, die »nichts«, »fast nichts« oder »etwas kosten«. Zusammen mit dem rechtsextremen »Schutzbund für das deutsche Volk« will er sich der »Endlösung der deutschen Frage« entgegenwerfen. Es handelt sich bei dem obigen Dokument um ein Papier der Pro Conscientia, das im Verein nicht mehrheitsfähig war. Das hält seinen Vorsitzenden keineswegs davon ab, es weiter zu verteilen.[1] Es wäre falsch, Schneider als vereinzelten Spinner abzutun, denn er steht mit seinen aberwitzigen Vorstellungen beileibe nicht allein. Viele Forderungen finden sich in zahlreichen kleinen rechtsextremen und in den »Lebensschutz«-Parteien wieder, einige hat inzwischen auch die CDU-Baden-Württemberg aufgegriffen (z. B. pränatales Kindergeld). Auch um politische Seriosität bemühte »Lebensschützer«-Kreise distanzieren sich keineswegs von Schneider.

Wer spricht denn noch von Geburtenschwund?

Der direkte, bevölkerungspolitisch motivierte Appell zum Gebären ist bei moderateren Gruppierungen seit einiger Zeit verpönt. So schreibt CDL-Sprecher Beckmann 1991:

»Rentenproblematik und Bevölkerungsrückgang sind ernstzunehmende Fragen, die gewisse Bezüge zur Abtreibungsproblematik aufweisen, weil sehr hohe Abtreibungszahlen zu beklagen sind. Keine der Lebensschutzinitiativen sieht es aber als ihre Aufgabe an, zur Sicherung der Renten oder zum Erhalt des deutschen Volkes beizutragen.«[2]

»Keine« – behauptet er! Im selben Buch kommt aber jener Hermann Schneider zu Wort. Auch Fietz, Steinschuldte und Brisna halten Abstand von allzu offensichtlicher Bevölkerungspolitik: »Es geht nicht um die Renten, die Bundeswehr oder gar um das deutsche Volk«, schreiben sie 1991.[3]

Noch 1980 konnte Helmut Kohl auf dem Landesparteitag der CDU schamlos die Geburtenrate mit der militärischen Stärke zusammenbringen:

»Wie sollen wir bei der Geburtenrate von heute in 25 Jahren unsere NATO-Verpflichtungen erfüllen? Für mich ist die Frage der Familienpolitik die zentrale Frage der staatlichen Politik.«[4]

Das Familienministerium hatte Adenauer 1953 gegen die »wachsende Überalterung Deutschlands« eingerichtet. Bundeskanzler Kohl war der Hoffnungsträger der »Lebensschützer«, als er 1982 die Wende versprach:

»Der Geburtenrückgang in der Bundesrepublik Deutschland und seine katastrophalen Folgen müssen jedermann mit Sorge erfüllen...«[5]

1984 richtet er die Stiftung »Mutter und Kind – Schutz des ungeborenen Lebens« ein, ausgestattet mit 50 Millionen DM. Zuvor waren

Kürzungen in einer jährlichen Summe von 1200 Millionen DM beim Mutterschaftsgeld, Arbeitslosengeld für Jugendliche und Mehrbedarfszuschlag bei Sozialhilfe für Schwangere und Alleinerziehende vorgenommen worden.[6] Das allzu plumpe Sprücheklopfen wird aber mittlerweile anderen überlassen, zum Beispiel den Republikanern:

»Der Geburtenrückgang deutscher Kinder muß dazu führen, daß bereits nach dem Jahre 2000 das Rentenproblem unlösbar wird, die Verteidigung personell nicht mehr gewährleistet ist, der Bundeshaushalt, Industriebetriebe, Handel und Handwerk zusammenbrechen.«[7]

Auch bei den »Lebensschützern« sind es nur wenige, die derart offen nationalistisch tönen wie die EÄA, die Aktion Leben und die der BfdL angeschlossenen Organisationen.

Nur auf den ersten Blick geht es beim Streit um die Höhe der Abtreibungszahlen sachlicher zu. Je höher die angegebene Zahl, desto verdienstvoller wird die Rettungsaktion der »Lebensschützer« veranschlagt. Eindeutig bevölkerungspolitischen Hintergrund hat die Gegenüberstellung von »Anzahl der Lebendgeburten« und Zahl der Abbrüche. Da betont die Bayerische Normenkontrollklage: »Jedes dritte gezeugte Kind wird abgetrieben« (die fleißig zeugenden Männer haben ihre bevölkerungspolitische Pflicht erfüllt, die Frauen machen alles kaputt). Andere rechnen vor: »Auf vier lebend geborene Kinder kommt eine Abtreibung.« Selbst bei real zurückgehenden Abbruchzahlen können so hohe Ziffern aufrechterhalten werden, wenn die Zahl der Geburten ebenfalls zurückgeht.

Hilfe für die deutsche Familie

Familienpolitische Forderungen der »Lebensschützer« zielen vor allem auf die Unterstützung deutscher, kinderreicher Familien, wenn die Mütter ihre Kinder zu Hause erziehen.

Vehement agitiert das Ehepaar Noll, aktiv in CDL und Christlicher Liga, gegen »die Einrichtung und Inanspruchnahme von Krippen, Tageskindergärten und Gesamtschulen«. Das sei »Kindesmißhandlung«[8]

Die meisten »Lebensschutz«-Organisationen sprechen sich jedoch eher für verstärkt »familienbegleitende« Kinderbetreuungseinrichtungen aus. Die Gelder für die »Familienhilfe« sollen dabei in die richtigen Taschen fließen. So der »Lebensschützer«-Aktivist Holzgartner (CSU) 1979 in einem Grundsatzreferat des gesundheitspolitischen Kreises der CSU:

»Die Aufgabe in einem gesunden Staatswesen ist es, viel mehr für die Kinder und ihre Familien zu tun, und hierbei sollten sinnlose Geldzuweisungen an alle möglichen Staaten und Institutionen auf ihre Effektivität hin untersucht werden... Unsere Regierung ist zuerst einmal unserem Volk verantwortlich und dann erst den anderen.«

Zum Teil sind diese Forderungen durch die Regierung bereits verwirklicht: So wird der steuerliche Kinderfreibetrag an Ausländer nur noch für in der BRD lebende Kinder gewährt. Die Forderung nach Aufstockung der Sozialhilfe und des Regreßausschlusses geht an Nicht-EG-AusländerInnen vorbei, denn für sie ist der Bezug von Sozialhilfe bereits ein Ausweisungsgrund. Die Bayerische Landesregierung zahlt ihr Landeserziehungsgeld nur an Deutsche und EG-AusländerInnen. Die breite Protestkampagne von sozialen und politischen Organisationen gegen diese rassistische Einschränkung unterstützte von seiten der »Lebensschützer« allein die ALfA.

Die rechte Splitterpartei »Die Deutschen« will den »Willen zum Kind« fördern, indem »Kindergeld nur an deutsche Staatsbürger« gezahlt werden soll. Die Hetze gegen kinderreiche ausländische Familien, die hier angeblich nur das Kindergeld kassieren wollten, ist das Gegenstück zur Klage über die Kinderarmut der Deutschen. Keineswegs jedes Leben ist willkommen. »Das Boot ist voll« heißt die rechtsradikale Parole gegenüber Flüchtlingen aus Ländern der Dritten Welt oder wenn türkische Arbeiter und Arbeiterinnen ihre Kinder und Familienangehörige in die BRD holen wollen.

Beliebt ist in der »Lebensschützer«-Szene auch die Forderung nach Familienwahlrecht, wie es die Christliche Mitte und die Familienpartei im Programm stehen haben. »Wahlgerechtigkeit (one man one vote)« fordert Schneider für die BRD, aber kein Ausländerwahlrecht. Eltern sollen für ihre Kinder, streng nach Geschlecht sortiert, mitwählen dürfen. Über das pränatale Wahlrecht äußert er sich seltsamerweise nicht. Freudig stellt Schneider aber fest: »Ausländer bleiben davon unberührt.«

Die Forderung »Ein Mensch – eine Stimme« in Südafrika ist für Siegfried Ernst von der EÄA eine Frechheit, aber dort geht es ja nicht um weiße oder ungeborene Kinder:

»Da jedes schwarze Mädchen durchschnittlich 7 Kinder auf die Welt bringt, für deren Erziehung und Schulen dann die Weißen die Verantwortung tragen müssen, beanspruchen die so gezeugten Menschenmassen nur auf Grund des Mehrheitsprinzips (one man one vote!) das Recht auf einen ›Black Take over‹ des ganzen Landes.«[9]

Ernst, der die Gleichberechtigung der Embryos in Südafrika als beispielhaft preist, wendet sich angeekelt von den schwarzen Massen ab.

So, wie sie die »abendländischen Kulturnationen« als die Hauptopfer der Weltbevölkerungspolitik ausmachen, so sind ihnen die Opfer von real stattfindenden Kriegen relativ gleichgültig – im Verhältnis zu den »wahren Opfern« und dem »wirklichen Krieg«. Angesichts des Golfkriegs schreibt der »Kurier« der »Christlichen Mitte« im Februar 1991 unter der Überschrift »Offener Brief an alle, die an die Macht des Gebetes glauben: Der dritte Weltkrieg hat begonnen«:

»... Seit 15 Jahren führt unser Volk Krieg gegen die eigenen Kinder.

Millionen von ihnen werden kaltherzig umgebracht. Die Medien verschweigen unsere eigenen Toten und wenden sich lieber internationalen Konflikten zu... Unterschreiben Sie bitte folgenden Vorsatz: Ich nehme mir vor, täglich für ein gerechtes Lebensschutz-Gesetz zu beten... Wir bitten Sie herzlich, beim Gebets-Sturm für den Frieden in unserem Volk mitzumachen.«

Schon immer gewußt hat es die Christliche Liga in ihrem apokalyptischen Kommentar:

»Sicher ist, daß sich das Ende der Weltzeit nähert... Der Krieg am Golf ist eine Station auf diesem Weg, doch noch nicht die letzte. Vielleicht ist er nur deshalb ausgebrochen, um uns ›Westler‹ für die breite Hinwendung zum Okkultismus, die Greueltaten an den ungeborenen Kindern, das selbstherrliche Handeln und für das ehrfürchtige Anbeten des Mammons zu bestrafen.«[10]

Anmerkungen

1 Wilhelm Pauli, Der Teilchenbeschleuniger Gottes, in: Titanic, Mai 90, Nr. 5
2 Beckmann in: »Abtreibungs in der Diskussion« S. 111
3 in Hoffacker u. a. »auf Leben und Tod«, 1991, S. 357
4 zitiert nach: Moderne Zeiten 1/83
5 Regierungserklärung 1. 10. 82
6 Demokratisches Gesundheitswesen 12/84
7 Karl-Heinz Sänger in: »Der Republikaner« 5/88
8 Leitbild März 91
9 Brief an Genscher, abgedruckt in: M&I Okt. 85
10 Skambrak in: Leitbild, März 91

6 Verbindungslinien

6.1 Lebensschützer und Rechtsextremismus

Immer schon stellte der »Lebensschutz« ein eigenständiges Thema in rechtsextremen Organisationen dar. Als Begriff und als Forderung nach einer Verschärfung des § 218 taucht »Lebensschutz« in den Parteiprogrammen nicht nur der Republikaner, Patrioten für Deutschland und Bayernpartei auf, sondern auch bei den »Deutschen«, NPD, Mündigen Bürgern, Deutsche Alternative, Deutsche Volksunion (DVU), FAP (Freiheitlich Deutsche Arbeiterpartei), Hamburger Liste für Ausländerstopp, Nationale Liste und Nationalistische Front.

Rechtsextreme Organisationen sind nicht nur militante Schlägertypen in »Wehrsportgruppen« und vereinzelte Alt-Nazis mit ihrer Anhängerschaft, sondern auch die ideologisch modernisierte »Neue Rechte«, die sich mehr oder weniger stark vom Hitlerfaschismus absetzt.[1]

In den Publikationen dieser rechtsextremen Organisationen wird zustimmend über Forderungen und Aktivitäten der »Lebensschützer« berichtet und zur Unterstützung ihrer Demonstrationen, Kundgebungen und Unterschriftensammlungen aufgerufen. Offizielle organisatorische Zusammenarbeit gibt es mit ihnen nach unserem Wissen jedoch kaum.[2] Personelle Kontakte und organisatorische Berührungspunkte bestehen aber über dritte Organisationen wie die Ludwig-Frank-Stiftung, IGfM, Hilfskomitee Südliches Afrika, Freiheit für Rudolf Hess, über Tagungen des Studienzentrums Weikersheim und über Publikationen wie Mut, Criticon und Europa.

Verbindungen zum rechtsextremen Lager aber werden von den »Lebensschützern« bestritten. Besonders die um Politikfähigkeit bemühten Organisationen wollen nicht in den Dunstkreis von extremistischen Positionen geraten. Als die ALfA und die Juristen-Vereinigung im November 1989 in Freiburg anläßlich ihres groß aufgezogenen Kongresses öffentlich als »frauenfeindliche, rechte bis rechtsradikale Gruppe« bezeichnet wurden, reichte die JVL eine Unterlassungsklage beim Landgericht ein. Mindestens zweimal hat auch der Vorsitzende der »Aktion Leben« Prozesse wegen übler Nachrede angestrengt.[3] Der EÄA-Vorsitzende Ernst reagierte beleidigt, als ihm Der Spiegel[4] 1981 seine freundschaftlichen Beziehungen zu Manfred Röder vorhielt. Röder war inzwischen wegen Beteiligung an

Sprengstoffanschlägen gegen eine Auschwitzausstellung und gegen Ausländerheime zu dreizehn Jahren Gefängnis verurteilt worden.

»Die Tatsache, daß Röder 1970/71 vor seinem Abschwenken in den Rechtsradikalismus sich als Rechtsanwalt gegen die Pornographie eingesetzt hatte und gegen die Abtreibung, wird... benutzt, um alle, die sich gegen diese Zerstörung unserer geistig-moralischen und biologischen Existenzgrundlagen gewehrt hatten, in das Lager des Faschismus einzuordnen.«[5]

Was auf den ersten Blick wie eine nur punktuelle Zusammenarbeit oder ein »Zweckbündnis« aussieht, ist jedoch mehr. Es handelt sich auch nicht nur um eine Vereinnahmung eines genuin christlich besetzten Themas durch Rechtsextreme. Bei den ideologischen Grundlagen des Rechtsextremismus gibt es erhebliche Parallelen zu denen der »Lebensschützer«:

1. Der expansionistische Nationalismus, die Sorge um die Stärke Deutschlands, sowohl politisch, wirtschaftlich wie bevölkerungsmäßig. Das Ziel muß nicht unbedingt »Großdeutschland« sein, sondern ein hierarchisiertes Europa mit einem wiedervereinten Deutschland als Führungsmacht.

2. Fremdenhaß und Rassismus. Deutschland werde von Ausländern überflutet, biologische wie kulturelle Vermischung mit anderen »Rassen« bzw. »Ethnien« gefährde den Bestand des »deutschen Volkes«.

3. Ein Staatsverständnis, demzufolge es Aufgabe des Staates ist, eine absolut gültige Wertordnung durchzusetzen, die von einer geistigen Elite definiert wird. Der Staat wird als Organismus interpretiert, der abweichendes Verhalten nicht zulassen kann, will er nicht selbst untergehen.

4. Kennzeichnend für neurechte Ideologien ist ein Feindbild, das über den Antikommunismus hinaus auch die westlichen Siegermächte als »dekadenten Kapitalismus« oder »egoistische Konsumgesellschaft« angreift, über die »Weltverschwörungsthese« meist antisemitisch eingefärbt. Als moralisch besonders verwerflich wird der Feminismus ausgemacht.

5. Die Verharmlosung des Nationalsozialismus und die Relativierung seiner Verbrechen. Das reicht von der »Auschwitzlüge« bis zum »Historikerstreit«. Das verbale Absetzen vom Nationalsozialismus bedeutet dabei keineswegs eine tatsächliche Abkehr von seinen Ideen.

Wenn im folgenden vor allem Publikationen der EÄA, der Aktion Leben und der Christlichen Liga zu diesen Themen zitiert werden, so liegt das daran, daß bei ihnen entsprechende Aussagen gehäuft auftreten. Ihre Publikationen werden außerdem von sehr vielen kleinen Zirkeln als Propagandamaterial benutzt.

Wenige »Lebensschutz«-Gruppen enthalten sich in der Öffentlichkeit bewußt jeder über das enge Thema Abtreibung und »Hilfsangebote« hinausreichenden politischen Äußerung. Die als »überparteiliche Bürgerinitiative« firmierende ALfA vertritt offiziell »keine weiteren Ziele, obwohl sich jeder von uns bewußt ist, daß man auch andere Probleme im Zusammenhang damit sehen kann. Es ist der gemeinsamen Sache nicht abträglich, wenn einzelne Mitglieder privat solche Probleme herausstellen.«[6] Mit der Begründung, es seien »nur einzelne Mitglieder« und deren »Privatmeinung«, kommt die ALfA häufig, wenn sie die Verbindungen zu Vertretern der rechtsextremen Positionen nicht verbergen kann. Hedwig Seelentag, seit der Gründung ALfA-Vorsitzende, hat nur als »Privatperson« den Dachverband »Bewegung für das Leben« zusammen mit Siegfried Ernst gegründet. Über Doppelmitgliedschaften ist die ALfA mit anderen Organisationsführern verbunden. Mitglieder der ALfA sind z. B. Walter Ramm, Vorsitzender der »Aktion Leben« (Abtsteinach) und Dr. Georg Götz, stellvertretender Vorsitzender der EÄA.

Nationalismus und biologische Identität

Durchaus ernsthaft und nicht nur polemisch gemeint sind die häufig von »Lebensschützern« geäußerten Befürchtungen, daß Deutschland in absehbarer Zeit aussterbe. Im Jahr 2080 werde es »bestenfalls zwischen 10 und 18 Millionen Einwohner zählen«, berechnet Dr. Häußler, der stellvertretende Vorsitzende der EÄA. In seiner Broschüre »Die Selbstzerstörung Europas mit Pille, Spirale, Sterilisation und Abtreibung« (1984) heißt es: »Deutschland steht vor dem biologischen Tod!«; er sieht die »Gefahr des ›kollektiven Selbstmordes‹ der zivilisierten westlichen Menschheit«.[7]

Der katholische Kardinal-von-Galen-Kreis, geleitet vom Ex-Vorsitzenden der Zentrumspartei Heribert Börger, schreibt in einem Brief an Innenminister Schäuble vom 18. 2. 1991:

»Der Krieg gegen die Kinder bringt uns jährlich Menschenverluste, die in der Größenordnung des Rußlandfeldzuges liegen. Diese Verluste werden durch Asylanten ausgeglichen. Diese erhalten soziale Zuwendungen, die wir durch die Tötung deutscher Kinder eingespart haben, ein Teufelskreis, der mit der Vernichtung unseres Volkes endet.«

Es muß nicht immer gleich das Aussterben der Deutschen sein, doch alle möglichen gesellschaftlichen Probleme wie Arbeitslosigkeit, Rentensicherung und »Gastarbeiterproblem« führen viele »Lebensschützer« auf den »Geburtenschwund« und die »Abtreibungsmentalität« der heutigen »dekadenten Generation« zurück. Dies bedeute den »Untergang der abendländischen Kultur« und Deutschland werde zur »multikulturellen Gesellschaft«, »überflutet« von Ausländern, insbesondere von islamischen. Solche bevölkerungspolitischen Befürchtungen sind auch weit in konservativen Kreisen verbreitet, allerdings zeigt die Benutzung einschlägiger Vokabeln wie »das Volksganze« und »biologische Identität« klar die Nähe zur rechtsextremistischen Ideologie. Der Begriff »Gesellschaft« wird dagegen selten und wenn, dann nur negativ benutzt. Beliebt sind Vokabeln wie »Gemeinschaft«, »unser Volk« und »unsere Zivilisation«. Deutschland als Führungsmacht eines »abendländischen« Europas mit einer »weltgeschichtlichen Bestimmung«, das ist das Verständnis der EÄA:

»Ein ›Vaterland ohne Väter‹ mit einer deutschen ›Muttersprache ohne Mütter‹ ist dann das am schnellsten aussterbende Volk der Welt, weil in ihm wenigstens ein Drittel der Kinder liquidiert werden, die es für die reine Bestandserhaltung benötigen würde... Denn ›Deutschland‹ ist weder ein rein geographischer noch ein nur sprachlicher Begriff, und seine biologische Identität hat man in den letzten Jahrzehnten bewußt zerstört, um zu verhindern, daß es jemals wieder ›ein Volk‹ wird... Und wir sollten uns erinnern, daß die Entstehung des Deutschen Volkes... unter dem Leitgedanken dieses Missionsbefehls vom ›Reich Gottes‹ geschah und so das Zentrum der mittelalterlichen Idee vom ›Gottesstaat‹ war, aus der die kulturelle Einheit Europas geworden ist. Von dieser christlichen Wurzel kann aber weder Deutschland noch Europa abgelöst werden, wenn es nicht seine tiefste Identität, seine weltgeschichtliche Bestimmung und damit seine Existenzberechtigung verlieren soll.«[8]

Ausländerfeindlichkeit, Rassismus und biologische Elite

Die Szenarien vom aussterbenden deutschen Volk werden ergänzt von Prophezeiungen, daß Mitteleuropa islamisch werde. Vor allem durch den »Kinderreichtum, Mischehen und die biologische Kraft der Moslems« sei der Islam »eine große Bedrohung geworden«.[9]

Die allgegenwärtige Ausländerfeindlichkeit ist durchaus noch zum blanken Rassismus steigerungsfähig. So schreibt S. Ernst 1976 im Namen der EÄA in einem Brief an den damaligen baden-württembergischen Ministerpräsidenten Filbinger:

Die Indikationsregelung des § 218 ermögliche es »jedem Mediziner – auch Türken, Persern, Afrikanern, Asiaten usw., die bei uns das Examen machten und statt nach Hause zu gehen, sich hier als Assistenten oder niedergelassene Ärzte betätigen, über die Existenz und das Recht auf Leben jedes beliebigen ungeborenen deutschen Kindes zu entscheiden«.

Er äußert die Befürchtung, daß »in vielen Fällen neben der Geldgier auch der antiweiße Rassenkomplex noch mit abreagiert« werde.[10]

In der deutschsprachigen »Allgemeinen Zeitung« von Namibia nimmt Ernst als Synodaler der evangelischen Landeskirche von Württemberg kein Blatt mehr vor den Mund und legt sein Konzept von der »geistigen, moralischen, biologischen und charakterlichen Elite« dar, die »Afrika« brauche und auch die BRD. Sein Ausgangspunkt ist die Hetze gegen die Anti-Apartheitsbewegung:

»Ihr degenerierten Masochisten, die ihr die eigene Art und Rasse systematisch zerstört und Euer geistiges und biologisches Erbgut verkommen und verludern läßt... Was wir in Afrika und letzten Endes auch bei uns brauchen, wäre eine regierende Elite der geistigen, moralischen, biologischen und charakterlich Besten, aber keine »Basisdemokratie«, in der jeder Dummkopf und Ehrgeizling glaubt, in alles hineinreden zu müssen...«[11]

Er wendet sich dagegen, »eine idiotische Einerleiheit und ›Chancengleichkeit‹ zu schaffen, ja geradezu bewußt die Entwicklung jeder echten Elite zu verhindern, nur um die Eifersuchts- und Neidreaktionen anderer zu befriedigen.« Der »Schöpfer« sei nicht ungerecht, wenn er »den Menschen verschiedene Gaben und Talente gab und sie nicht als uniforme Typen und Einheitsrasse geschaffen hat«.[12]

Die Ableitung eines elitären Herrschaftsmodells und nicht demokratisch legitimierter politischer Machtansprüche aus der biologistisch hergeleiteten »natürlichen Ungleichheit« der Menschen ist ein Konzept, auf dem jede faschistische Ideologie basiert. Ernst verbrämt dieses biologistische Elitekonzept mit dem »Willen Gottes«.

Der »Ethnopluralismus« nationalistisch-rassistisch getrennter Entwicklung nach dem Vorbild der Rassentrennung des südafrikanischen Apartheitstaates stellt bei der »Neuen Rechten« das Konzept der Rassenhierarchie dar. So kann die Parole »Ausländer raus« als »Schutz und Bewahrung der ethnischen Identität« im Herkunftsland formuliert werden.

Rassendiskriminierung gibt Ernst zusätzlich als Schutz für die Frauen aus: Er bedauert, daß das »Verbot von Sexbeziehungen zwischen Schwarz und Weiß« aufgehoben worden ist, denn

»wenn es irgendwo eine Herrenrasse und eine ihr unterlegene Rasse gab, waren die Frauen die Sexsklavinnen der Männer dieser Herrenrasse. In Südafrika schützte man sie vor dieser Ausbeutung, auch wenn es nicht immer gelang!«[13]

Die schlimmste Form von Apartheid sei die Trennung des Ungeborenen im Mutterschoß von seiner Mutter, und das sei in der BRD Gesetz. In Südafrika dagegen würden schwarze wie weiße Ungeborene gleichermaßen geschützt.[14]

Aber auch der alte Herrenrassen-Wahn läßt sich bei der Unterstützung der weißen südafrikanischen Rassisten ausleben. Das »Hilfskomitee Südliches Afrika« nimmt dabei eine Brückenfunktion zum konservativen Lager ein. Auf seinen Seminaren finden sich neben NPD-Funktionären und Faschisten wie dem Vorsitzenden Peter Dehoust (Nation und Europa, Deutsche Allianz – Vereinigte Rechte) CSU-Politiker wie Graf Huyn (CDL) und Lorenz Niegel. Enge Kontakte pflegt das HSA mit der »Evangelischen Notgemeinschaft«, die den Kampf gegen den »Massenmord auf Krankenschein« im Programm hat. Rassistische Ausfälle gegen die Anti-Apartheid-Bewegung in Südafrika und Artikel von Siegfried Ernst finden sich in deren Schriften. Auch die Salem-Bruderschaft, die ungewollt Schwangeren Adoptionsvermittlung und diskreten Aufenthalt bis sechs Wochen nach der Geburt in ihren Jugenddörfern anbietet, unterhält freundschaftliche Kontakte zu »Deutsch-Südwest«; sie betrachtet dies als »historische Verpflichtung«. Im Salem-Kuratorium sitzen u. a. Dr. med. Bruker und Dr. med. Mommsen, beide auch Mitglieder im Beirat der »Neuen Anthropologie« (Organ der GfBA) und im »Weltbund zum Schutz des Lebens«, der eintritt »für den Schutz der Natur und ihrer Artenvielfalt – aber auch für den Schutz des ungeborenen Lebens und der Völker (auch des eigenen Volkes)«.[15]

Demokratiefeindlichkeit und biologistisches Staatsverständnis

Das Staatsverständnis von »Lebensschützern« und Rechtsextremen geht von denselben Grundvoraussetzungen aus: Jeder und jede hat ihren besonderen Platz in einer vorgegebenen Ordnung, gegen die kein Widersetzen geduldet wird. Deutlich wird dies am Frauen- und Familienbild, das nur als Mutterschaft und bürgerliche Kleinfamilie gedacht werden darf (vergl. Kap. 5.1). Diese absolut verpflichtende Ordnung leiten sie meist aus der Bibel, oft aus der Biologie und – wenn es paßt – aus dem Grundgesetz ab. Vom Staat erwarten sie die Durchsetzung dieser Prinzipien. Vom Familienidyll abweichende moralische Vorstellungen und alternative Lebensformen wie Homosexualität gehören nach ihrer Ansicht bestraft, günstigstenfalls therapiert. Die Liberalisierung des § 218, § 175 (Homosexualität) und des Scheidungsrechts wird von ihnen als Rückzug des Staates und Flucht aus der »Verantwortung« interpretiert. »Stark« muß der Staat sein, gerade auch bei »privaten« Entscheidungen, wie Ehe, Sexualität und Schwangerschaft, bei denen es nach Ansicht der »Lebensschützer« gar keine private Entscheidung geben kann. Pluralismus und Liberalismus sind unvereinbar mit dieser Ideologie und deren Staatsverständnis.

Demokratie und Mehrheitsentscheidungen werden über eine Absolutsetzung »Göttlicher Gebote« in Frage gestellt und diffamiert. Der Glaube an göttliche Gebote und die entsprechende persönliche Lebensführung sei nicht eine private Angelegenheit, sondern alle hätten sich danach zu richten. Rechtsanwalt Philipp führte dazu in seinem Aufsatz »Abtreibung auf Krankenschein« aus:

»Christen müssen in diesem Punkt zu einem unüberbrückbaren Gegensatz zum Staat geraten, auch wenn dieser ein demokratischer Staat ist. Unsere im 3. Reich verfolgten und ermordeten Bundesbrüder haben dem Diktator das Recht abgesprochen, willkürlich über menschliches Leben zu verfügen. Dessen eingedenk sind wir heute nicht mehr bereit, dieses Recht einer parlamentarischen Mehrheit anzuerkennen, sei sie auch

noch so frei und demokratisch gewählt. Gottes Gebote gelten auch für die Mehrheit ... Die kollektive Mehrheitsentscheidung ist noch keine Absolution. Eine Mehrheit, die anfängt, letzte Bindungen an übergeordnete Werte abzustreifen, pervertiert zum Mehrheitsabsolutismus.«[16]

Der Begriff »Freiheit« ist für gewisse »Lebensschützer« mit Zügellosigkeit identisch. Siegfried Ernst kann weder aus dem Ost-Morast noch aus dem West-Sumpf seine »Leitbilder« und »Verhaltensnormen« ableiten. Deren »Freiheit« gipfelt für ihn in Abtreibung und Pornographie:

»Nachdem sowohl die marxistische Ideologie und ihre totalitäre Planwirtschaft gescheitert ist und sich als völlig ungeeignet erwiesen hat und auch die ›pluralistische‹ westliche Konsumideologie an vielen Stellen Fäulnisherde und Zerfallssymptome zeigt und in vielen Punkten ebenfalls reaktionär und überholt ist, wird die Frage nach dem gemeinsamen verbindlichen Menschenbild, als Leitbild von ›Deutschland einig Vaterland‹ und den sich daraus ergebenden gemeinsamen Verhaltensnormen von Recht und Unrecht, zur alles entscheidenden Frage ... Die einzige ›Freiheit‹ die die Frau (in der DDR) besaß, ihr eigenes Kind im Mutterleib zu töten, soll damit als wichtigster und grundlegendster marxistischer Programmpunkt auf Westdeutschland übertragen werden. Im Westen ist der höchste Ausdruck der totalen ›Freiheit‹ der allgemeine Sexualismus und die Konsumideologie, die in der Pornographie gipfelt.«[17]

Was sind nun die »höheren Ideale«, deren Verlust so hefig beklagt wird? Es sind: Vaterland, Ehre, Keuschheit, Gehorsam, Ein- und Unter-Ordnung unter das Volksganze und Opferbereitschaft, vor allem der Frau. Das alles habe noch gegolten, bis »nach dem Krieg« die Umerziehung zur »Konsumgesellschaft« mit all den Folgeübeln ihr zerstörerisches Werk begann. *»Die Feinde Deutschlands versuchten nach dem Kriege durch die Zerstörung aller höheren Ideale, wie Vaterland, Ehre, Liebe, Glaube usw. den Aggressionstrieb der Deutschen auszumerzen und sie in eine liberalistische Konsumgesellschaft, die nur durch ihren Egoismus lebt, zu verwandeln. Aber der Aggressionstrieb äußerte sich dann nicht nur in sinnlosem Sportbetrieb oder der Zerstörung aller Ordnungen und Strukturen der Gemeinschaft, bis hin zum kollektiven Aggressionstrieb der Frauen gegen die Männer im Feminismus, sondern auch im wachsenden Terrorismus.«*[18]

Die Rückbesinnung auf die verlorenen deutschen Werte und die Klage über die »Besatzer« findet sich in der Regel bei militanten faschistischen Gruppen wie der FAP:

»... Die Besatzer – und ihre deutschen Hilfstruppen – sorgen des weiteren dafür, daß nichts aus unserer deutschen Vergangenheit, ob politisch, kulturell oder wirtschaftlich Bestand haben darf. Alles Deutsche wird in Frage gestellt. So ist es verständlich, daß auch das Gebiet der Frau und der Familie – der Urzelle eines Volkes – von den Besatzern schon früh als wichtiges Angriffsziel erkannt wurde.«[19]

Die Gesellschaft vergleichen »Lebensschützer« gerne mit einem Organismus, den sie von »Krebsgeschwüren« befreien müssen:

»Für den Organismus der menschlichen Gesellschaft gelten dieselben Strukturgesetze (wie für den biologischen Organismus, d. V.). Man kann auch dort nicht das Leitbild für die Beziehungen der einzelnen ›Zellen‹ zueinander in so entscheidenden Punkten wie ›Du sollst nicht töten!‹ und ›Du sollst Ehe und Familie nicht zerstören!‹ einfach beseitigen, ohne daß man durch die Zerstörung der Normen und Strukturen und die chronische Selbstvergiftung des gesellschaftlichen Organismus und den nicht mehr funktionierenden ›Stoffwechsel‹ den Krebs der Gesellschaft auslöst.«[20]

Daß diese Art von Vergleichen auch die Bereitschaft zu Gewalttaten gegenüber den als »Krankheitserreger« und »Fäulnisherden« identifizierten Personengruppen fördert, zeigen die Brandanschläge auf Pro Familia in Bremen und Überfälle von faschistischen Gruppen auf Ausländer- und Flüchtlingswohnheime, auf Feministinnen und Lesben. Für solche Attentate äußert Ernst Verständnis:

»Denn, wenn man den allerübelsten Terrorismus, die Massenliquidation von jährlich ca. 250 000 ungeborenen Kindern, sogar vom Staat aus subventioniert, dann verlieren Attentate, die Leute in dem Wahn verüben, weil sie glauben, nur so ihrem Volk seine Zukunft sichern zu können, ihr schweres kriminelles Gewicht.«[21]

Im selben Artikel, in dem er sich von Röder distanziert, verharmlost er den militanten Neofaschismus, keine drei Jahre nach dem Bombenattentat auf dem Oktoberfest:

»Dagegen erscheinen die Attentate und Aktionen der paar Rechtsradikalen geradezu kindisch, dumm und amateurhaft. Die Linksterroristen aber sind Profis des Terrorismus... Wer verstünde nicht, daß man manches Mal am liebsten ›mit Gewalt‹ den Saustall ausmisten wollte! Aber der Weg der blutigen Revolte ist uns als Christen verschlossen...«[22]

Feindbild »Weltverschwörung«

Auch bei der Schuldzuweisung für die beklagten gesellschaftlichen Verhältnisse finden Rechtsextreme und Lebensschützer eine ähnliche Antwort. Eine große Rolle spielen finstere Mächte, die sich zu einer »Weltverschwörung« zusammengetan haben. Wahrscheinlich können sie sich gar nicht vorstellen, daß im (»echten, unverderbten«) deutschen Volk überhaupt »undeutsche« Gedanken entstehen können. Sie müssen infiltriert sein entweder vom Osten oder vom dekadenten Westen, namentlich aus den USA. Diese »Wunden« der Umerziehung »nach dem Kriege« sind bei Ernst ein ständig auftauchendes Motiv für Klagen über »den ganzen modernen Sumpf«.

Für Wolfgang Borowsky, Gründungsmitglied der EÄA, sind »Freimaurerei«, »Illuminaten«, »Club of Rome«, »Okkultes Judentum«,

»antichristlicher Islam« und »New-Age« alles »Bewegungen und Gruppen im Dienste Luzifers«.[23] Das im Hausverlag der evangelikalen »Lebensschützer« erschienene dreihundert Seiten starke Buch könnte als die apokalyptische Vision eines durchgeknallten Pfarrers abgetan werden. Doch dieser antisemitische Hetzer spielt bis heute in verschiedenen faschistischen Organisationen eine aktive Rolle. Im Februar 1991 war er Mitinitiator und Kontaktadresse des (verhinderten) Faschisten-Kongresses »Deutscher Nationalkongreß« in Bonn, er ist u. a. Mitglied des Kuratoriums der »Ludwig-Frank-Stiftung«, der »Hilfsgemeinschaft Freiheit für Rudolf Hess«, des »Schutzbundes für das deutsche Volk« und der »Gesellschaft für Menschenrecht«. 1987 druckte die Zeitung der Christlichen Liga seinen offenen Brief an die Kirchen ab: »Zur Rettung von Ehe, Familie, Volk und Menschsein«,[24] auch die ARGE 1 druckt seine Werke ab.

Nachdem der Ostblock und der »Russe« als Feindbild dahinschwinden, ist absehbar, daß in den sich andeutenden neuen Weltverteilungskonflikten zwischen den »Supermächten« USA, Europa, Japan die Staaten der Dritten Welt zum Kriegsschauplatz und Kriegsgegner werden. Auf ideologischer Ebene wird schon heute vor allem der Islam zum neuen Teufel gekürt. Ohne weiteres wird dies mit dem »Weltverschwörungs-Antisemitismus« verbunden. Borowsky schreibt die Anwesenheit von Mohammedanern in der BRD »einem raffinierten Plan antichristlicher Mächte« zu oder auch »nur der Dummheit unserer Politiker und Wirtschaftsführer«. »Jedenfalls« sei es ein »Versuch, unsere Kultur zu unterminieren, wie wir es ja bereits durch die jüdisch-amerikanische Unkultur erleben«.[25]

Auch die Christliche Liga sieht geheime Verschwörer am Werk. In ihrem Grundsatzprogramm von 1989 heißt es:

»Fehlendes gesundes Nationalbewußtsein schafft ein Vakuum, in welches Nationalisten, Internationalisten, Kommunisten, Terroristen und Chaoten aller Schattierungen einzudringen verstehen; ihr von langer Hand geplantes Ziel ist es, die Gesellschaftsordnung unseres Staates zu zerstören... Viele dieser Tendenzen und Bewegungen tragen die unmißverständliche Handschrift der Freimaurerei. Der internationale Sozialismus ist dafür ebenso Handlanger wie rechtsdiktatorische oder großkapitalistische Imperien.«

Das neofaschistische Feindbild von der »zionistisch-bolschewistischen Weltverschwörung« scheint als Vorlage durch. Zum Vergleich sei hier die neofaschistische Gruppe Freundeskreis »Freiheit für Deutschland« zitiert:

»Antideutsche Ausrottungswaffen. Im 2. Weltkrieg wurde von Nathan Kaufmann, dem amerikanischen Präsidentenberater, der Vorschlag gemacht, das deutsche Volk nach dem Kriege mittels Sterilisation auszurotten... Allerdings ist die Ausrottungsstrategie jetzt eine andere. Das deutsche Volk soll sich selbst ausrotten.« Als »Ausrottungswaffen« werden

u. a. benannt: »Abtreibung«, »AIDS mit Kondompflicht«, »Homosexualität«, »Emanzipation« und »Wahlrecht für Ausländer«.[26]

Die EÄA verschickt mit ihrem Informationsmaterial bis heute die Kopie eines Artikels aus der antisemitischen, den Nationalsozialismus verherrlichenden Zeitschrift Diagnosen (vom März 1984, inzwischen heißt sie Code) über »Die Affäre Rockefeller«. Die »Affäre Rockefeller« steht in der Tradition der Weltverschwörungstheorie. Der gleichlautende Aufsatz von F. Tremblay, Generalsekretär der französischen »Lebensschützer«-Organisation »Laissez-les-vivre«, wird als Standardlektüre von Aktion Leben (Abtsteinach) empfohlen. Die Rockefeller-Organisation (u. a. Population-Council, Rockefeller-Foundation) wird zu Recht auch von der Frauenbewegung wegen ihrer bevölkerungs- und wirtschaftspolitischen Zwangsmaßnahmen gegen Länder der »Dritten Welt« kritisiert. Die »Lebensschützer« erklären dagegen jede private Familienplanung zum Teil eines Verschwörungsplanes der Rockefeller-Foundation besonders gegen die »europäischen Kulturnationen«.

Haupttheoretiker ist der amerikanische Pater und Soziologie-Professor Paul Marx. Für den in katholischen wie in evangelikalen Kreisen einflußreichen Redner ist »Abtreibung ... der größte Krieg aller Zeiten, der von Rockefeller über die ganze Welt ausgedehnt wurde«. Die »Macht- und Geldgier« des Rockefellerkonzerns und seiner Stiftungen werden angeprangert. »Die USA kämpfen gegen Europa... Zur Ausschaltung eben dieser europäischen Konkurrenz eignen sich... die Schaffung einer Bevölkerungskrise größten Ausmaßes«, die »Rockefeller-Clique« kontrolliere die Medien, von denen eine »Massenvergiftung« ausgehe; noch dazu seien sie Handlanger der Sowjetunion und auch die Grünen würden angeblich von Rockefeller bezahlt, das will zumindest Borowsky wissen.[27] Auch Dr. Bruno Hügel (CL und ARGE-1) verbreitet das in der rechten Zeitschrift »Europa, nationaleuropäisches Forum« in seinem Artikel »Verhütung und Abtreibung, Instrumente supranational gesteuerter Geopolitik«.[28]

Verharmlosung des Faschismus

Mit der Bezeichnung »Embryocaust«, angelehnt an »Holocaust« (= Vernichtung der Juden im Nationalsozialismus), verstärkt ein Teil der »Lebensschützer« den Mordvorwurf und betreibt gleichzeitig die Verharmlosung der nationalsozialistischen Verbrechen. Sie stellen private Geburtenkontrolle auf eine Ebene mit faschistischer Rassenpolitik, staatlich erzwungenen Abtreibungen, Zwangssterilisation und millionenfachem Völkermord durch Zwangsarbeit, grausamsten Menschenversuchen, Erschießungskommandos, Giftgas und Krematorien.

Der gesundheitspolitische Sprecher der CSU, Holzgartner, 14. 7. 1979 in einem Grundsatzreferat:

»In Wirklichkeit ist es völlig gleichgültig, wann Leben getötet wird, ob im Mutterleib oder später. Die Nationalsozialisten haben die Juden getötet, und die internationalen Sozialisten töten ungeborenes Leben. Das, was in unserem Volk passiert, ist exakt der Weg zurück nach Auschwitz.«

Einige gehen noch weiter: die heutige Praxis des Schwangerschaftsabbruchs in der BRD sei vergleichsweise schlimmer als die Ausrottung von Juden und »Zigeunern« im Faschismus. Der »Embryocaust« übersteige die Ausmaße des »Holocaust« und sei moralisch verwerflicher. Die Sorge Häußlers gilt der »Schande« Deutschlands, dem Schaden, den seine Weltgeltung nehmen könnte:

»Mir scheint, das deutsche Volk – wir alle – haben aus unserer wenig ruhmreichen neueren Geschichte nichts gelernt, und wir sind nicht bereit, daraus die gebotenen Konsequenzen zu ziehen. Sonst würden wir heute mit unserem eigenen Volk nicht das gleiche tun, was die Nazis mit den Ostvölkern vorhatten. Die Nazis planten den Genocid bei allen Völkern des Ostens und führten ihn bei Juden und Zigeunern auch aus, wie uns das grauenvolle Geschehen in Auschwitz zeigt. Was in der BRD heute geschieht – und zwar mit jährlich steigender Tendenz –, ist nicht weniger schlimm, es ist aus der Sicht des eigenen Volkes und seiner Zukunft sowie seiner Stellung und Geltung in der Welt sogar noch schlimmer. Was wir tun oder dulden und durch Krankenkassenbeiträge noch mitfinanzieren müssen, ist nichts anderes als ein Genosuicid! Ihm gilt es Einhalt zu gebieten!«[29]

»Nicht alles war falsch«, vielleicht manches »übersteigert« und »mißbraucht«, das zieht Ernst als Lehre aus dem historischen Faschismus. In »Medizin und Ideologie« veröffentlicht er 1986 einen Aufsatz unter dem Titel »Adolf-Anti-Hitler. Leitbild für alle Ewigkeit?« Darin wirft er der heutigen Gesellschaft vor:

»Weil Hitler die Rassenreinheit zum Götzen machte, darum hält man heute jede Bastardisierung für richtig... weil Hitler die Todesstrafe schwer mißbrauchte, darum muß heute jedem Massenmörder sein Lebensrecht garantiert werden und nur den unschuldigen Ungeborenen aberkannt werden.«

Die katholische Zeitung »Kirche und Leben« des Bistums von Münster findet sogar Gründe, warum Frauen in der BRD, die eine legale Abtreibung vornehmen lassen, noch schärfer als die Nazis zu verurteilen seien:

»1. Die Nazis haben ihren Massenmord immerhin noch mit einer Ideologie versehen. Es war nicht kaltherzige Ichsucht, wie etwa heute bei der Abtreibung. Diese Tötung aus rücksichtsloser Selbstsucht ist darum moralisch niedriger anzusetzen.

2. Nazis haben sich an unschuldigen Menschen ausgelassen, die weitgehend erwachsen waren und sich gegen das ihnen geschehende Unrecht empören konnten. Bei der Abtreibung... ungeborene Kinder, die kein einziges Wort für sich sprechen können... Die Charakterlosigkeit ist noch abgründiger als bei den Nationalsozialisten.

3. Die Nazis haben ihre Untaten vor der Bevölkerung und der Umwelt zu verbergen versucht. Offensichtlich war ein Rest von Unrechtsbewußtsein geblieben. Abtreibung geschieht bei uns in aller Öffentlichkeit und unter Anschein des Rechts... Die sich prostituierende Schamlosigkeit ist um Grade größer als bei den Nazis.

4. Die Nazis haben ihr unmoralisches Treiben mit einigen wenigen ihrer eingeschworenen Parteigänger getrieben. Das Gros der Bevölkerung blieb ausgeschlossen. Unsere Abtreibungspraxis ist so satanisch, daß man ihr das Mäntelchen der Gesetzlichkeit umhängt, und daß man sie vom ganzen Volk finanzieren läßt (Krankenkassenbeiträge und Steuern)...«[30]

Bei seinem Polenbesuch im Juni 1991 verglich der Papst ohne Einschränkung den Schwangerschaftsabbruch mit dem Völkermord der Nazis, der polnische Kardinal Glemp sieht Polen durch die hohe Zahl der Abtreibungen bereits »in eine Art Vernichtungslager« verwandelt.[31] Vergessen machen sollen diese Vergleiche offensichtlich, daß sich die katholische Kirche bis nach Kriegsende 1945 nicht gegen den faschistischen Völkermord an den Juden ausgesprochen hat, obwohl Papst Pius XII. mehrmals dringend darum gebeten worden war. Noch Jahre nach dem Ende halfen dagegen katholische Geistliche und der Vatikan deutschen Kriegsverbrechern und flüchtenden Nazigrößen, sichere Zufluchtsorte besonders in Südamerika zu erreichen.[32]

Während die katholische Kirche keinen Nazi-Kriegsverbrecher exkommuniziert hat, verhängt sie diese Kirchenstrafe gegenüber Ärzten, die legal Schwangerschaftsabbrüche durchführen. Der Kardinal-von-Galen-Kreis zeigt sogar katholische Ärzte zum Exkommunizieren an, die Frauen zu einer Abtreibung überweisen.

Diese Gruppe sprach auch den Überlebenden des Holocaust die moralische Integrität ab, wenn sie nicht gegen Abtreibung auftreten. In einem Brief des KvG-Kreises an den Zentralrat der Juden vom 20. 11. 1988 heißt es:

»Wie der Massenmord an den ungeborenen Kindern zeigt, hat sich ›der Kriegsschauplatz‹ nur auf ein anderes Feld verlagert. Von der dahinter steckenden geistigen Gesinnung unterscheiden sich ›Endlösung‹, Fristenlösung und Indikationslösung nur unwesentlich. Die geistigen Fronten verlaufen heute quer durch alle Völker. Ja sogar Opfer von einst, knapp der Vernichtung entronnen, beteiligen sich heute am Kinder-Holocaust... Von Ihnen (Herr Galinski) hätten wir gerne gehört, daß auch Sie sich von Euthanasie und Abtreibung distanzieren, wenn sie weiter als Autorität mit moralischem Anspruch auftreten wollen.«[33]

Parolen wie »Fristen-Lösung = End-Lösung« waren 1990 im Kampf gegen die »aufgezwungene SED«-Fristenregelung unter den Lebensschützern beliebt.

Allein die ALfA achtet in ihren Publikationen darauf, solche Vergleiche zu vermeiden. Sie versuchte auch, ihre Demonstration am 16. 6. 1990 in Bonn von entsprechenden Parolen freizuhalten. »Um Provokationen gegenüber den AbtreibungsbefürworterInnen (das große I ist im Original, in der internen Mitgliederzeitung der ALfA! d. Verf.) zu vermeiden, hatten wir uns entschlossen, alle Transparente mit Aufschriften, die die Abtreibung mit der unmenschlichen Vernichtung der Juden im Dritten Reich vergleichen oder sie als Mord bezeichnen, was so pauschal falsch ist, einzuziehen. Leider weigerten sich einige... Unnötig zu erwähnen, daß solche ›Vertreter der Lebensbewegung‹ unsere Mühen, Lebensfreude und eine positive, annehmende Haltung zum Kind auszudrücken, ... zunichte machten...«[34]

Eine interne, geschweige denn eine öffentliche Auseinandersetzung über die ganz offensichtliche Rechtslastigkeit vieler ihrer Exponenten erscheint den »Lebensschützern« nicht nötig. Wir haben keine kritische Äußerung dazu gefunden.

Die meisten »Lebensschützer« geben sich heute als Warner vor einer Wiederholung von faschistischem Völkermord und stellen sich damit selbst einen Persilschein aus. Angesichts der braunen Vergangenheit einiger ihrer Protagonisten haben sie das auch bitter nötig. Tatsächlich wurden solche Vergleiche und Aufrechnungen auch schon vor Gericht benutzt. Im Prozeß gegen die NS-Ärzte Ulrich und Bunke stellt ein Verteidiger heraus, daß sein Mandat nach dem Krieg als Frauenarzt »um jedes Kind gekämpft« habe, während »demokratische Tötungsärzte« heute noch töteten (damit sind legale Schwangerschaftsabbrüche gemeint)[35].

Positionen zur eugenischen Indikation

Militante Neonazis wie die Deutsche Frauen Front fordern ein striktes Abtreibungsverbot und gleichzeitig Zwangsabtreibung bei »nicht behebbaren Schädigungen« des Embryos und bei Vergewaltigung durch einen Schwarzen. Sie will auch ein Eheverbot zwischen unterschiedlichen Rassen. Der erbbiologische Rassenreinheitswahn läßt sie besonders auf »gesunden deutschen« Nachwuchs achten.

So offen sind andere rechtsextreme Parteien in ihren Programmen nicht. Die meisten sprechen sich jedoch, übrigens genauso kommentarlos wie bürgerliche Parteien, für eine streng überprüfte eugenische und die medizinische Indikation aus.

Dem halten die »Lebensschützer« ihre christliche Grundüberzeugung entgegen, die keine Ausnahme des Abtreibungsverbots kennt. Wenn auch in der Praxis die Notlagenindikation ihr Hauptangriffsziel ist, so wird doch gerade von den besonders reaktionären »Lebensschützer«-Gruppen die Ablehnung der eugenischen Indikation offensiv vorgebracht. Zumindest solange es um ungeborenes Leben geht, rücken sie die »Unantastbarkeit« und die »gleiche Würde und Menschenrechte« in den Vordergrund. Sie sprechen sich deshalb auch gegen Gen- und Reproduktionstechnologien als Eingriff des Menschen in die göttliche Schöpfungsordnung aus. Sie stellen sich gerne selbst als die einzige gesellschaftliche Gegenkraft zu der zunehmenden eugenischen Strömung in der Ethikdebatte dar, vor allem seit durch die Behindertenbewegung und durch feministische und linke Kritik der gesundheitsökonomische und wissenschaftliche Diskurs empfindlich gestört wurde. In der praktischen Auseinandersetzung haben sie jedoch keine Rolle gespielt, denn sie führen ihre Angriffe gegen die eugenische Indikation allein mit dem Ziel der Verschärfung des gesamten § 218.

Sie weisen auf diesen Begründungszusammenhang aber gerne hin, wenn ihnen ihre Nähe zu rechtsextremen Organisationen vorgehalten wird. So hat die Betonung dieser Thematik durch »Lebensschützer«-Gruppen mehrere Effekte: sie ist ein Versuch, die Diskussion der Behindertenbewegung und der linken Kritik an der Ethikdiskussion zu absorbieren und für ihre Ziele zu instrumentalisieren und diese Diskussion gegen die Frauenbewegung auszuspielen.

Die Differenzen in der Bewertung der eugenischen Indikation zwischen »Lebensschützern« und Rechtsextremismus sind kein Grund zur Hoffnung. Der herausgekehrte christliche Fundamentalismus der »Lebensschützer« stellt in der Praxis keine Gegenkraft dar, sondern eher ein Mittel, um bei denselben völkischen Zielen andere Zielgruppen anzusprechen, als dies den Rechtsextremen möglich wäre. Religiösen Christen, gleich ob katholisch oder evangelisch, denen die offizielle Kirche zu »linksliberal« ist und denen die Rechtsextremen zu antichristlich sind, vermitteln diese »Lebensschützer« das Gefühl, auf der »richtigen Seite zu stehen«. Sie schüren Untergangs- und »Überfremdungs«-Ängste, rufen nach Recht und Ordnung und einem starken Staat, geben ein extrem patriarchalisches Frauen- und Familienbild als Naturgesetz aus und stellen bei alledem die »weltgeschichtliche Bedeutung« der »Deutschen« heraus.

Anmerkungen

1 zur Analyse der rechtsextremen Szene sind viele Publikationen erschienen, z. B. Margret Feit: Die »neue Rechte« in der Bundesrepublik, Frankfurt, 1987; Siegfried Jäger: Rechtsdruck, Die Presse der neuen Rechten, Berlin/Bonn 1988; Claus Leggewie: Der Geist steht Rechts, Ausflüge in die Krise der Union, Berlin 1989; Kurt Hirsch, Rechts von der Union, Personen, Organisationen, Parteien seit 1945, München 1989; Antifa-Kommission des KB: Wer mit wem? Braunzonen zwischen CDU/CSU und Neonazis, Hamburg 1981

2 Auf dem Republikaner-Parteitag 1990 in Rosenheim ist der Kardi-

nal-von-Galen-Kreis mit Anträgen zum Lebensschutz aufgetreten
3 Die Prozesse endeten unterschiedlich, mit Vergleich und Klageabweisung
4 Der Spiegel 53/81
5 Ernst in M & I, März 83
6 ALfA-Blatt: »Eine Bürgerinitiative stellt sich vor«
7 Dr. Alfred Häußler: »Die Selbstzerstörung Europas mit Pille, Spirale, Sterilisation und Abtreibung« , 1984, S. 10
8 Ernst, Vorsitzender der EÄA, im Editorial der Medizin und Ideologie vom Juni 90
9 Häußler a. a. O., S. 14
10 Abgedruckt in: Europäische Ärzte Aktion, Alarm um die Abtreibung, Neuhausen (Stuttgart), Hänssler-Verlag, S. 345
11 Leserbrief von S. Ernst in: Allgem. Zeitung von Namibia 1. Okt. 1985
12 ebenda
13 1985 in seinem offenen Brief an Genscher
14 In Südafrika gilt ein totales Abtreibungsverbot. Schwarze Frauen mußten unter den Apatheitsgesetzen zur Erlangung einer Arbeitserlaubnis eine Bescheinigung über Verhütung mittels der gesundheitsgefährdenden »Drei-Monats-Spritze« vorlegen.
15 Flugblatt 1987 zitiert bei S.Jäger, Rechtsdruck, S. 64
16 ChrZ H.2 1981; Der Bezug auf die »verfolgten und ermordeten Bundesbrüder« gerade durch Juristen ist besonders zynisch, denn tatsächlich haben mehrere bekannte »Lebensschützer« im Faschismus selbst an Todesurteilen mitgewirkt: z. B. Filbinger (Ministerpräsident), Willi Geiger (Bundesverfassungsrichter), und Eduard Dreher (Ministerialdirigent a. D.). Die beiden letzten sind wie Philipp Mitglied der JVL. Sie sind nie zur Rechenschaft gezogen worden, ebensowenig wie die Generalstaatsanwälte und Oberlandesgerichtspräsidenten des faschistischen Staates, die die Euthanasie-Morde wissentlich begünstigt haben. Vergl. Die Zeit 26. 10. 90
17 M & I Juni 90
18 Ernst in M & I 9/88
19 FAP, Der Mädelbrief Nr. 20 vom März 90
20 Memorandum 1973 der EÄA zitiert nach Rau S. 173
21 M & I März 83
22 ebenda
23 1985, Kommt Luzifer an die Macht? Hänssler-Verlag
24 Leitbild 2+3/87
25 Borowsky, Kommt Luzifer... S. 110
26 Flugblatt Nr. 21, Anfang 1990
27 Borowsky, Kommt Luzifer... S. 55
28 Dr. Bruno Hügel in »Europa, nationaleuropäisches Forum« 4/89

29 In »die Selbstzerstörung...« schreibt Häußler dies unter der Überschrift »Die Verbrechen der Nationalsozialisten« S. 12

30 zitiert nach Spiegel 7/83

31 FR 6.6.91

32 Nino Bello: Vatikan im Zwielicht, die unheiligen Geschäfte des Kirchenstaates, 1990: »Diese Leute erhielten Hilfe durch ein Zusammenspiel zwischen dem Vatikan und der Organisation ODESSA (Organisation der ehemaligen SS-Angehörigen), die die sogenannte ›Klosterroute‹ zwischen Österreich, Italien und einigen faschistischen Staaten in Südamerika aufgebaut hatte. Hitlers Stellvertreter, Martin Bormann, entkam auf diesem Fluchtweg«. S. 71 ff.

33 dokumentiert in: »Der 13.«, Zeitung der Katholiken für Glaube und Kirche, Hg. Dr. Friedrich Engelmann, A 4115 Kleinzell; Jan. 89, S. 19; die Antwort des Zentralrats der Juden: »Sehr geehrter Herr Börger, es dürfte Ihnen bekannt sein, daß der nationalsozialistische Mord an den europäischen Juden sowohl durch die Art seiner Durchführung als auch durch seine Ausmaße ein einmaliges Verbrechen in der Geschichte darstellt, und daß jeder Vergleich die Verunglimpfung des Andenkens seiner Opfer bedeutet. Ich meine, daß Sie dies bedenken sollten, wenn Sie versuchen, Verbündete zum Erreichen Ihrer Ziele zu gewinnen. Ich meinerseits verwahre mich aufs schärfste gegen Ihre Formulierungen und kann Ihnen nur raten, den eigenen Standort mit zu berücksichtigen, wenn Sie Schlüsse aus der Vergangenheit ziehen. Heinz Galinski, Vorsitzender des Zentralrats der Juden.«

34 ALfA Rundbrief 23/90

35 FR 23. 4. 87

6.2 Internationale Verbindungen

Mexico City, August 1984: Anläßlich der Eröffnung der 2. UN-Weltbevölkerungskonferenz erklärte die US-Regierung überraschend, daß sie dem UN-Bevölkerungsfond (UNFPA) weitere Zahlungen verweigern werde, falls er »Abtreibung oder Zwangsprogramme zur Familienplanung in nur einem Mitgliedsstaat unterstütze.«[1] Auch privaten Organisationen werde der Zuschuß gestrichen, wenn sie diese Bestrebungen förderten. Gleichzeitig erklärte die US-Delegation das Bevölkerungswachstum für »weder gut noch schlecht, sondern neutral«.[2] Mit diesem recht radikalen Meinungsumschwung – bei der 1. Weltbevölkerungskonferenz in Bukarest 1974 waren die USA federführend bei der Erstellung eines »World Population Plan of Action« zur »Stabilisierung« der Weltbevölkerung gewesen – stellten sich die USA ausdrücklich auf die Seite des Vatikans, der Abtreibung und Familienplanungsinstrumente, die über die Anwendung der sogenannten »natürlichen Familienplanung« hinausgehen, strikt ablehnt.

Obwohl die Presse breit über die Erklärung der USA berichtete, wurde als Hintergrund allenfalls auf den starken Einfluß der amerikanischen Pro-Lifer auf die Reagan-Administration verwiesen. Daß eine der treibenden Kräfte hinter der US-Erklärung die »Human Life International« (HLI) war, die zum selben Zeitpunkt in Mexico City eine Gegenkonferenz veranstaltete, blieb der Öffentlichkeit unbekannt. Hinter dieser Bewegung steht die Angst bestimmter Kreise der katholischen Kirche, daß es infolge des »westlichen« Geburtenschwundes und des »zahlenmäßig explodierenden Islam« zu Machtverlusten für die Kirche kommt.

»Human Life International« – »Lebensschützer« im Auftrag des Vatikans

Die HLI gilt als eine der einflußreichsten Pro-Life-Organisationen in den Vereinigten Staaten, die sich der Förderung und Verbreitung des »Natural Family Planning« in der Dritten Welt verschrieben hat. Begründet und geleitet wird die HLI, die in der Amtszeit Reagans von Minnesota nach Washington übersiedelte, von dem Soziologieprofessor und Benediktiner-Pater Dr. Paul Marx, der als Beauftragter des Vatikans für das »weltweite Apostulat für Natürliche Familienplanung (NFP)« 1980 anläßlich einer Privataudienz höchstes Lob von Papst Paul Johannes II. erntete: »Sie tun die wichtigste Arbeit auf Erden!« Mit der Arbeit des HLI »für die Verteidigung des ungeborenen Lebens, um die Heiligkeit der Ehe zu fördern, um den Weg der ›Natürlichen Familienplanung‹ bekanntzumachen«, sei er »völlig...

einverstanden«.[3] Spätestens seit der Weltbevölkerungskonferenz in Bukarest 1974 sind die »Institutionen einer Weltbevölkerungskontrolle« der erklärte Feind des Paters aus Washington.

»Der von Rockefeller 1952 gegründeten ›PC‹ (Population Council) in New York ist das Gehirn der Abtreibungs- und Verhütungskampagne für Geburtenkontrolle. Ihre Hand ist ›IPPF‹ (International Planned Parenthood Federation), deren deutscher Zweig ›Pro Familia‹ ist... Zu den mächtigsten Handlangern der Geburtenkontrolle gehören ferner das ›UN Funds for Population Activities‹ (...), die ›Weltbank‹, und die U. S. Agency for International Development (AID). Diese globale Lenkung gilt es zu erkennen, wenn man wirksam kämpfen will.«[4]

Neben einschlägigen Äußerungen von Vertretern dieser angegriffenen Organisationen können sich Marx und seine Anhänger tatsächlich auf eine Reihe bekanntgewordener bevölkerungspolitischer Zwangsmaßnahmen stützen. Dem AID, der IPPF und anderen Familienplanungs-Institutionen wurde auch von VertreterInnen von Entwicklungsländern, Solidaritäts- und Frauengruppen in der Bundesrepublik mehrfach vorgeworfen, »Familienplanung« mit Mitteln des Zwanges, der Erpressung oder ohne Wissen der Betroffenen durchgeführt zu haben. Auch die Analyse der Struktur der internationalen Bevölkerungslobby und deren Ziele, soweit es die Staaten der Dritten Welt betrifft, deckt sich in vielen Punkten mit der von Marx. Doch damit endet die Gemeinsamkeit.

Denn neben dem Vorwurf des »Völkermords« liegt der Hauptaspekt der Kritik der »Lebensschützer« in der Bedrohung christlicher Moralvorstellungen. Freie Sexualität ziehe, nach Auffassung der HLI, die Notwendigkeit der Verhütung nach sich, und Verhütung wiederum sei »das Tor zur Abtreibung«. Damit erübrigt es sich, die Situation der betroffenen Menschen, vor allem der Frauen in den Ländern der »Dritten Welt« genauer zu betrachten. Die Tatsache, daß im katholischen Südamerika Frauen millionenfach zur Selbstabtreibung greifen, weil die Kirche jeglichen Zugang zu Verhütungsmitteln blockiert, wird von Lebensschützern ebenso ignoriert wie eine neuere Umfrage, nach der sich Frauen im Schnitt zwei bis drei Kinder weniger wünschen, als sie tatsächlich bekamen. Ein Umstand, der sich auch darin widerspiegelt, daß die zuletzt geborenen Kinder deutlich geringere Überlebenschancen haben, weil – so nimmt man an – die erschöpfte Mütter die Kraft zu ihrer Versorgung nicht mehr aufbringen können.

Vor allem der IPPF, die 1984 durch den Beschluß der US-Regierung zwei Fünftel ihres 50 Millionen Dollar umfassenden Gesamthaushaltes verlor, wirft Marx vor, »mit ihrer Ideologie den christlichen Glauben in seiner Wurzel getroffen«[5] zu haben. Sexualkundeunterricht, nach Marx »weltweit von der IPPF gesteuert«, Vergabe von Kontrazeptiva an Jugendliche und Unverheiratete, Auseinandersetzung mit der Homosexualität und natürlich eine »falsch verstandene Gleichheit« zwischen Mann und Frau, empfinden »Lebensschützer« als gezielten Einsatz von »Zügellosigkeit und sexuellen Ausschweifungen ... als wirksame Mittel, um die Kinderzahl drastisch zu reduzieren und damit eine effektive Bevölkerungsplanung durchzuführen«.[6] Ein erfolgreiches Beispiel dieser Politik sieht Marx in Westeuropa und Nordamerika, die bereits »in eine neue gottlose Barbarei zurückgefallen« seien – »für einige Nationen ist eine Bevölkerungsimplosion, das heißt ein Bevölkerungszusammenbruch, nicht mehr aufzuhalten«.[7] Mit Blick in die Zukunft sorgt sich der Pater nun vor allem um die Völker der Dritten Welt, denn dort (in Afrika) gewinne die Kirche täglich 16 400 neue Seelen (durch Geburt), während sie im »Westen« um 7200 Mitglieder pro Tag sprichwörtlich aussterbe. Die Bedrohung christlicher Moralvorstellungen wird deshalb als existenziell empfunden, weil sie handfeste Machtinteressen der Kirche berührt. Zumal »der aufblühende Islam« der Katholischen Kirche ihren Rang unter den Weltreligionen abzulaufen droht.

Durch die regelmäßige Ausrichtung internationaler Kongresse möchte Marx Zusammengehörigkeitsgefühl, Mut zum Kämpfen und »tiefere Einblicke in die Zusammenhänge« stärken, aber auch dazu beitragen, ein weltweites Kontaktnetz unter »Lebensschützern« zu knüpfen. Demselben Zweck dient seine umfangreiche Reisetätigkeit – bis 1990 besuchte Marx 83 Länder, darunter fast alle osteuropäischen Staaten, die VR China und viele Entwicklungsländer. So gehört zu seinem »Freundeskreis« offensichtlich auch Mutter Theresa, die auf »Lebensschützer«-Kundgebungen in der Bundesrepublik Tausende von Menschen anlockte. Sie initiierte in Kalkutta »das einzige katholische Seminar in der Welt«, das natürliche Geburtenregelung lehrt, lobte Marx. Daß sich der Pater bei seinen Kontaktaufnahmen keineswegs nur auf katholische Kreise beschränkt, zeigte bei seinem letzten Besuch in der Bundesrepublik 1991 sein Abstecher zu den »Sendener Lebensrechttagen«, einem von evangelikalen Gruppen getragenes Treffen.

Aktion Leben: Pro Familia als Handlanger der IPPF?

In der Bundesrepublik gehört die Aktion Leben e. V. zu den eifrigsten Nachbetern von Pater Paul Marx. Seit dem Gegenkongreß in Mexico City 1984 gehört Pater Otto Maier aus der Führungsspitze der Aktion Leben zu den regelmäßigen Besuchern der HLI-Kongresse. Neben Artikeln und Interviews mit Marx in der Mitgliederzeitschrift »Christ und Zukunft« beteiligte sich Maier für die Aktion Leben an einem »Hintergrunddokument zur Weltbevölkerungskontrolle« der »Arbeitsgemeinschaft Art. 1 Grundgesetz« (ARGE 1). An dieser Broschüre, deren Veröffentlichung laut Nachwort »ausdrücklich auf einen eng begrenzten Kreis von Adressaten beschränkt und nicht jedermann zugänglich« ist, arbeiteten außerdem Dr. Bruno Hügel, Funktionär der »Christlichen Liga«, und Roland Rösler, CDU-Landtagsabgeordneter in Baden-Würtemberg, mit. Rösler, regelmäßig Autor in »Medizin und Ideologie«, führt auch den »Embryonenhandel«, sein Spezialthema, auf das Wirken des IPPF u. a. zurück.

Hätte schon die Beratungstätigkeit der Pro Familia zum § 218 und ihre Förderung von Familienplanungszentren (die auch Schwangerschaftsabbrüche durchführen) ausgereicht, die Gesellschaft für Sexualpädagogik und Familienplanung (Pro Familia) zum Protest- und Aktionsziel von »Lebensschützern« zu machen, so reiht man sie zusätzlich als Gründungsmitglied der IPPF (1952) und deren deutsche Repräsentantin unter die »Weltbevölkerungskontrolleure« ein. Unter dem Titel »Völkermord? Geplant von IPPF, PC, PRO FAMILIA, etc.?«, klagt Verfasser Hügel:

»Heute ist ›pro familia‹ eine schon längst nicht mehr verkappte Abtreibungsorganisation. Sie fördert ganz im Sinne der Strategen aus den Denkfabriken der Rockefeller- und anderer Stiftungen das Gegenteil dessen, was ihr Name aussagt: »Es geht bei diesen Organisationen ja nicht um ELTERNSCHAFT oder um die FAMILIE, nein genau das Gegenteil; es geht um die Zerstörung der Familie, bzw. um die Verhinderung der Geburt von Kindern... Könnte es nicht zutreffen, daß der Präsident von ›pro familia‹, Jürgen Heinrichs, direkt oder indirekt im Auftrag supranationaler Organisationen arbeitet... (PC, Rockefeller, IPPF usw.)?«[8]

Zwar kann Hügel für die letzte Behauptung nur sehr dürftige »Beweise« anbringen. Allerdings leistet die Pro Familie Kritiken, in denen sie mit bevölkerungspolitischen Strömungen im Dachverband IPPF oder mit dem rassistisch-eugenischen Gedankengut der IPPF-Initiatorin Margareta Sanger identifiziert wird, insofern Vorschub, als sie zu diesen Vorwürfen schweigt oder sie bestenfalls verbandsintern diskutiert. Eine von Rösler zitierte Äußerung Heinrichs, nach der bei einer klaren Position der IPPF gegen Bevölkerungspolitik, »die finanzielle Fortexistenz« gefährdet sei, macht eindeutige Stellungnahmen der Europa-IPPF-Gruppe wenig glaubwürdig.

Internationale der Ärzte gegen »Weltverschwörung« der »Abtreiber«

Den Glauben an eine weltweite »Verschwörungsgruppe der offenen und der ›verdeckten‹ Abtreibungsbefürworter« teilt auch die »World Federation of Doctors Who Respect Human Life« (WFOD), die größte internationale Organisation von »Lebensschützern« mit 260 000 Mitgliedern in 60 Ländern – so die eigenen Angaben. In der

Bundesrepublik wird die WFOD durch die Europäische Ärzteaktion vertreten. Gegründet wurde sie 1974 auf Grundlage eines »feierlichen Eides«, den amerikanische und deutsche Ärzte 1973 (nach Freigabe des Schwangerschaftsabbruchs in den USA) unter der Schirmherrschaft des Nobelpreisträger Jérôme Lejeune im Haus der französischen Ärzteschaft abgelegt hatten. Die Gründung 1974 wird von der WFOD selbst als Reaktion auf die 1. Weltbevölkerungskonferenz in Bukarest dargestellt. Einige der späteren Gründungsmitglieder, darunter Dr. Siegfried Ernst von der Europäischen Ärzteaktion (EÄA), hatten aktiv an dieser Konferenz teilgenommen und bemerkt, »that there was an international complot to curb the world population on a drastic inhuman way«.[9]

Die WFOD beruft sich vor allem auf Studien des Franzosen F. Tremblay über die Rockefeller-Stiftung. Tremblay, der stärker als Marx auf ökonomische und politische Argumente abstellt, hält Entwicklungsländer für ungefährdet. »Unter der Bedingung, daß die Geburtenzahl nicht unter die Grenzgeburtenzahl fällt, gefährdet die Aktion Rockefeller das Leben der Nation nicht«, referierte er 1977 bei einem Kongreß der WFOD in Innsbruck, im geburtenschwachen »Westen« sei dies »Unternehmen« dagegen ein »Angriff auf die Existenz«.

»Dieses Unternehmen, falls es weiter wirkt, führt damit unweigerlich zu einer vollständigen Umwälzung der Gegebenheiten der Weltpolitik; zu einer Aufhebung des Gleichgewichtes der internationalen Kräfte; zur Selbstzerstörung der westlichen Welt; zum Umsturz zahlreicher nichtmarxistischer Regierungen und gefährdet direkt die Sicherheit des ganzen Westens.«[10]

Obsolet sind diese Thesen auch mit dem Zusammenbruch des Ostblocks und des Warschauer Paktes – Tremblay hatte für 1987 eine Verdoppelung der sowjetischen Macht prophezeit – für »Lebensschützer« nicht geworden. Vor falscher Nachlässigkeit warnte Georg Huntemann in der »Medizin und Ideologie«:

»Der Zusammenbruch des Kommunismus ist nicht der Tod der Dämonen... Ideologisch ausgezehrte und ausgebrannte Menschen sind wie ein leeres Haus, in das die gerade ausgetriebenen Dämonen wieder zurückkehren wollen. Diese könnten sich sehr bald auch in unsere freiheitliche Gesellschaft hineinfressen.«[11]

Der WFOD pflegt gleichermaßen gute Beziehungen zum Vatikan und evangelikalen Führungskreisen. So wurde im Auftrag von Papst Johannes Paul II. anläßlich des zehnjährigen Bestehens des WFOD einem Evangelikalen, dem WFOD-Präsidenten Karel Gunning aus den Niederlanden, der päpstliche Sylvesterorden verliehen. Neben Gunning zählen zu den bekannten evangelikalen Funktionären auch Dr. Ernst, Dr. Wilde von der österreichischen »Plattform Ärzte für das Leben« und Dr. Ratner, ein Mitglied der WFOD-US-Sektion.

Andere Mitglieder und Referenten können dem Umkreis der katholischen Personalprälatur Opus Dei zugerechnet werden, so die Professoren Heribert Berger und Wolfgang Waldstein aus Österreich, der Schweizer Staehelin und Frau Prof. Poltawska aus Polen, eine der engsten Vertrauten des jetzigen Papstes.

Die Funktion des WFOD als Bindeglied zu den nationalen »Lebensschützerorganisation« wird nicht nur in der Bundesrepublik, sondern auch in den USA deutlich. In den 80er Jahren bekleidete der Präsident des katholischen »National Right to Life Convention« (NRLC), Dr. Jack Willke, gleichzeitig das Amt eines WFOD-Vizepräsidenten. Auch die NRLC-Funktionärin Carolyn Gerster tauchte mehrmals auf Konferenzen der WFOD und der EÄA als Referentin auf.

Marx, der mehrfach als Redner bei Veranstaltungen der EÄA und der WFOD auftrat, lädt seinerseits auch gern aus diesen Kreisen zu seinen Kongressen ein. So reisten im Herbst 1988 Dr. Ernst von der EÄA und die WFOD-Vorsitzenden von Großbritannien, Dr. Peggy Norris, als Referenten zu einem von Marx organisierten Pro-Life-Kongreß in Split/Jugoslawien. Anschließend brach Ernst mit »Freund« Martin Humer, dem Vorsitzenden der Europäischen Bürgerinitiative für Menschenwürde/Österreich, zu einem HLI-Kongreß nach Toronto/Kanada auf. Auch beim ersten deutsch-deutschen »Lebensschützer«-Kongreß, veranstaltet als Internationalen Kongreß der WFOD 1990 in Dresden, durfte Pater Marx »als der erste, wichtigste und durch den Besuch von 83 Ländern dieser Erde auch weitest gereiste Pro-Life-Kämpfer«[12] nicht fehlen.

Der Marsch durch die UN-Institutionen

Obwohl »Lebensschützer« die UNO und besonders ihre Unterorganisationen UNFPA und UNESCO gern zum Hort des Bösen erklären, haben sie dieses Feld keineswegs kampflos aufgegeben. Als 1985 in Wien ein UN-Komitee nichtstaatlicher Organisationen zum Thema Familie (NGO Comitee On The Family) gegründet wurde, beteiligten sich neben der IPPF und Frauenverbänden mehrheitlich kirchliche und konservative Gruppen daran. Nicht ohne Folgen.

So wirkte sich die Mitarbeit einer NGO-Arbeitsgruppe an einem Entwurf zu einer UN-Konvention über die Rechte des Kindes dahingehend aus, daß die im November 1988 vorgelegte Schlußfassung überraschend in der Präambel auf die Rechte des Kindes »vor und nach der Geburt« hinweist. In der fast 10jährigen Arbeit an der Konvention war bis dahin der Begriff Kind als »jeder Mensch bis 18 Jahre« definiert worden. In der UNO machte sich neben der irischen vor allem die bundesdeutsche Delegation für diese Präambel stark. »Ihr Delegationsleiter ist der CSU-Politiker Richard Jäger, und dieser ist besonders stolz, daß zum ersten Mal in einer UN-Konvention der Schutz des Ungeborenen festgeschrieben werden soll.«[13]

Die Vermutung der Pro Familia, hier sei Druck von »Lebensschützern« im Spiel gewesen, läßt sich bestätigen. Bereits im Januar hatte die CDU Hessen auf Antrag Roland Röslers die Bundesregierung aufgefordert, auf die Einfügung einer Passage zum Schutz des Ungeborenen in der UN-Konvention zu bestehen. Auf dieselbe Forderung zielte eine Anfrage des baden-württembergischen Bundestagsabgeordneten Werner (CDU) im Februar. Im März kam es schließlich zu einem Briefwechsel zwischen Rösler und Jäger (der sich bis dahin offensichtlich nicht mit dieser Sache befaßt hatte), den Rösler Kanzler Kohl »zur Kenntnisnahme« zusandte – nicht ohne Hinweis auf die vielen anderen Organisationen, die eine gleichlautende Forderung erhoben hätten.[14]

Ein weiteres Ziel erreichten diese Kräfte, als ihnen 1989 gelang, einen UN-Beschluß für ein »Internationales Jahr der Familie« durchzusetzen. Den ersten Entwurf zu einer »Deklaration für die Rechte der Familie«, mit der diese Fraktion in der NGO die UN-Menschenrechtserklärung erweitert sehen möchte, lehnten IPPF und andere als inakzeptabel ab. Kritisiert wurde an dem Vorschlag, daß er »die Rechte der Frauen wie auch die Förderung der Gleichheit in der Familie völlig außeracht läßt; das westliche Familienideal propagiert und dabei religiöse, kulturelle und regionale Unterschiede in den Familienstrukturen ignoriert; Familienplanung negativ bewertet und Abtreibung als direkte Verletzung des fundamentalen Rechtes auf Leben« bezeichnet.[15] Auch eine überarbeitete Fassung, die notwendig geworden war, weil bindende UN-Konventionen zur Abschaffung aller Formen von Frauendiskriminierung mißachtet, sogar gegensätzliche Position aufgenommen waren, änderte nach Ansicht der Pro-Familia-Vertreterin nichts an der »wertkonservativen, mittelschichtigen und eurozentristischen Orientierung«.[16] Bleibt nachzutragen, daß von den 71 Mitgliedern des Komitees je eines aus Kenya, Uganda und China kommt, die übrigen 68 aus Europa.

Das Vorbild USA

In den USA – weiß Pater Paul Marx – »ist es heute nicht mehr möglich, Präsident zu werden, ohne zugleich gegen Abtreibung zu sein ... In Kanada ist dies nicht der Fall. Auch nicht in der Bundesrepublik Deutschland«.[17] Das Land, in dem »schon am meisten erreicht worden ist«, ist für deutsche »Lebensschützer« Ansporn und Wunschtraum zugleich.

Die amerikanische Pro-Life-Bewegung nimmt mittlerweile in Frankreich, Italien, Österreich, der Schweiz und der Bundesrepublik Einfluß. In diesen Ländern haben sich, am Vorbild der amerikanischen Lebensrechtler orientiert, Organisationen gegen liberalisierte Abtreibungsgesetze formiert, die über die Institutionen der katholischen Kirche und einzelner konservativer Parteien hinausgehen.[18]

Niemals seit der Freigabe des Schwangerschaftsabbruchs 1973 durch einen Beschluß des amerikanischen Supreme Courts hatte die Pro-Life-Bewegung in den USA einen größeren Aufschwung erlebt als 1984, als Präsident Reagan zur 2. Amtsperiode wiedergewählt wurde. Und nie zuvor hatte sie eine solche Militarisierung erfahren. 24 Anschläge auf »Abtreibungs«-Kliniken, zumeist Frauenkliniken, die auch Schwangerschaftsabbrüche vornahmen, prägten das Wahlkampfjahr 1984. Wie durch ein Wunder wurde niemand verletzt oder gar getötet.

»Das im Wahlkampf hochgeputschte Thema Abtreibung... eines der innenpolitischen Lieblingsthemen von Präsident Ronald Reagan, ist von religiösen Fanatikern übernommen worden«, die »jetzt im Stil des Klu-Klux-Klan vorgehen«, kommentierte eine norddeutsche Zeitung die Vorgänge.[19]

Mäßigend griff der Präsident erst nach seiner Wiederwahl ein. Anläßlich des 12. Jahrestages des Supreme Court-Beschlusses, verurteilte er am 22.1.1985 vor 70 000 Pro Lifern in Washington die Anschläge, nachdem er zuvor die Aufhebung der Regelung zum Schwangerschaftsabbruch gefordert und den 20. Januar (der Tag, an dem er seinen Amtseid leistete) zum »Tag des Schutzes für das ungeborene Leben« ernannt hatte.[20]

Fünfzehn Millionen Wählerstimmen – so schätzte Pater Marx von der Human Life International – habe Reagan sein Engagement gegen die Abtreibung eingebracht. Aktiv unterstützt wurde die Wahl nicht nur von dem Medienpastor Jerry Falwell, dem Führer der »Moral Majority«, einer konservativen Gruppierung mit sechs Millionen Mitgliedern, sondern auch den »Lebensschützer«-Organisationen in den USA. So vom National Right to Life Convention (NRCL), das nach eigenen Angaben mit zwölf Millionen Mitgliedern 5 Prozent der US-Bevölkerung organisiert haben will. Zwei spezielle Komitees, die dem NRCL nahe stehen, hatten bereits bei den Kongreß-Wahlen 1979 95 000 US$ für Pro-Life-Kandidaten mobilisiert; für die Wahl Reagans 1980 hoffte man, eine Summe von 250 000 Dollar aufzubringen.[21] Reagan bedankte sich damals umgehend. In einem Brief an den NRCL-Präsidenten Jack Willke drückte er seine Hoffnungen auf schärfere Abtreibungsgesetze: »Meine Gebete für den Erfolg.«[22]

Der Erfolg trat erst im ersten Amtsjahr von Präsident Bush, 1989, ein. Das Supreme Court hob seinen Beschluß von 1973 insofern auf, als die einzelnen Bundesstaaten der USA an den Spruch des Gerichtes nicht länger gebunden wurden. Vorlage war ein Antrag des Staates Missouri, der Schwangerschaftsabbrüche in öffentlichen Einrichtungen nicht länger dulden, schon gar nicht dafür aus der Staatskasse zahlen wollte. Grundlagen für diesen Beschluß waren allerdings bereits von Reagan gelegt worden. Er hatte zwei junge, extrem konservative Richter für den Obersten Gerichtshof benannt – auf Lebenszeit –, die dessen Mehrheiten beträchtlich verschoben. Auch in anderer Hinsicht hinterließ die Reagan-Ära Spuren. So hatte Bush vor seiner Wahl ausdrücklich erklärt, er erwarte vom höchsten Gericht, daß es die liberale Rechtslage rückgängig mache. Über First Lady Barbara spöttelt man sogar, daß sie sich früher liberal zum Schwangerschaftsabbruch geäußert hatte, seit der Kandidatur ihres Mannes aber bei entsprechenden Fragen naive Unwissenheit spielen mußte. Denn: »Ein Abtreibungsbefürworter, der Präsident werden will, hat keine Chancen.«[23]

Mit den Erfolgen der »Lebensschützer« in den USA wollte die Aktion Leben in der BRD in den 80er Jahre neue Mitglieder werben.

»In Amerika ist eine machtvolle ›Bewegung für das Leben‹ auf dem Vormarsch: Eine der größten Volksbewegungen seit dem Sklaven-Befreiungskampf! Kämpfen auch Sie mit uns bis zum großen Befreiungs-Sieg über die Baby-Ausrottung! Wer heute noch abtreibt, kann morgen schon die glühendste Mitkämpferin und der treueste Mitkämpfer sein! Sogar der größte Abtreibungsarzt Amerikas kämpft inzwischen mit uns!«[24]

Sie waren nicht die einzigen, auf die US-Pro-Lifer Eindruck machten. 1983 hatte die JAL, Jugendorganisation der ALFA, in Köln einen »Internationalen Pro-Life-Jugendkongreß« veranstaltet. Gleich zwei Referate aus den USA wurden den 200 Teilnehmern aus den USA, Österreich, Australien, Schweiz, den Niederlanden und der Bundesrepublik geboten, bevor man zur Gründung der »International Youth Pro Life Organisation« schritt. Insbesondere der Vortrag von Patty McKinney von der WEBA (Woman Exploited By Abortion) muß so beeindruckt haben, daß man beschloß, diese Idee auch in der Bundesrepublik umzusetzen. Nach mehreren internen Seminaren in Zusammenarbeit mit dem österreichischen »Projekt Rahel«, das ebenfalls aus den USA übernommen worden ist, gab im April 1991 die Selbsthilfegruppe Rahel – »Frauen, die an den Folgen einer Abtreibung leiden, finden sich zusammen« – ihre Gründung bekannt.[25]

Am weitesten zurück liegen die Kontakte der Europäischen Ärzteaktion (EÄA) zur amerikanischen »Lebensschutz«-Bewegung. Die »Medizin und Ideologie« schreibt über Pater Paul Marx von der Human Life International: »... dem wir in Deutschland seit 1972 sehr viel zu danken haben, weil er uns schon damals mit den notwendigen Informationen, dem Schrift- und Bildmaterial zur Abtreibungsfreigabe aus USA zu Hilfe kam.«[26] Marx darf sich damit rühmen, als Geburtenhelfer der deutschen »Lebensschutz«-Bewegung fungiert zu haben. Denn erst ein Jahr später gründete sich der informelle Sympathiesantenkreis »Aktion Ulm 70« um den Ulmer Arzt Siegfried Ernst als »Europäische Ärzteaktion in den deutschsprachigen Ländern e. V.« – die erste Organisation von Abtreibungsgegnern in der BRD. Ernst nahm auch mehrfach an Kongressen des amerikanischen National Right to Life Convention teil, so 1984 zusammen mit Dr. Messing und Inge Dittmann von der »Insel fürs Leben«.

Wie aus diesen wenigen Beispielen bereits hervorgeht, war die »Ausstrahlung« der amerikanischen Pro-Life-Bewegung keineswegs nur idealistischer Natur. Übernommen wurden Propagandamaterialien, Aktionsformen, Slogans und Forderungen. Nach dem Propagandafilm »Der Stumme Schrei« und dem Faltblatt »Tod oder Leben« mit Farbfotos toter Embryonen wurde 1985 von der Aktion Leben der Begriff »Embryocaust« importiert – eine amerikanische Variante des Anfang der 80er Jahre von CSU-Arzt Holzgartner und Kardinal Höffner in Umlauf gebrachten Vergleichs von Schwangerschaftsabbruch mit der Vernichtungspolitik der deutschen Faschisten. Sie basiert auf einem in den USA erschienenen Buch von William Brennan – auszugsweise von der Aktion Leben als Faltblatt veröffentlicht –, das detailliert die Massenmorde des 3. Reiches mit dem sogenannten »Abortion Holocaust« vergleicht. Angeregt aus den USA mögen auch die Aktionen vor »Abtreibungskliniken« sein, deren besonderes Opfer in der Bundesrepublik die Lindenfelsklinik im Odenwald wurde.

Daß sich gelegentlich US-Kontakte auch materiell auszahlen, zeigte ein Vertrag zwischen »Aktion Leben« und »Radio Freies Europa« über die Einrichtung eines Tonstudios in Abtsteinach, dem Sitz der Aktion. Hier sollten Beiträge für das Kabelfernsehen und kommerzielle Radiosender produziert und ein Kassettendienst eingerichtet werden.[27] Der damalige Direktor von Radio Freies Europa, Dave Buckley, ist ein bekannter Abtreibungsgegner in der USA. Gelegenheit zur Kontaktaufnahme gab es etwa 1984, als Buckley als Leiter der US-Delegation an der Weltbevölkerungskonferenz in Mexico City teilnahm, und Pater Otto Maier, Redakteur von »Christ und Zukunft« auf Einladung von Marx dort zeitgleich einen Gegenkongreß besuchte.

Ein Beispiel international koordinierter Aktivitäten aus dem juristischen Bereich sollte noch erwähnt werden. 1985 machten eine Reihe von Prozessen Schlagzeilen, bei denen »Väter« in Kanada, Großbritannien und der Bundesrepublik/Köln versucht hatten, auf gerichtlichem Weg den Schwangerschaftsabbruch zu verhindern. In allen drei Fällen wurde bekannt, daß die Kläger der »Lebensschützer«-Szene verbunden waren. Nur der Kölner Prozeß führte in erster Instanz zum Erfolg. (Ein weiteres Verfahren erledigte sich, weil die Frau die Schwangerschaft austrug.) Eike v. Hippel, Mitglied der »Juristen-Vereinigung für das Leben« führte im Rahmen einer Studie zum internationalen Rechtsvergleich diese Prozesse als einen »Versuch« an, die »bisher weithin fehlende oder unwirksame Kontrolle« des Schwangerschaftsabbruchs durch Strafgerichte, durch eine »Kontrolle ... durch die Zivilgerichte« zu ersetzen.[28]

Den Blick nach Westen und nach Osten

Die bundesdeutsche »Lebensschützer«-Bewegung als einen Satelliten der US-Pro-Lifer zu betrachten wäre allerdings durch nichts gerechtfertigt. Man weiß sich durchaus im deutschen konservativen Kontext einzuordnen. Bereits der Name der »Europäischen Ärzteaktion in den deutschsprachigen Ländern e. V.« ist zugleich politisches Programm wie regionale Orientierung.

Traditionell eng sind die Bindungen zu »Lebensschützern« in Österreich und der deutschsprachigen Schweiz. Die gemeinsame Sprache erleichtert seit jeher den Austausch von Artikeln und anderen Publikationen, die Abhaltung gemeinsamer Kongresse und Tagungen.

Bereits 1976 wurde die »Vereinigung Europäischer Bürgerinitiativen zum Schutze der Menschenwürde« gegründet, vorwiegend getragen von deutschen und österreichischen Gruppen, u. a. der ALFA-Gruppe Augsburg, der EÄA, und verschiedenen konservativen Elterninitiativen, sowie Initiativen aus der deutschsprachigen Schweiz, dem italienischen Tirol und dem Elsaß. Die Aktivitäten der Vereinigung konzentrierten sich auf Anzeigenkampagnen gegen den Sexualkunde-Unterricht, Anzeigen gegen Lehrer und Aktionen zum § 218. Heute existiert die Vereinigung faktisch nur noch in Österreich. Der Vorsitzende Martin Humer ist ein enger Freund der EÄA, die in ihren Publikationen regelmäßig über seine Aktionen berichtet.

Neueren Datums und zukunftsträchtiger ist eine Initiative der ALFA zu einem »Tag des Lebens«, der seit 1988 jeweils am 1. Juni eines jeden Jahres in der Bundesrepublik, Österreich und der Schweiz stattfindet. Eine Besonderheit der österreichischen »Lebensschützer«-Bewegung bietet die Materialliste der ALFA an: »Wie aus Pünktchen ein Anton wurde« – ein Memoryspiel zur Aufklärung von Drei- bis Zehnjährigen über die Entwicklung des Ungeborenen, hergestellt von der Aktion Leben/Österreich.

Der Europagedanke war der EÄA 1981 so wichtig, daß sie ihre Jahrestagung in Speyer mit »einer großartigen europäischen Kundgebung« verband. Im Aufruf schreibt Dr. Ernst:

»Auch wir als Europäische Ärzteaktion und World Federation of Doctors repräsentieren zusammen mit Europa Pro Vita einen Teil jener europäischen Kräfte, die bewußt auf die Schaffung eines wiedergeborenen Europas zielen. Angesichts der wachsenden Bedrohung und Zersplitterung ist es deshalb lebenswichtig für die Zukunft, daß all jene Kräfte gemeinsam aufstehen, die nicht bereit sind, kampflos zu kapitulieren vor der modernen Massenhysterie, die unter verlogenen Friedensparolen den schlimmsten Krieg entfesselt nicht nur gegen die ungeborenen Kinder,

sondern Krieg gegen alle Grundlagen eines menschenwürdigen Lebens, gegen die göttliche Bestimmung des einzelnen Menschen ebenso wie gegen die eigentliche Berufung und Sendung Europas und seine geistig moralischen Fundamente... In Zeiten des Zusammenbruchs ist es notwendig, ... die wirklichen Ziele und Alternativen – auch zu einem kollektivistischen und versklavten Pseudoeuropa – zu demonstrieren.«[29]

Bislang verläuft die »Wiedergeburt« Europas für »Lebensschützer« allerdings eher enttäuschend. Im März 1990 verabschiedete das Europaparlament eine von den Grünen eingebrachte Entschließung, in der die EG-Staaten zur Legalisierung des Schwangerschaftsabbruches aufgefordert werden. Vor der Abstimmung, die sie zunächst zu verhindern suchten, verließen die christdemokratischen Abgeordneten, die sich in der EVP (Europäische Volkspartei) zusammengeschlossen haben, demonstrativ den Saal. Ein Trick, »um sich aus der Verantwortung zu ziehen«, ärgerte sich »Komm mit«, eine der Aktion Leben nahestehende erzkatholisch-konservative Jugendzeitschrift. Nach ihrer Rechnung hätten die Gegenstimmen der Christdemokraten zur glatten Ablehnung geführt. So konnte sie nur den fünf deutschen MdEPs Lob zollen, die standhaft zurückblieben, darunter Otto v. Habsburg (CDU), ein Freund der EÄA. »Das Versagen der C-Politiker fällt noch mehr auf angesichts der Tatsache, daß die anwesenden drei Abgeordneten der Republikaner alle mit Nein stimmten, obwohl sie kein hohes C im Namen tragen.«[30]

Seit dem Zusammenbruch des Warschauer Paktes und dem Anschluß der DDR ist auch der »Osten« verstärkt ins Blickfeld der deutschen »Lebensschützer« gerückt. In fast allen ehemaligen Ostblockstaaten, besonders im »Papstland« Polen sind nach dem Niedergang der kommunistischen Regime Initiativen zur Einschränkung der alten liberalen Regelungen zum Schwangerschaftsabbruch aus dem Boden geschossen – häufig initiiert und getragen von der katholischen Kirche. Auch wenn sich die neue Entwicklung vorerst nur zaghaft in organisatorischen Kontakten niederschlägt, verfügt man über Kirche und befreundete Gruppen über zahlreiche Möglichkeiten, solche Beziehungen herzustellen. So etwa über die »Ostpriesterhilfe« des Paters Werenfried van Straaten, der 1986 als Redner eines Sühnemarsches von »Lebensschützern« in Bonn auftrat, und die von Exilrussen gegründete IGFM (Internationale Gesellschaft für Menschenrechte), die seit neuerem eine »Informationsstelle Lebensrecht« (ISL) betreibt und einen monatlichen ISL-Pressespiegel herausgibt. Am weitesten gediehen scheinen bislang die Ostkontakte der ALFA. Im Frühjahr 1990 nahm die Vorsitzende Seelentag an einem Seminar der »Vereinigung zum Schutze des ungeborenen Lebens CSFR« in Prag teil, um über die Arbeit ihres Verbandes zu referieren. Fazit ihres Besuches: »Insgesamt gesehen war es eine positive Begegnung mit konkreten Ansatzpunkten für eine Zusammenarbeit in Ost und West.«[31]

Hohe Spenden für den Internationalen Familienkongreß

»Familie hat Zukunft« – unter diesem Motto fand vom 2. bis 5.April 1989 ein einmaliges Spektakel in der Bundeshauptstadt Bonn statt. Der XIV. Internationale Familienkongreß hatte mit Referenten aus aller Welt zu einem Kongreß »für jeden« eingeladen. Man wollte »dem ständigen Werteverfall« vorbeugen, die »Grundzelle menschlichen Zusammenlebens« erhalten, »die Generationen in unserem Land wieder näher zusammenrücken«, auch »für ein gemeinsames Europa nach 1992« eintreten – so warb man für den Besuch bei Leitern von Schulen und Bildungseinrichtungen im Großraum Bonn. Also: »Sichern Sie sich einen Platz« unter den 3000 erwarteten Besuchern. Eine bescheidene Prognose. Ein Jahr zuvor waren unter demselben Motto mit fast demselben Referenten und Referaten in Wien 12 000 Teilnehmer zusammengekommen.

Auf der Referentenliste viele Unbekannte und (für Leute, die in »Lebensschützer«-Kreisen bewandert sind) einige sehr Bekannte: die evangelikale MUT-Autorin Elisabeth Motschmann; Bernard Nathanson/USA, Kommentator des »Stummen Schreis«; Dr. Josef Rötzer/Österreich, Präsident der Gesellschaft für Nidationshemmung und Freund der Europäischen Ärzteaktion, der Nobelpreisträger Jérôme Lejeune, Mitbegründer der World Federation of Doctors Who Respect Human Life, und Nobelpreisträgerin Mutter Theresa/Indien, die sich in jüngerer Zeit nicht mehr nur um Sterbende, sondern auch um Noch-Nicht-Lebende sorgt. Das Erstaunliche an diesem Kongreß waren allerdings nicht diese Referenten. Erstaunlich war die Tatsache, daß der Kongreß nicht von einer der einschlägig bekannten Gruppen, sondern von »Privatpersonen« organisiert wurde, die eigens einen Verein gegründet hatten.

Nun benötigt man ja für die Durchführung eines solchen Kongresses Geld, viel Geld sogar, wenn man die Bonner Beethovenhalle angemietet, Simultanübersetzungen aus mindestens 4 bis 5 Sprachen und Videoübertragungen in alle Nebenräume bis in das Versorgungszelt angekündigt hat. Da »Privatpersonen«, auch betuchte, in der Regel nicht in der Lage sind, derartige Summen aufzubringen, bittet man um Spenden. So auch diesem Fall. Der Erfolg war durchschlagend.

Bereits die Vorbereitungsphase wurde finanziell problemlos über die Runden gebracht. »... zwei werksneue PKW, für 5 Monate kostenlos zur Verfügung gestellt; ein großen Haus mit 10 Büroräumen, gespendet für die 4 Monate der ›heißen Phase‹; zwei kostenlos geliehene PCs;...; 5000 Aufkleber ›Familie ist Zukunft› als Spende gedruckt«, dazu einen kostenlosen Mittagsservice für die Mitarbeiter, listet der Verein in seiner Kongreßzusammenfassung auf.[32]

Im weiteren bedankt man sich besonders bei den Unternehmen:
Bayerische Vereinsbank AG, München,
Borgers GmbH & Co KG, Bocholt,

Bornemann GmbH, Wuppertal,
Universitätsbuchhandlung Bouvier, Bonn,
Colonia Versicherung AG, Köln,
Daimler Benz AG, Stuttgart,
Deutsche Bank AG, Frankfurt,
Falke-Rohen oHG, Schmallenberg,
Ferrostahl AG, Essen,
Hamburg-Mannheimer Sachversicherungs AG, Hamburg,
Henkel KGaA, Düsseldorf,
Hipp KG, Pfaffenhofen,
Jacobs Suchard, Bremen,
Kunert AG, Immenstadt/Allgäu,
Leffers, Bielefeld,
Lufthansa, Gebietsverkaufsleitung Bonn,
LWS Ton Service, Bonn,
Maier GmbH & Co KG, Hörenhausen,
Verlag R. Oldenburg GmbH & Co KG, München,
Gebr. Röchling, Mannheim,
Ruhrgas AG, Düsseldorf,
Schmidt GmbH, Wuppertal,
Seiler Papier, Wuppertal,
Strömer & Emons, Bonn,
Telenorma, Köln,
Thonet, Frankenberg,
Underberg KG, Rhienberg,
Vignold GmbH, Essen,
Volkswagen AG, Wolfsburg,
Welkle GmbH & Co KG, Paderborn,
Wortmann KG, Detmold,
Wunsch Computer, Bonn.

»Die Idee sei ... auf ein positives Echo gestoßen«, ließ die Präsidentin des Bonner Kongresses, Gräfin Plettenberg, gegenüber dem Katholischen Nachrichtendienst KNA verlauten. »So gebe es nach Anfangsspenden von rund 500 000 Mark, deren Geber anonym bleiben wollen, inzwischen auch Kleinspenden (100 000 Mark). Sie bestätigte auch, .. daß es ferner Gelder von beiden Kirchen sowie auch von einigen der angeschriebenen katholischen Bischöfe gebe.«[33] Last not least hatte das Bundesfamilienministerium dem Kongreß eine einmalige, zweckgebundene Zuwendung von rund 150 000 DM bewilligt.

Energisch zurückgewiesen wurde von Gräfin Plettenberg gegenüber KNA allerdings die Mutmaßung, »das Vorhaben könnte doch auf Kontinuität hin angelegt sein und werde möglicherweise von potenten internationalen Geldgebern, ›Opus Dei‹, ›Evangelium 2000‹, gestützt.« Dabei ist diese Vermutung keineswegs aus der Luft gegriffen. Gabriele Gräfin Plettenberg selbst hat mehrfach an Veranstaltungen bzw. in Publikationen Opus-Dei-naher Institutionen mitgewirkt, ebenso die Kongreß-Referentin Michaela von Heeremann.[34] Zudem ist bekannt, daß ein »Opus-Mann«, Clemens Göbelhoff, bereits den Wiener Familienkongreß organisierte. Er unterhält auch Beziehungen zu einem Herrn Berksen von *Evangelium 2000* in den Niederlanden und gibt seit dem Wiener Familienkongreß die Zeitschrift »Vision 2000« heraus, die noch in allerjüngster Zeit auch in bundesdeutschen katholischen Kirchen auslag.

Selbst wenn Opus Dei keine »eigenen« Gelder eingebracht hat, so darf zumindest die Frage erlaubt sein, ob bei der Vermittlung dieser Spenden nicht Opus-Hände im Spiel gewesen sein mögen. Eine Frage, die auch hinsichtlich zweier Kuratoriumsmitglieder des Vereins für den Bonner Familienkongreß gestellt werden darf: Dr. Klaus G. Konrad, Präsident der *Deutschen Liga für das Kind*, der auch die Firma Jacobs Suchard angehört; und Bruno Heck, der nicht nur ehemaliger CDU-Familienminister ist, sondern auch als Vorsitzender der Konrad-Adenauer-Stiftung über eine gewisse Erfahrung im Lockermachen von Spendengeldern besitzen dürfte.

Ganz so »privat« wie sich die Organisatoren geben, dürften sie im übrigen denn doch nicht sein. Genauere Recherchen ergaben, daß im Hintergrund eine »World Organisation for the Family« mit Sitz in den USA existiert, die die Kontinuität der bisherigen Familienkongresse – in London, Zagreb, Paris (1986), Madrid (1987), Brüssel (1988), Wien (1988) – gewährleistet.

Anmerkungen

1 Blätter des iz3w, Nr. 156, März/April 1989, S. 40
2 taz 8. 8. 1984
3 zit. nach M & I 7/80, S. 16
4 Rede von Marx bei der Kundgebung der Aktion Leben in Hadamer, in CuZ 2/86, S. 328
5 CuZ 2/86
6 Interview von Pater Otto Maier mit Paul Marx, in: CuZ 2/86
7 Marx in: CuZ 1/89, S. 277
8 Dr. Bruno Hügel in: Dokumente Nr. 3, S. 12/14, Hrsg. ARCE 1. Unter dem Titel »Völkermord? Geplant von IPPF, PC, Pro Familia etc.?« bemüht sich der Verfasser geradezu krampfhaft um einen konkreten Beweis. Heinrichs habe mit zwei anderen Autoren ein Buch über internationale Arbeitsteilung veröffentlicht, das unter anderem auf Ergebnisse eines Projektes des Max-Planck-Institutes Starnberg Bezug nimmt. Dieses Institut werde finanziell vom »Institut for World Order« unterstützt, das wiederum erhält Geld unter anderem vom Rockefeller-Konzern. Über Höhe der Zuwendungen und eventuelle Zweckgebundenheiten wird nichts ausge-

sagt, ebensowenig über entsprechende Zuwendungen an Heinrichs.

9 Zit. nach Rau, S. 82

10 Vortrag auf dem Kongreß der WFOD 1977 in Innsbruck, hrsg. von der Vereinigung »Ja zum Leben«, Zentralsekretariat, Bern (ohne Jahr), in der Bundesrepublik verbreitet von der EÄA

11 Georg Huntemann in: MuI 11/90, S. 41

12 M&I 11/90, S. 9

13 Elke Troß in: Pro Familia Magazin 3/89

14 Originalabdrucke von Anfrage und Briefwechsel in: M&I 9/88

15 ebenda

16 ebenda

17 Marx in: CuZ 2/86

18 vergl. Rau, S. 97

19 Hannoversche Allgemeine Zeitung, 4. 1. 85

20 taz vom 24. 1. 85

21 NRCL-Vizepräsidentin C. Gerster in: M&I 3/80, S. 14

22 M&I 7/82, S. 1

23 Marx in: CuZ 2/86

24 Flugblatt der Aktion Leben

25 M&I 4/91, S. 36

26 M&I 12/88

27 Rundbrief der Deutschen Caritas, abgedruckt in: CuZ 2/86

28 E. v. Hippel: Der Schwangerschaftsabbruch in rechtsvergleichender Sicht, Vortrag auf der Tagung »Chancen für das ungeborene Leben«, 1987 in Bonn, in: H. u. R. v. Voss/Hoffacker: Chancen für das ungeborene Leben, 1988, S. 69 ff.

29 M&I 8/91

30 Komm-Mit-Kalender 1991, S. 293

31 ALfA-Rundbrief 24, 4/90, S. 25/26

32 »Familie ist Zukunft«, Hrsg. Verein »intern ...«

33 KNA-ID Nr. 2/12. 1. 89, S. 3

34 Hertel, S. 180

7 Tötungsvorwurf, Euthanasie und Eugenik

7.1 Von »Mord« und »fahrlässiger Tötung«

Nach Auffassung der »Lebensschützer« ist und bleibt Abtreibung Mord. Das personale menschliche Leben beginne mit der Verschmelzung von Ei- und Samenzelle, daher sei der Schwangerschaftsabbruch die Vernichtung eines Menschen. Eine Stützung ihrer Position sehen die »Lebensschützer« im Vorlagebeschluß des Sozialgerichts Dortmund an das Bundesverfassungsgericht vom 29. 9. 1981. In diesem mit 73 Seiten außergewöhnlich umfangreichen Beschluß heißt es:

»Es ist kein Anhaltspunkt dafür ersichtlich, daß es den Wertvorstellungen des Grundgesetzes widerspreche, den Schwangerschaftsabbruch im Bereich der sogenannten sozialen Indikation als tatbestandlich dem Mord gleichkommende Tötung wehrloser und unschuldiger Menschen zu bewerten.«[1]

Der eifrige Autor des Beschlusses, Wolfgang Meyer, ist heute Richter am Bundessozialgericht und seit 1987 Mitglied der JVL. Aus seiner Formulierung wird das Dilemma der »Lebensschützer« deutlich: Sie wissen genau, daß Abtreibung nach den Definitionen des Strafgesetzes kein Mord ist, sie wollen aber, daß ihre rein moralische Bewertung, über die seit jeher kein Konsens besteht, möglichst oft und offiziell vorgenommen wird.

Der Tatbestand des Mordes ist im § 211 StGB geregelt. Danach ist ein Mörder, »wer aus Mordlust, zur Befriedigung des Geschlechtstriebs, aus Habgier oder sonst aus niedrigen Beweggründen, heimtückisch, grausam oder mit gemeingefährlichen Mitteln oder um eine andere Straftat zu ermöglichen oder zu verdecken einen Menschen tötet.«

§ 212: »Wer einen Menschen tötet, ohne Mörder zu sein« wird wegen Totschlag bestraft, § 213 regelt die Bestrafung des »minder schweren Falles des Totschlags«: »ohne eigene Schuld zum Zorn gereizt, zur Tat hingerissen ...«

Eine Reihe von »Lebensschutz«-Organisationen wie die EÄA und die BfdL[2] kritisiert diese heutigen gesetzlichen Definitionen der Delikte Mord und Totschlag. Sie argumentieren, daß die seit 1941 geltenden Paragraphen über Mord und Totschlag von nationalsozialistischen Auffassungen durchzogen seien. Vor 1941 war nämlich Mord eine »mit Überlegung« ausgeführte Tötung, wohingegen die »ohne Überlegung« ausgeführte Tötung als Totschlag bewertet wurde. Die neue Definition sei von den Nazis eingeführt worden, um die Tötung von »Geisteskranken« und die Massenvernichtung von Juden vom Mordvorwurf freizuhalten.[3] Sie nutzen so die Gelegenheit, sich gegen den Nationalsozialismus abzugrenzen, indem sie die heutige Morddefinition ablehnen. Um gegen abtreibende Frauen den Mordvorwurf auch juristisch erheben zu können, brauchen sie dann nur noch die »alte« Morddefinition anzuwenden: die mit Überlegung ausgeführte Tötung eines Menschen.

In der Polemik gegen die »Abtreibungsseuche« und die »Verhütungspropaganda« in der BRD wird von der EÄA und der BfdL häufig die Anschuldigung des »Völkermordes« und der »Zerstörung der abendländischen Kultur« vorgebracht. Tatsächlich juristisch verfolgt haben sie dies noch an keinem Gericht. Bei einem genaueren Vergleich ihrer Vorwürfe mit den Formulierungen des Gesetzestextes wird jedoch deutlich, daß solche Überlegungen bei diesen Eiferern nicht ausgeschlossen erscheinen. Wegen Völkermordes wird nach § 220 a StGB bestraft, »wer in der Absicht eine national, rassisch, religiöse oder durch ihre Volkstum bestimmte Gruppe als solche ganz oder teilweise zu zerstören« trachtet, wer »Mitglieder der Gruppe tötet, Mitglieder der Gruppe schwere körperliche oder seelische Schäden« zufügt oder »wer Maßregeln verlangt, die Geburten innerhalb der Gruppe verhindern sollen«.

Ein anderer Teil der »Lebensschützer«, besonders um die ALfA, erhebt aus taktischen Gesichtspunkten den Mordvorwurf nicht mehr unter dem Begriff »Mord«, sondern unter »fahrlässiger Tötung«. Der offene Mordvorwurf führe zu »unfruchtbaren Diskussionen« und blockiere »psychologisch die Gesprächs- und Aufnahmebereitschaft des Gegenübers«,[4] da sich niemand gern als Mörder oder Mörderin bezeichnen lasse. Allerdings sei der Begriff »verständlich«, soweit damit die moralische Verwerflichkeit der Abtreibung zum Ausdruck gebracht werden solle. Auch das scheinbare Freisprechen der Frau vom Vorwurf der »vorsätzlichen Tötung« zielt auf nichts anderes, als Abtreibungshandlungen doch in die Nähe von Mord zu bringen:

»Der Schuldvorwurf der vorsätzlichen Tötung, der dem Begriff des Mordes anhaftet, ist ebenfalls problematisch, da durch falsche Darstellung in den Medien und mangelnde Aufklärung in vielen Fällen ... ›nur‹ von Fahrlässigkeit gesprochen werden kann.«[5]

Wenn der schwangeren Frau nur wegen Desinformation mindere Schuldfähigkeit zugesprochen wird, kann dies bei den die Abtreibung durchführenden ÄrztInnen nicht gelten. Sie müssen wissen, was sie tun, und sie »töten« in der Logik Rainer Beckmanns auch noch gegen Geld. Konsequenterweise müßte dies zu einer drastischen Bestrafung führen. Der moderate Schein, man wolle ja niemandem einen Mordvorwurf machen, ist schnell dahin. Der Konstruktion der uninformierten, unmündigen Frau setzt der Philosoph Prof. Robert Spaemann (ALfA) eine weitere Spitze auf:

»Nun stehen tatsächlich oft Frauen in den ersten Monaten der Schwangerschaft unter fast panikartiger psychischer Belastung. Die Erlaubnis zum Töten kommt einer Unzurechnungsfähigkeitserklärung gleich.«[6]

Das Entscheidungsrecht der Frau entlaste den Mann und die Mitwelt, das Abtreibungsverbot, bei Spaemann immer vornehm philosophisch umschrieben als »die Wahrnehmung der Pflicht des Staates zum Lebensschutz«, »entmündigt und bevormundet niemanden«.

Ärztliche Kunstfehler und »fahrlässige Abtreibung«

Der Embryo und Fötus im Mutterleib ist nur gegen Abtreibung »strafrechtlich geschützt«, nicht jedoch gegen ärztliche Kunstfehler. Die Anklage wegen fahrlässiger Tötung eines Kindes, das unmittelbar vor Beginn der Wehen wegen eines ärztlichen Fehlers gestorben ist, wurde 1983 vom Bundesgerichtshof in einem aufsehenerregenden Grundsatzurteil aufgehoben, weil das Ungeborene noch kein Mensch sei.[7] Es handle sich nicht um fahrlässige Tötung nach § 222 StGB, sondern um »fahrlässige Abtreibung« und sei damit nicht strafbar, da Abtreibung ja ein »Vorsatzdelikt« ist. So der dritte Strafsenat des BGH in seinem Urteil am 22. April 1983. Die Vorinstanz, das Landgericht Heidelberg (lt. FamRZ Mainz), hatte den Angeklagten Dr. W. wegen fahrlässiger Tötung verurteilt. Die darauf von ihm eingelegte Revision führte zum Freispruch durch den BGH.

W. hatte bei einer im 9. Monat schwangeren Frau, die entgegen seinem Eindruck eine Schwangerschaft verneinte, krampflösende Mittel gegeben, als er im Rahmen eines nächtlichen Notdienstes von deren Mutter gerufen worden war. Die gleiche Behandlung wiederholte er einige Stunden später, als er wieder wegen starker »Unterleibsbeschwerden« geholt wurde.

Am nächsten Tag setzte die Vertreterin des Hausarztes die Behandlung in gleicher Weise fort. Am darauffolgenden Tag gebar die Frau ein aufgrund der Falschbehandlung totes Kind.[8]

Das Landgericht verurteilte W. unter Anwendung der im Strafrecht üblichen Abgrenzung zwischen »Leibesfrucht« und Mensch. Danach ist ein Mensch und damit ein Tötungsdelikt (§§ 217, 212, 211, 222 StGB) dann gegeben, wenn der Tod nach Einsetzen der Eröffnungswehen (Geburtsbeginn) herbeigeführt wird. Ob es sich bei den Bauchschmerzen der Frau schon um Eröffnungswehen handelte, ließ sich wohl nicht eindeutig feststellen – die Verurteilung nach § 222 wurde aber damit begründet, daß W. durch die Verabreichung von Buscopan das Einsetzen der Eröffnungswehen verhindert hatte und daß zumindest die den Eröffnungswehen unmittelbar vorgelagerten Vorwehen schon stattfanden.

Der 3. BGH-Strafsenat beeilte sich jedenfalls, den Arzt Dr. W. freizusprechen. Die Auffassung des LG sei »von Rechtsirrtum beeinflußt.« Denn:

»Wandelt sich die Rechtsqualität des Opfers (damit meinen sie das tote Kind) nach dem Eingriff von der Leibesfrucht zum Menschen, so ist der Zeitpunkt der Einwirkung auf das Opfer, nicht der des Todeseintritts maßgebend für die Frage, ob eine vorsätzliche Tötung eines Menschen oder ein Schwangerschaftsabbruch anzunehmen ist.«

Offenbar rechnete der BGH selbst mit erheblichen Angriffen auf dieses Urteil, deshalb dieses vorbeugende Zugeständnis an die »Lebensschützer«:

»Die rein strafrechtliche Abgrenzung von Abtreibungs- und Tötungsdelikten enthält dagegen keine Aussage darüber, wann das Menschsein bei ethischer oder biologischer Betrachtungsweise beginnt.«

Der BGH sei in diesem Fall auf eine »Strafbarkeitslücke« gestoßen, die nur der Gesetzgeber schließen könne:

»Der Senat verkennt nicht, daß die Straflosigkeit fahrlässiger pränataler Einwirkungen mit tödlichen Folgen insbesondere bei fahrlässiger Verletzung von Berufspflichten der Ärzte und ihres Hilfspersonals zu rechtspolitisch bedenklichen Strafbarkeitslücken führen mag. Sie können aber nur durch den Gesetzgeber geschlossen werden.«

Der BGH hat weiter auch die Verurteilung durch das LG wegen fahrlässiger Körperverletzung der Frau aufgehoben. Denn schließlich habe der Arzt ihr doch wehendämpfende Mittel gegeben, die ihre Schmerzen gelindert hätten. Und ob die Schmerzen und die Wehen bei richtigem gynäkologischen Beistand geringer gewesen wären, sei ja nicht erwiesen! Die Befindlichkeit der Frau zählt nicht. Das wäre ja ein Novum. Nein, hier war man wohl eher sorgfältig darauf bedacht, ganz generell den Berufsstand der Mediziner zu schonen. Es ging um die Anklage gegen einen Arzt – und um die »Ausstoßungsversuche des Mutterleibes« (die nennen das wirklich so!). Wo ist da eine Frau beteiligt? Ein »Leib«, ja, wie gewohnt: die Reduzierung auf den Frauenkörper.

Und was sagen die »Lebensschützer«, die schon die Verhütung mittels Spirale als Tötung eines Menschen definieren, zu einem solchen Urteil? Ein Aufschrei der Empörung müßte doch durch ihre Reihen gehen! Fluten von Polemiken, Unterschriftensammlungen, unangefragte »Gutachten«, erboster Tadel gegenüber dem Gericht, Aufsätze, Zeitungsartikel und vor allem der Ruf: »Mord«, »der BGH tötet« oder ähnlich. Wo bleibt ihr reichhaltiges Repertoire? Es ist nichts zu finden. Man hält sich bedeckt.

F. W. Bosch, später Gründungsmitglied der JVL, bleibt in einer kurzen Anmerkung zu dem Urteil (FamRZ 1983, S. 698) ungewohnt moderat und beschäftigt sich eher mit Nebenaspekten. Eine entschiedene Verurteilung der BGH-Entscheidung bleibt auch hier aus. Stattdessen zitiert die FamRZ, deren Schriftleiter Bosch ist, aus der Presseerklärung des BGH, die dieser auf Grund der »heftigen, aber wohl unbegründeten Kritik« in der Öffentlichkeit herausgegeben hatte: Es gehe wirklich nur um das strafrechtliche Mensch-Sein, nicht um das ethische oder biologische, es bestehe nun einmal diese Strafbarkeitslücke, diese Entscheidung stelle weder die Wertung des Embryos als menschliches Leben noch die Schutzbedürftigkeit dieses Lebens in Frage. Vor allem ändere dieses Urteil nichts an dem strafrechtlichen Schutz des im Mutterleib heranwachsenden Lebens.

Tut es doch. Frauen, die aus eigenem Willen abtreiben, die sich ihrer biologischen Möglichkeit nicht unterwerfen wollen, werden strafrechtlich verfolgt und verurteilt; Ärzte, die den biologischen Fortgang einer Geburt derart verhindern, daß es dabei zu einer Totgeburt kommt, werden freigesprochen.

Wir halten es für fruchtlos, uns weiter auf der juristischen Ebene mit dem Tötungsvorwurf auseinanderzusetzen. Wie soll frau auf Zirkelschlüsse eingehen können, die den Schwangerschaftsabbruch als eine Tötungshandlung schon allein dadurch gegeben sehen, daß es den § 218 im Strafgesetzbuch gibt und daß er genau zwischen den Strafparagraphen zur »Kindstötung«[9] und zum »Völkermord« steht?

Offensichtlich gibt es viele, die die von Gott persönlich überreichte Tontafel der 10 Gebote mit der Geschichte des Strafgesetzbuches gleichsetzen. Es entspricht auch solcher Logik, wenn allein die Forderung nach ersatzloser Streichung des § 218 als sitten- und verfassungswidrig bezeichnet wird.[10]

Tötungsvorwurf als moralische Verurteilung

Dennoch stellen wir fest, daß der Tötungsvorwurf gesellschaftlich wirkt, besonders im Zusammenspiel mit dem immer stärker als Opfer ins Zentrum gerückten »öffentlichen Fötus«, der unschuldig und schutzbedürftig sei. Wenn schon keine tatsächlich juristische Bestrafung in dem gewünschten Ausmaß zustande kommt, so geht es den »Lebensschützern« doch darum, wenigstens eine öffentliche moralische Verurteilung der Frauen herbeizuführen.

Der Tötungsvorwurf wird dabei immer deutlicher nur gegen Abtreibung hochgehalten. Das reale Töten von Menschen wird von organisierten Abtreibungsgegnern in bestimmten Situationen offenbar als nicht so schlimm, ja sogar als legitim, notwendig und gut bewertet. Deutlich konnte man das an der feinen Umschreibung und Verschleierung der massenhaften Tötungshandlungen der alliierten Krieger im Golfkrieg erkennen. Der amerikanische Präsident erklärte die alliierten Raketen sogar zu »lebensschützenden Waffen nicht nur für unsere Soldaten, sondern auch für das irakische Volk«. Auffallend ist auch, daß sich gerade unter »Lebensschützern« Befürworter der Todesstrafe finden[11] (vergl. Kap 2.2).

Es gibt kaum einen Ausdruck für Tötungshandlungen, den »Lebensschützer« bei der sprachlichen Bezeichnung für Schwangerschaftsabbruch nicht schon als moralischen Vorwurf benutzt hätten. Innerhalb der CDU wurde seit dem Wiesbadener Parteitag (1988) der stark personalisierende Sprachgebrauch »Tötung ungeborener Kinder« (vorher »ungeborenes Leben«) durchgesetzt.[12] Die bekannten Begriffe »Massenmord« und »Embryocaust« sind bei den politikfähigeren »Lebensschützern« offiziell verpönt. Die JVL und Alexander Papsthard, vorsitzender Richter am Oberlandesgericht Bamberg, hält »pränatale Kindstötung« für angemessen. Dr. Götz (ALfA und EÄA) spricht von »Hinrichtung Unschuldiger« und von »Vollstreckung der Todesstrafe«, Franz Alt vom »Krieg gegen ungeborene Kinder«. »Lizenz zum Töten« und »Folter mit Todesfolge« sagt Gertrud Höhler (CDU). Der bekannte Strafrechtler Tröndle vergleicht Abtreibung mit Schlachtung von Tieren. Die Aktion Leben, Abtsteinach, beschreibt den Sog der Abtreibungs-Kanüle als dreißigmal so stark wie einen Staubsauger, das »Kind« werde wie durch einen Mixer gedreht. Die Informationsstelle Lebensrecht (ISL) bezeichnet die Abtreibungspille RU 486 als »pränatales Homizid« in Anspielung an »Pestizid« für chemische Schädlingsbekämpfungsmittel. Die Geißel gegen Abtreiberinnen schwang Bischof Lehmann im Mainzer Dom bei der Eröffnung der »Woche des Lebens« am 10. 6. 1991:

»In dem erbarmungslosen Überfall des fraglos Stärkeren auf das ganz und gar wehrlose Menschenwesen liegt etwas besonders Brutales und Hinterhältiges, das diese Tötung besonders abscheulich macht.«[13]

Der Abbruch einer ungewollten Schwangerschaft, als die einzige »Tat«, die nur von Frauen in ihrem eigenen Interesse und an sich selbst »begangen werden« kann, wird zum furchtbarsten Verbrechen hochstilisiert, offensichtlich »lauter Täterinnen in einer sonst friedlichen Welt«.[14] Als sei »das Leben« vor allem durch abtreibungswütige Frauen bedroht! Sehr wenige Frauen begehen tatsächlich Gewaltdelikte wie Mord und Totschlag.[15] Der Gewaltvorwurf wird durch den öffentlich vorgetragenen Tötungsvorwurf geschickt verschoben, es wird abgelenkt von den eigentlichen Gewalttätern und patriarchalen Gewaltverhältnissen in dieser Gesellschaft, von Militär, Ausbeutung, Armut und sexueller Gewalt, die tagtäglich das konkrete Leben von vielen Menschen unerträglich machen, verkürzen und vernichten.

Abtreibung ist nicht die Tötung eines Menschen

Wir lehnen es prinzipiell ab, Abtreibung und Tötung von Menschen in einem Atemzug zu nennen.

Der Unterschied zwischen der Tötung eines anderen Menschen und dem Abbruch einer Schwangerschaft liegt in der völlig unterschiedlichen Beziehung zwischen den davon Betroffenen. Bei einer Tötung wird eine von der Täterin zumindest prinzipiell unabhängige und insofern »fremde« menschliche Existenz zerstört, der Schwangerschaftsabbruch aber »ist nicht das Zerstören eines selbständigen anderen, sondern die Weigerung, einen anderen im eigenen Leibe herzustellen«.[16] Die Frau ist also – dem juristischen Sprachgebrauch folgend – »Täterin« und »Opfer« in einer Person.

Beim Schwangerschaftsabbruch wird ein Prozeß beendet, »abgebrochen«, aus dem nur der Möglichkeit nach ein Kind entstehen könnte. Denn wenn auch ohne Verhütungs- und Abtreibungseinwirkung eine befruchtete Eizelle sich nicht in der Gebärmutter einnistet, ist das nicht der Tod eines Menschen. Wenn im Frühstadium der Schwangerschaft oder später ein Fruchtabgang stattfindet, ist auch das nicht der Tod eines Menschen, sondern eine Fehlgeburt.

So wie der Embryo sich in vollkommener physischer Abhängigkeit von der Frau befindet, so ist diese Verbindung auch von der schwangeren Frau aus gesehen mit keiner anderen Beziehung vergleichbar, weder körperlich, emotional noch sozial. Auch kann sie die Menschwerdung des Embryos nicht an andere übertragen. In keiner anderen Lebenslage wird erwartet, eine derart intensive Bindung, wie sie die Schwangerschaft und die daraus folgende Mutterschaft ist, gegen den erklärten Willen der Frau aufzubauen. Die Weigerung der Frau, eine solche Beziehung einzugehen oder fortzuführen, kann deshalb nicht mit Tötungshandlungen verglichen werden.

Die nur gedanklich mögliche Trennung des Embryos von der Schwangeren, seine rein ideologische Selbständigkeit wird benutzt, um auf das Leben und die Person der Frau durchzugreifen. Diejenigen, die sich »schützend vor den Embryo stellen« wollen, wissen genau, wo sie stehen: mitten im Leben der Frau. Der Embryo kann nicht unabhängig von der Frau leben. Hier besitzen Frauen aufgrund der faktischen Gegebenheiten Macht. Das gerade ist es aber, was die »Lebensschützer« den Frauen absprechen. Frauen sollen letztlich mit Gewalt – des Rechts und der Moral – an der Ausübung der ihnen eigenen Macht gehindert werden.

Anmerkungen

1 Zit. nach: Sabine Wendt, Kritische Jutiz, 1983, S. 202

2 Beschwerde gegen den Beschluß des Landgerichts Ulm auf vorläufige Einstellung des Strafverfahrens gegen Dr. med. S. Ernst, Ulm, wegen angeblicher Beleidigung des DGB (AZ: 2Cs 2119/79) zitiert nach Wolfgang Rau, Konservativer Widerstand und soziale Bewegung, o. J. S. 106 ff.

3 Rau, a. a. O., S. 107, 108, Die heutige Differenzierung und die Einbeziehung der »Gesinnung« des Täters in die Definition von Mord und Totschlag stammt nicht nur von den deutschen Nazis, sondern war vielmehr schon seit den zwanziger Jahren auch in anderen Ländern (z. B. Schweiz) und juristischen Kreisen im Gespräch. Nichtsdestotrotz ist die heutige Mord-/Totschlagdefinition typisch für die nationalsozialistische Denkweise: Mord ist personenbezogen, wohingegen sonstige Delikte im Tatbestand rein tatbezogen sind. D. h., das erhöhte Strafmaß des Mordes gegenüber dem Totschlag findet seine Begründung nicht in der Tat, sondern in subjektiven Merkmalen des Täters, in seiner persönlichen Einstellung und Motiven (niedrige Beweggründe). Diese spielen im übrigen Strafrecht nur bei der Frage der Schuld eine Rolle. Die Aufhebung der tatbestandlichen Differenzierung von Mord und Totschlag ist daher auch von anderer Seite als den »Lebensschützern« im Gespräch.

4 Beckmann 1991, ebenda S. 116

5 Beckmann u. a. a. O.

6 R. Spaemann in: FAZ 27. 5. 91

7 Es geht in diesem Zusammenhang um die Unterscheidung zwischen Rechtsgut und Rechtsfähigkeit. Rechtsfähigkeit können nur »Personen« haben. Da nach § 1 BGB die Rechtsfähigkeit eines Menschen erst mit der Vollendung der Geburt beginnt, zählt der Embryo nicht als »Person« im Sinne des Rechts, sonden als »Sache«. Das schließt nicht aus, daß er als Rechtsgut betrachtet wird.

8 Es stellt sich uns auch die Frage, welche Umstände die Frau und ihre Umgebung (die im selben Haus lebende Mutter) dazu gebracht haben, den Geschlechtsverkehr und die Schwangerschaft dermaßen abzuleugnen, daß es zu einer solchen Tragödie kommen konnte.

9 § 217 Kindestötung: »Eine Mutter, welche ihr nichteheliches Kind in oder gleich nach der Geburt tötet ...«

10 Diese Formulierung gebrauchte bisher häufig das baden-württembergische Innenministerium, seit neuestem auch Konrad Weiß vom Bündnis 90, vergl. Kap. 3.1

11 In den USA gibt es hier eine deutliche Übereinstimmung. Sowohl bei der Diskussion um die Abschaffung der Todesstrafe in der

BRD lassen sich diese Verbindungen nachweisen wie auch in der Programmatik von rechtsextremen Parteien heute.

12 Hoffacker, CDU MdB, steht fast als inkonsequenter »Abweichler« da, wenn er im gesamten Text des § 218 das Wort »Schwangerschaftsabbruch« durch »Tötung ungeborenen menschlichen Lebens« ersetzen will

13 TAZ 20. 6. 91

14 Susanne von Paczensky in: Die Grünen, Reihe Argumente, Bevölkerungspolitik und Tötungsvorwurf, 1989, S. 68

15 Knapp 10 Prozent aller Gewaltdelikte werden von Frauen begangen, einen sehr hohen Prozentsatz macht dabei der »erweitere Selbstmord« aus, d. h. Tötung der eigenen Kinder vor einem Selbstmord

16 Renate Sadrozinksi, § 218 – Zu Lasten der Frauen, 1988, S. 31

7.2 Euthanasievorwurf und Definition von »Beginn und Ende des Lebens«

In den letzten Jahren ist es üblich geworden, das Thema Schwangerschaftsabbruch in einem Atemzug mit Sterbehilfe, Eugenik und Euthanasie zu diskutieren. Der Tötungsvorwurf gegenüber abtreibenden Frauen ist zu einem umfassenden Euthanasievorwurf ausgeweitet worden. Nicht nur die Hardliner unter den »Lebensschützer« behaupten, »wer abtreibt, tötet auch alte und behinderte Menschen«,[1] es ist auch die als besonnen geltende Rita Süssmuth, die mit der Forderung nach Straflosigkeit der Abtreibung die »Euthanasieschleuse« geöffnet sieht.

»Euthanasie« heißt »schöner Tod«, ein Begriff, der die Realität unerträglich verschleiert. War doch Euthanasie im Nationalsozialismus nichts anderes als die systematische Ermordung vor allem von alten und behinderten AnstaltsinsassInnen, die Vernichtung »lebensunwerten Lebens«. Seit etwa zehn Jahren wird besonders unter den Stichworten »Medizin-Ethik« und »aktive und passive Sterbehilfe« eine neue »Euthanasie-Debatte« forciert.

Tatsächlich zogen Ende der 80er Jahre die »Sterbehilfe«-Aktionen Hackethals erhebliches Medieninteresse auf sich, ebenso die Thesen von »wissenschaftlichen« Euthanasie-Befürwortern wie Prof. Singer, der die Tötung schwerbehinderter Neugeborener fordert und damit angeblich die Summe des gesellschaftlichen und persönlichen Glücks vergrößern will.[2] Mit dem öffentlichen Diskurs von Moralphilosophen, Medizinethikern und Juristen in der Fachpresse und der »Zeit« war ein Tabu gebrochen, das nie wirklich existierte.[3]

Die öffentlichen Auseinandersetzungen um Singers Thesen, vor allem in der »Zeit«, wurden von der EÄA nur mit einer Dreißig-Zeilen-Meldung behandelt, und zwar unter der Aufforderung »Die Kirche soll sich mit dem Philosophen Singer befassen«.[4] Das geplante Auftreten des Neo-Eugenikers Singer beim internationalen Symposium der Bundesvereinigung Lebenshilfe 1989 kritisierten sie nicht. Sein Auftritt dort (wie auch der Medizinethik-Kongreß 1990) wurde nur durch die massiven Proteste der Behindertenbewegung, der Deutsche Gesellschaft für Soziale Psychiatrie (DGSP), fortschrittlichen Sonderschulpädagogen, verschiedenen Frauen- und Antifagruppen sowie den Grünen verhindert. Keineswegs deutlich ablehnend geht Prof. Laufs in seinem Beitrag auf der JVL-Tagung 1990 auf die Neo-Eugniker ein: Als »aufregende Lektüre« und »von der deutschen zeithistorischen Hypothek unbeschwert« beschreibt er den Beitrag von Helga Kuhse, einer Mitarbeiterin Singers.[5] Erst bei der JVL-Tagung im Mai 1991 befaßte sich der Opus Dei nahestehende Wiener Philosophieprofessor Pöltner kritisch mit der Singerschen Definition.[6]

Rita Süssmuth griff diese Debatte mit ihrem vordergründig sachlichen Vorschlag zu einem allumfassenden »Lebensschutzgesetz« auf und hat so die offensichtliche Polemik einiger fanatisierter »Lebensschützer« zu einem politikfähigen Vorschlag gemacht. In ihren Entwurf geht das seit 1991 geltende Embryonenschutzgesetz ebenso ein wie ein neu zu formulierendes Gesetz über die Strafbarkeit des Schwangerschaftsabbruchs. So sei das »ungeborene Leben« außerhalb und innerhalb des Uterus geschützt. In weiteren nicht ausgeführten Artikeln soll das »behinderte und sterbende menschliche Leben« geschützt werden, die »Schaffung eines Organtransplantationsgesetzes« und »gesetzliche Klarstellung der Sterbehilfe« sei angestrebt. Nur über einen völlig abstrakten Lebensbegriff, der sterbende und geistig oder körperlich behinderte Menschen in unwürdiger Weise als »behindertes Leben« entpersonalisiert, ist die scheinbare Logik des Gesetzes aufrechtzuerhalten.

Es ist symptomatisch, daß dieses »Lebensschutzgesetz« nur im Zusammenhang mit Schwangerschaftsabbruch in die Diskussion kommt und keineswegs etwa mit dem (Zwangs-)Sterilisationsgesetz für Behinderte, das in den letzten Jahren fast geräuschlos über die politische Bühne gezogen wurde. Der propagandistische Effekt ist dennoch groß, setzte sich doch in den Köpfen fest, daß der Schutz »allen besonders hilfsbedürftigen Lebens« vor allem vor den Frauen gewährleistet sein muß, die sonst bedenkenlos und massenhaft aus egoistischen oder »sozialen Gründen« »menschliches Leben vernichten« würden. Der Schwangerschaftsabbruch soll nicht nur mit der uralten Frage nach dem »Beginn« des Lebens gedacht und bewertet werden, sondern auch im Kontext mit dessen »Ende«.

Die Definitionsmacht über Lebensbeginn und Tod haben nach der Kirche die Medizin und Biologie an sich gerissen. Die Wissenschaft drückt nun mit ihrem Schein von Exaktheit die Religion beiseite und macht abtreibenden Frauen genauso den Vorwurf der Tötung.

Das besondere Interesse am Thema »Anfang und Ende des menschlichen Lebens« ist in der Medizin mit neuen Forschungszweigen aufgekommen. Der Lebensbeginn wurde zum wissenschaftlichen Thema bei der künstlichen Zeugung von Embryonen und der Manipulation am Erbgut, der künstlichen Herstellung von Zwillingen. Die Frage ist: »Wie lange darf man an Embryos herumexperimentieren, und wie wirkt sich das auf die möglicherweise daraus entstehenden Menschen aus?« Das Lebensende wurde zum Thema besonders durch die Intensiv- und Transplantationsmedizin. Die Fragen lauten hier: »Wann ist der Mensch so tot, daß man ein frisches Herz für eine Transplantation entnehmen darf?« Ist das ein »nur künstlich verlängertes Leben«? »Wann darf man ein Gerät abstellen?« Diese medizinisch-biologischen Forschungsinteressen sind der Hintergrund der Diskussion über Anfang und Ende des Lebens, die die Definition der Grenzen offenhält, und die bestimmte Eingriffe nicht als moralisch verwerfliches Töten oder Experimentieren am Menschen verurteilt wissen will. Sie mischt sich deshalb auch in die populärere Diskussion um den § 218 ein.

Im Zusammenhang mit dem § 218 kritisierte 1991 Prof. Hans-Martin Sass die rein biologische Festlegung des Lebensbeginns auf die Verschmelzung von Ei- und Samenzelle. Da der Mensch ein »vernunftbegabtes Lebewesen« sei, ist für ihn die biologische Funktionsfähigkeit des Gehirns der Termin der personalen Menschwerdung, das heißt mit der neuronalen Synapsenbildung, die bisher »frühestens am 70. Tag nach der Befruchtung« beobachtet worden ist. Er will analog zum »Hirntod« vom »Hirnleben« sprechen. Für ihn ist »der eigentliche, von ethischer Tradition wie von ethischer Güterabwägung gestützte Maßstab verantwortlichen Handelns nicht die Potentialität, sondern die Differenzierung des werdenden Lebens und das Gebot der Achtung und des Schutzes des Menschen von einem bestimmten Zeitpunkt der Schwangerschaft an«.[7]

Was soll nun bei seiner Festlegung des Beginns vom »Hirnleben«, die fatal an »Geräteabschalten« und »Organentnahme« erinnert, weniger biologistisch sein? Offenbar will er erst den biologischen Gebrauchswert des Embryos, seine Fähigkeit zur Differenzierung austesten.

Welche Interessen verfolgt Sass mit dieser Definition, die einer »Zehn-Wochen- Fristenregelung« das Wort redet? Sass ist Leiter des Zentrums für Medizinische Ethik an der Ruhruniversität Bochum und sorgt für die »Verbreitung rigider bio-ethischer Positionen aus der US-amerikanischen Debatte bei bundesdeutschen Philosophen, Medizinern, Wissenschaftsjournalisten und Verbandsfunktionären. Sass ist es auch, der in einem anderen Sammelband die Diskussion um Kostensenkung im Gesundheitswesen und die ethische Debatte zusammenbringt: ›Der Mangel an ethischer Kosten-Nutzen-Abwägungskompetenz beim Bürger scheint ein direktes Resultat des als absolut gesetzten Solidaritätsprinzips zu sein.‹«[8]

Es ist frappierend, mit welchem Gestus von biologisch begründeter Moral sich Mediziner zum Verteidiger von Fraueninteressen aufspielen, um in Wahrheit ihre eigenen Forscherinteressen zu schützen, die überhaupt nichts zu tun haben mit dem Interesse einer Frau, die ihre Schwangerschaft beenden will.

Die Definition, daß neues, bisher nie dagewesenes menschliches Leben mit der Verschmelzung der Zellkerne der Ei- und Samenzelle beginnt, wäre müßig zu bestreiten. Eine Frau, die ungewollt schwanger ist, weiß, daß in ihr neues menschliches Leben wächst. Die Entscheidung, ob sie es als Kind annehmen will oder nicht, ist völlig unabhängig davon, ob der Lebensbeginn auf den Zeitpunkt des Eisprungs, der Ejakulation, der Zellkernverschmelzung, der Nidation oder auch auf 70 Tage danach festgelegt wird. Ob sie diese Existenz, den Embryo, als Mensch ansieht, ist abhängig von der Definition und der Identifikation, mit der die Frau ihrer Schwangerschaft gegenübersteht. Auf diese Definition der Schwangerschaft hat die Frau nicht nur ein Recht, sondern diese Definition ist ein gegebenes Faktum. Sie entscheidet sich, selbst wenn die »Lebensschützer« behaupten, daß es überhaupt keine Entscheidungsfreiheit mehr gebe, daß die Frau, einmal schwanger, ihren biologischen Möglichkeiten total unterworfen sei.

Es gilt, den Kirchen und der Wissenschaft die angemaßte Definitionsmacht aufzukündigen. Dazu schreibt Helga Satzinger:

»Es ist eine politische Entscheidung, wem die Definitionsmacht über das Lebendige oder über Schwangerschaft zugestanden wird... Geht die Definitionsmacht über Schwangerschaft an Naturwissenschaft und Medizin, bedeutet dies die technische Herstellung von Menschen, den Einstieg in die Gentechnik sowohl am Menschen als auch generell, es bedeutet neue Eugenik mit Hilfe molekularbiologischer Kriterien, die künstliche Gebärmutter, den Tötungsvorwurf gegenüber abtreibenden Frauen und die Zerstörung der generativen Macht der Frau.

Die andere Möglichkeit wäre zu sagen: Generative Macht ist Macht der Frauen. Zur Würde des Menschen gehört ihre/seine Entstehung aus der Frau. Die Trennung von Frau und Leibesfrucht in zwei juristische Personen ist unzulässig, ebenso die Zeugung außerhalb des Körpers der Frau. Als Anregung zur Diskussion – nicht als feste Definition möchte ich vorschlagen, daß wir Empfängnis durchaus als Synthese eines gleichzeitig aktiven und passiven Prozesses neu bestimmen. Was würde es bedeuten, wenn wir die Empfängnis zu dem Zeitpunkt gegeben sähen, zu dem eine Frau bewußt, das heißt geistig und emotional, ein entstehendes Kind annimmt?«[9]

Nimmt die Frau die ungewollte Schwangerschaft nicht an, muß sie das Recht haben, sie abzubrechen. Diese Definition hat mit dem biologischen Beginn des Lebens oder der Tötung eines Menschen nichts zu tun, ebensowenig mit einer »Unwertentscheidung über das Leben eines anderen Menschen«. Sie ist grundsätzlich zu unterscheiden vom eugenisch begründeten selektiven Schwangerschaftsabbruch einer ursprünglich gewollten Schwangerschaft.

Der Euthanasievorwurf stellt darüber hinaus die gesellschaftliche Realität auf den Kopf und ist deshalb besonders widerwärtig: Es sind gerade und vor allem die Frauen, als Gruppe und als Individuen, die sich beruflich wie privat einsetzen für die Pflege von alten, kranken und behinderten Menschen und die sich letztlich immer auch für den Schutz ihrer Leibesfrucht und ihrer eigenen wie auch anderer Kinder einsetzen. Die Forderung nach ersatzloser Streichung des § 218 bedeutet weder die Unterstützung von Kindstötung noch von »Sterbehilfe«. Sie hat nichts anderes zum Ziel, als die Straffreiheit von Schwangerschaftsabbrüchen und das alleinige Entscheidungsrecht der Frau.

Anmerkungen

1 Ein anderes Wortspiel lautet: »Wer der Mutter erlaubt, ihre ungeborene Tochter aus sozialen Gründen zu töten, muß sich nicht wundern, wenn ihre geborene Tochter 40 Jahre später ihre alte Mutter ebenfalls aus sozialen Gründen tötet.«

2 Peter Singer, Praktische Ethik, Stuttgart 1984

3 vergl. Oliver Tolmein und Theresia Degener in Geschätztes Leben, 1990 Hamburg; »Tödliche Ethik« hrsg. von Theo Bruns, Ulla Penselin, Udo Siereck, 1990 Hamburg;

4 M & I Juni 90

5 JVL Schrift Nr. 7, S. 56

6 Deutsche Tagespost 7. 5. 91

7 Die Zeit 30. 11. 90

8 Tolmein, Geschätztes Leben 1990. S. 58

9 Helga Satzinger, Der Tötungsvorwurf im Zusammenhang mit Gen- und Fortpflanzungstechniken, in: Die Grünen, Reihe Argumente, Bevölkerungspolitik und Tötungsvorwurf, 1989, S. 105

7.3 Pränatale Diagnostik und eugenische Indikation

Das Thema der eugenischen Indikation, oft auch verschleiernd »kindliche« oder »embryopathische« Indikation genannt, ist von der Bewegung gegen den § 218 lange Zeit völlig vernachlässigt worden. Teilweise wurde sie sogar als Argument für die »Rettung des § 218« vor Angriffen der »Lebensschützer« benutzt, die allein eine strenge medizinische Indikation zulassen wollen.[1] Es ist herbe Realität, daß die eugenische Indikation in manchen Gegenden Bayerns nach wie vor das einzige Schlupfloch für einen legalen Schwangerschaftsabbruch ist. So lag in ganz Unterfranken die Zahl der Notlagenindikationen deutlich unter der der eugenischen Indikationen.[2]

Bundesweit ist in den letzten Jahren der Anteil eugenischer Indikationen absolut und prozentual stetig zurückgegangen,[3] trotz Propagierung der pränatalen Diagnostik und der Ausweitung der Diagnosemethoden. Dies wird von Gesundheitspolitikern durch den Rückgang der »Verdachtsabtreibungen« aufgrund der genaueren Diagnosemöglichkeiten erklärt. Kaum eine Frau ab 30 Jahren und keine ab 35 kann (gewollt) schwanger sein, ohne mit dem Angebot der pränatalen Diagnostik konfrontiert zu werden.

Selektiver Schwangerschaftsabbruch: eine völlig andere Ausgangslage für die Frau

Von den »Lebensschützern« wird die grundsätzlich andere Situation der schwangeren Frau bei einem eugenisch begründeten Schwangerschaftsabbruch völlig ignoriert. Betroffen sind im Fall der eugenischen Indikation nämlich Frauen, die sich die Schwangerschaft gewünscht haben, die ein Kind haben wollen. Ihr Schwangerschaftskonflikt wird erst erzeugt. Mit der Zustimmung zur Fruchtwasseruntersuchung in der 16. Woche und erst recht mit dem Ergebnis der pränatalen Diagnose etwa in der 20. Schwangerschaftswoche, werden sie vor die Entscheidung gestellt, ob sie *dieses* wahrscheinlich behinderte Kind haben wollen, oder ob sie das »Angebot« einer selektiven Abtreibung annehmen. Durch die sukzessiven Diagnoseschritte bis in die 22 Woche wird der Embryo als Patient personalisiert. Von der Frau wird aber erwartet, daß sie die »Annahme verweigert«, wenn sich »Qualitätsmängel« zeigen.

Dazu schreibt die Juristin Theresia Degener, die als Contergangeschädigte in Behinderteninitiativen und feministischen Gruppen (FINNRAGE) engagiert ist: »Es kann nicht genug betont werden, daß es hier nicht um die Frage geht, ob Frauen generell ein Recht auf

Abtreibung haben. Bei der selektiven Abtreibung geht es um die Entscheidung gegen eine zunächst gewollte Schwangerschaft. Sie wird zur ungewollten durch ein potentielles Qualitätsmerkmal eines Föten, durch die Bewertung einer möglichen Behinderung als lebenswert oder -unwert bzw. als zumutbare oder unzumutbare Belastung für die Frau... Der besondere Charakter der selektiven Abtreibung offenbart sich an dem Willen, sich für ein Normkind und gegen ein behindertes Kind zu entscheiden. Daß ein solcher Wille durch gesellschaftliche Verhältnisse geprägt wird, die auch zwanghaften Charakter haben können, haben wir in den vorstehenden Abschnitten (wie auch in zahlreichen Veranstaltungen und anderen Publikationen) versucht aufzuzeigen.«[4]

Durch die institutionalisierte Pränataldiagnostik, beginnend mit Ultraschall, sind immer mehr Frauen der eugenischen Qualitätskontrolle ihrer Schwangerschaft unterworfen. Als »verantwortungsvolle Mutterschaft« wird diese Belastung der »Schwangerschaft auf Probe« beschönigend bezeichnet. Doch die meisten Frauen haben eine solche Angst vor einer möglichen Behinderung des Kindes und den daraus für sie folgenden Lebensumständen, daß sie die »Beratung« und diagnostischen Eingriffe freiwillig auf sich nehmen und sogar als Hilfe empfinden. Obwohl nur ein geringer Teil aller Behinderungen pränatale Ursachen hat, vermittelt die Propaganda für die pränatale Diagnostik eine angebliche Sicherheit und gibt vor, in den meisten Fällen »unbegründete Ängste« zu zerstreuen. So auch der als »Lebensschützer« bekannte Prof. Hermann Hepp, der in der Humangenetik eine geburtenfördernde Einrichtung sieht, weil sie Eltern ermutige, sich auf eine »geprüfte« Schwangerschaft einzulassen.[5] Auch der Medizinrechtler und »Lebensschützer« Adolf Laufs ist keineswegs gegen pränatale Diagnostik, sondern setzt große Hoffnungen in deren Entwicklung, denn sie diene »dem Kampf der Medizin gegen fetale Krankheiten«.[6]

Den Druck, der über das Propagieren der Pränataldiagnostik auf Schwangere ausgeübt wird, ignoriert Hepp, im Gegenteil. Er stellt den Arzt als Opfer der »Anspruchshaltung konsumorientierter Frauen« dar:

»Aber die Patienten sind heute nur noch selten bereit, ein Risiko zu tragen, das auch nur ein Prozent über dem natürlichen Fehlbildungsrisiko liegt. ›Eine konsumorientierte Frau‹, so wurde bereits 1981 bei einer Akademietagung in Basel gesagt, ›fordert heute eine hundertprozentige Sicherheit.‹ Die gesetzliche Regelung der ›kindlichen Indikation‹ hat hier ohne Zweifel schon zu einer Bewußtseinsänderung geführt. Über Medien und vielerlei öffentliche Aktivitäten werden ständig Anspruchshaltungen geweckt, die auf den beratenden und unmittelbar in den Konflikt eingebundenen Arzt massive indirekte Zwänge ausüben.«[7]

Es ist eine perfide Argumentation, betroffene Frauen als die eigentlichen Verfechterinnen der Eugenik darzustellen und den Frauen, welche die eugenische Indikation in Anspruch nehmen, die Diskriminierung von Behinderten anzulasten.[8] Der in der Behindertenbewegung aktive Franz Christoph geht sogar so weit, daß er die Frauenbewegung für den »Tödlichen Zeitgeist« verantwortlich macht:

»Und der Zeitgeist zeigt, daß besonders Frauen innerhalb der Frauenbewegung die Entscheidung über ein Kind skrupellos ausgenutzt haben, um Lebenswertigkeit zu definieren. Sie haben sich angemaßt, nicht nur zu entscheiden: Will ich ein Kind oder will ich keines, sondern auch darüber, was für ein Kind sie wollen«.[9]

Es ist daher nicht verwunderlich, daß der als links geltende Franz Christoph gern von der BfdL und der ALfA zitiert wird.

Die pränatale Diagnostik hat die Frauenbewegung vor neue Fragen gestellt. Seit den bundesweiten Kongressen 1985 und 1988 in Frankfurt gegen Gen- und Reproduktionsmedizin entwickelt sich zunehmend feministische Kritik an der pränatalen Diagnostik und der eugenischen Indikation. Der rein individualistische Begriff der Selbstbestimmung wird problematisiert.[10]

Mit der Forderung nach Verbot aller Schwangerschaftsabbrüche und genereller Strafbarkeit, so wie sie die »Lebensschützer« vertreten, wird jedoch weder das eugenische Gedankengut noch die Diskriminierung von Behinderten beseitigt. Ernstzunehmende Auseinandersetzungen um die Problematik der eugenischen Indikation können da nicht erwartet werden, wo diese Thematik bloß eine ideologische Komponente zur Verschärfung des § 218 darstellt. Der § 218 war schon immer ein bevölkerungspolitisches Instrument, und zwar in quantitativer wie in qualitativer Hinsicht. Es wäre fatal, in ihm ein »Bollwerk gegen Eugenik« sehen zu wollen. In ihm spiegelt sich die Bewertung von Abtreibungsgründen in schlechte und unmoralische (»soziale«, »egoistische«), gerade noch verständliche (Vergewaltigung) oder gar in gesellschaftlich erlaubte und tendenziell erwünschte (bei vermuteter Behinderung). Die gesellschaftliche Akzeptanz von Eugenik wird durch das ausdrückliche Angebot so begründeter straffreier Abbrüche bis in die 22. Schwangerschaftswoche erhöht. Festzuhalten ist allerdings: Die Akzeptanz wird auch erhöht durch die Inanspruchnahme diese Angebots, denn das Private ist politisch. Die Forderung nach Streichung des § 218 erheben Feministinnen deshalb gerade auch im Hinblick auf die eugenische Indikation.[11]

Akzeptanz der pränatalen Diagnostik und Eugenik bei »Lebensschützern«

Die breite gesellschaftliche Akzeptanz der eugenischen Indikation wirkt bis in die Kreise der Abtreibungsgegner. Sie konnten sich dabei noch bis Ende der 60er Jahre auf Aussagen katholischer Vordenker berufen. Wie lange dort das rassenhygienische Gedankengut der Nazis überdauert hat, zeigt ein Zitat aus dem Jahr 1967 von Bernhard Häring, einem der wichtigsten deutschen Moraltheologen der Nachkriegszeit:

»Die Verantwortung gegenüber der Ehe, gegenüber dem Dienst am Leben verbietet es schlechterdings, einen Partner zu wählen, vom dem man aller Voraussicht nach nur schwerbelastete... Kinder zu erwarten hat. Eine gewisse erbliche Belastung..., die zwar eine mit Krankheit und Gebrechen behaftete, aber doch geistig normale Nachkommenschaft (z. B. Bluter, Kurzsichtige, vielleicht sogar Blinde und Taube) befürchten läßt, schließt grundsätzlich nicht von der Ehe aus, wenn sie auch in ernsten Fällen dringend abzuraten sein mag. Ein erfahrener katholischer Eugeniker hält eine Verehelichung von erbgesundheitlich sehr schwer Belasteten aus triftigen Gründen für sittlich absolut unverantwortlich.«[12]

Im renommierten katholischen Herder Verlag sprach sich 1971, noch vor der Reform des § 218, Dr. Werner Freytag für die Freigabe des eugenisch indizierten Schwangerschaftsabbruchs aus. Ein großer Teil seines Buches »Sex-Ehe-Gesellschaft« beschäftigt sich mit Erblehre, Eugenik und genetischer Familienberatung. Er warnt eindringlich davor, »einen Ehepartner minderen geistigen Familienniveaus zu ehelichen«[13] und gibt 1971 bereits 16 bundesdeutsche »genetische Familienberatungsstellen« an.

Das gemeinsame Buch von fünf »Lebensschützer«-Organisationen, das als brandaktuelle Widerlegung der Bewegung gegen den § 218 konzipiert ist, erwähnt 1991 die »grundsätzlichen Bedenken (Abwertung bzw. ›Unzumutbarkeit‹ behinderten Lebens)« buchstäblich nur in diesem Nebensatz, die Ablehnung der eugenischen Indikation wird im folgenden noch mit der Unsicherheit der Diagnostik begründet:

»So werden in der Fachliteratur Schadenswahrscheinlichkeiten zwischen 6 und 51 Prozent als ausreichend angesehen. Es ist deshalb keineswegs ausgeschlossen, daß mit der Begründung, es könne ein nicht behebbarer Gesundheitsschaden vorliegen, mehr gesunde als tatsächlich geschädigte Kinder abgetrieben werden«.[14]

Aus solchen Bedenken heraus setzen Dr. Günter Hirsch, Ministerialrat im Bayerischen Ministerium der Justiz, – dem Gral des staatlichen »Lebensschutzes« schlechthin – und Dr. Wolfram Eberbach, Regierungsdirektor im Bundesministerium der Justiz, voll auf den beschleunigten Ausbau der pränatalen Diagnostik. Zwar gebe es jährlich immer noch etwa 750 »Verdachtsabtreibungen«, bei denen »ein gesundes Kind getötet wird«, aber:

»Diese Zahl ist zweifellos gering, vergleicht man sie mit den Hunderttausenden der ›sozialen‹ Indikation. Diese vielleicht 750 Kinder könnten jedoch – und müßten, nimmt man den Lebensschutz ernst – gerettet werden, wenn die Methoden der pränatalen Diagnostik auf DNS-Ebene verbessert und treffsicherer gemacht würden. Unter diesem Gesichts-

punkt wäre es tatsächlich wünschenswert, würde zum Beispiel nicht nur – wie heute – von 38%, sondern von allen (1985: 34 069) Frauen, die mit über 35 ein Kind gebären, die pränatale Diagnostik in Anspruch genommen ... Aus dieser Sicht ist zu hoffen, daß die erst im Anfangsstadium befindliche klinische Diagnostik mit DNS-Analyseverfahren auch in kleineren Kliniken und in Arztpraxen Einzug hält; ... Die zunehmende Automatisierung wird hierbei helfen können ... Die andere, die Schattenseite dieser Methode, ist jedoch, daß in all jenen Fällen, bei denen die pränatale Diagnose eine Schädigung des Kindes ergibt, dessen Tötung nahezu vorprogrammiert erscheint. Dies gilt zumindest, solange die pränatalen Therapiemöglichkeiten hinter den diagnostischen Fähigkeiten zurückbleiben.«[15]

Sie befürchten eine weitere »Erosion des ohnehin brüchigen Lebensschutzes«. Doch die beiden Herren sind Politiker und Praktiker mit Sinn fürs Finanzielle:

»Sollte der erst jüngst in einer Doktorarbeit errechnete Betrag richtig sein, könnte der Staat an jedem nicht geborenen Behinderten durchschnittlich 7,3 Millionen DM sparen, eingerechnet Pflegeheime, Sonderschulen usw; bei 100 000 genetisch Geschädigten also 730 Milliarden Mark. Selbst wenn man diesen Betrag umrechnet auf die Generationenfolge, bliebe pro Jahre ein Betrag von vielleicht 1-2 Milliarden Mark anzusetzen. Wie lange kann sich ein unter der Diktatur der Kostendämpfungspflicht ächzender Gesundheitsminister diesen Verlockungen verschließen? Der Ausbau der pränatalen Diagnostik und damit der Genomanalyse könnte für ihn ein Gebot der Stunde sein.«[16]

Genau das, was sie wenige Seiten zuvor selbst gefordert haben, stellen sie nun als möglichen Zwang dar, das »Kostenargument« drohe als »moderner ›Fürsprecher‹ der Eugenik«. Im weiteren diskutieren sie Szenarien, wie eine ihrer »Hoffnungen«, nämlich die möglichst vollständige Erfassung der Spätschwangeren zu bewerkstelligen sei:

»Bedenkt man, daß 40 Prozent aller Fälle von Mongolismus rechtzeitig (für eine Abtreibung!, d.V.) erkannt werden könnten, würde nur jede über 35jährige Schwangere der pränatalen Diagnostik zugeführt, liegt es nahe, die Genomanalyse darüber hinaus sogar für alle Schwangeren als Pflichtuntersuchung einzuführen. Diesem Schritt könnte mit direkten und indirekten Pressionen auf die freie Selbstbestimmung Nachdruck verliehen werden. Es bietet sich zum Beispiel an, jene, die sich der Maßnahme verweigern, etwa weil sie sich nicht der Zwangslage aussetzen wollen, über Abtreibung oder Geburt des Kindes entscheiden zu müssen, mit Kostennachteilen zu belegen. Weshalb sollte ›die Gesellschaft‹, die Solidargemeinschaft der Versicherten, bezahlen müssen, wenn ein Paar sich den vermeidbaren ›Luxus‹ eines erbkranken Kindes leistet? Solche Eltern, wäre zu argumentieren, verspielen aus eigenem Verschulden den Anspruch auf Hilfe bei Schicksalsschlägen. Der Fall wäre in etwa jenem Arbeitnehmer vergleichbar, der leichtfertig seine Erkrankung herbeiführt

und deshalb gemäß § 1 Abs. 1 Lohnfortzahlungsgesetz seinen Anspruch auf Weiterbezahlung der Bezüge verliert.«[17]

Eberbach und Hirsch kündigen nicht an, daß sie dieses real-politisch zu Ende gedachte Planspiel zur Durchsetzung pränataler Diagnostik und eugenisch indizierter Abtreibungen umsetzen wollen; eine deutliche Ablehnung fehlt jedoch ebenso. Wer verschweigt, daß die »indirekte Pression auf die Selbstbestimmung« bereits Teil der bundesrepublikanischen Realität ist und daß in den USA der finanzielle Druck schon auf genau die beschriebene Weise ausgeübt wird, der betreibt eine politische Kosten-Nutzen Rechnung:

»Wie bereits angedeutet, sind indessen die beschriebenen Vorteile (der Genomanalyse d. V.) nicht umsonst zu bekommen, sie haben ihren ›Preis‹. Fehlentwicklungen sind denkbar, Gefahren tun sich auf. Es ist jedoch schwierig, einen allgemeinen Konsens herzustellen, ab wann dieser Preis inakzeptabel hoch wird.«[18]

»Lebensschützer« spielen die Behindertenbewegung gegen die Frauenbewegung aus

Gerade diejenigen »Lebensschutz«-Organisationen mit schärfster verbaler Militanz, wie die Bewegung für das Leben (BfdL) und die Europäische Ärzteaktion (EÄA), sind schon früh explizit gegen die eugenische Indikation aufgetreten. Sie stellen ihre fundamentalistische Haltung auch in bezug auf die eugenische Indikation immer deutlicher in den Vordergrund. So gewinnt ihre Argumentation in konservativen und kirchlichen Kreisen Einfluß. Sie bestimmen das konservative Klima der Nachdenklichkeit und des Tötungs- und Euthanasievorwurfs vor allem gegen Frauen. Diese Diskussion soll ablenken von den oben beschriebenen gesundheits- und sozialpolitischen Interessen an der eugenischen Indikation, die bis hin zur Regierungsebene konsensfähig sind. Sie soll ablenken davon, daß sich die Gesellschaft gegenüber der Mutter und dem einmal geborenen behinderten Kind interessenlos bis abweisend verhält.

Gleichzeitig können diese offen reaktionären »Lebensschützer« mit Verweis auf ihre Haltung zur eugenischen Indikation den Vorwurf der Feministinnen abstreiten, daß es ihnen nur auf möglichst viele gesunde deutsche Kinder ankomme. In letzter Zeit versuchen sie sogar, an der Debatte in der Frauen- und Behindertenbewegung anzuknüpfen und sich einzumischen nach dem Motto: »Wer gegen Gen- und Reproduktionstechnologien ist, muß auch gegen Abtreibung sein«, um verschiedene Positionen gegeneinander auszuspielen.

Bereits 1975 verurteilte die EÄA in einem Brief an alle Bundestagsabgeordneten die »Wissenschaftswidrige reaktionäre Ausgangsposition der eugenischen Indikation« in den Gesetzentwürfen von SPD/FDP und CDU/CSU. Sie gingen von der Unheilbarkeit bestimmter Erkrankungen aus und außerdem seien die Untersuchungsmethoden nicht »so exakt oder überhaupt so ungefährlich verfügbar, daß man ein Gesetz darauf aufbauen könne, das über Leben oder Tod zu entscheiden hat«[19]. Neben dieser bekannten Pseudokritik weist die EÄA aber auch auf die gesellschaftlichen Auswirkungen und die verschärfte Diskriminierung der bereits lebenden Behinderten hin: Die Gesetzesentwürfe bedeuteten eine »radikale Diskriminierung aller geborenen geistig behinderten Kinder«, man werde »den Müttern, die bereit sind, dennoch ihre Kinder auszutragen, morgen den Vorwurf machen ... ›ihr braucht deshalb auch keine öffentliche Hilfe, da ihr ja selbst schuldig seid, daß diese Mißgeburt überhaupt existiert‹!« Der Gesetzgeber bekenne »sich erneut zu den nationalsozialistischen Wertvorstellungen des ›lebensunwerten menschlichen Lebens‹, die damit erneut zur ›geistig-moralischen‹ Grundlage unserer Gesetzgebung werden«. Das ist eine Kritik, der in bezug auf die gesetzliche Verankerung der eugenischen Indikation durchaus auch Feministinnen zustimmen.

Mit ähnlichem Tenor schrieb 1981, im »UNO-Jahr der Behinderten«, die BfdL mehrere Artikel gegen die eugenische Indikation.

»Entscheidend ist die Doppelbödigkeit einer Gesellschaft, die sich scheinheilig um die Verbesserung der Lebensbedingungen für Behinderte bemüht und nicht sehen und nicht hören will, daß dies alles solange eine makabre Farce bleibt, solange krankes Menschenleben als zweitklassig, unwert, unter allen Umständen zu beseitigen angesehen wird. Entscheidend ist auch die Mentalität, die nicht mehr das Menschsein als solches als einziges Kriterium seiner Würde und Größe ansieht, sondern Abstufungen vornimmt, Lebensqualitäten unterscheidet. ... Hier der gesunde, leistungsfähige und somit im materialistischen Sinne nutzbringende nachgeburtliche Mensch, dort der leidende, kranke, behinderte und somit nur die Brieftasche belastende Mensch zweiter Ordnung. ... Es ist keine Schwarzmalerei, wenn ich für die Zukunft durch das unbarmherzige Bekämpfen allen Leids keine menschlichere Gesellschaft erwarten kann, sondern eine gnadenlose, in der nur das Recht des Stärkeren herrscht auf Kosten der Schwachen und Wehrlosen.«[20]

Offensichtlich hat die BfdL hier Teile der Argumentationen der Behindertenbewegung aufgegriffen, die 1981 gegen das »UNO-Jahr der Behinderten« ein »Krüppeltribunal« durchführte. Die Aktionsgruppe gegen das UNO-Jahr wehrte sich in einer öffentlichen Stellungnahme gegen eine Vereinnahmung der Behindertenbewegung durch die »Lebensschützer« und den Versuch, der Anti-Abtreibungskampagne einen behindertenfreundlichen Anstrich zu geben.

Im Mai 1986 führte die BfdL eine Kundgebung mit etwa 600 TeilnehmerInnen in Hadamar durch, bewußt am Ort der Gedenkstätte für die Opfer der nationalsozialistischen Euthanasiemorde. Auf GegendemonstrantInnen, besonders auf »undankbare« behinderte, reagierten sie mit wenig frommen Worten und Taten.

Behinderte Mitglieder der Aktion Leben (Mitglied des BfdL) haben sich zum Helen-Keller-Kreis zusammengeschlossen. Dessen Vorsitzender, Ulrich Ochs, kritisiert als einer der wenigen Abtreibungsgegner die Kostendämpfungspolitik und die staatlichen Kosten-Nutzen-Analysen, mit denen der Ausbau der Pränataldiagnostik gerechtfertigt wird.

Seit einiger Zeit verteilt die Aktion Leben e. V. ein Flugblatt, in dem sie Behinderte und Frauen gegen kollektive Forderungen der Frauenbewegung ausspielt.

»Abtreibung reine Frauensache? Die Verantwortung tragen beide, Mann und Frau. Parolen wie: ›Ob Kinder oder keine entscheiden wir alleine!‹... sind hier völlig fehl am Platze... Emanzipation darf nicht auf Kosten Schwächerer erkämpft werden, nicht auf Kosten von Frauen, nicht auf Kosten von Kindern! Wir fordern gleiches Recht für Frauen und Männer, für Nichtbehinderte und Behinderte, für Geborene und Nichtgeborene.«

In Zeiten der »neuen Mütterlichkeit« und der »neuen Väter« können solche Parolen durchaus verfangen. Gemeinsame »Verantwortung« wird beschworen und sogar die Forderung nach gleichen Rechten erhoben. Immerhin wird die »Emanzipation« nicht mehr als völlig abwegig gegeißelt, allerdings wird sie als eine leere Worthülse gebraucht, die eine Verdrehung der Inhalte zuläßt, wie »Emanzipation auf Kosten von Frauen«. Im ganzen Flugblatt steht wohlweislich nichts von der angestrebten Verschärfung des § 218.

Behinderung als Opfer und Strafe

Die »Lebensschützer« geben vor, die Interessen von Behinderten zu vertreten. Sie sehen Behinderung im wesentlichen als Prüfung für die Frau an, von der sie Opferbereitschaft einfordern. »Das Kreuz auf sich zu nehmen«, kehren sie als besonders christliche Grundhaltung heraus. »Lebensschützer« assoziieren Behinderung überwiegend mit Leid und Belastung, eine auch in der Frauenbewegung weit verbreitete und diskriminierende Gleichsetzung, die von der Behindertenbewegung grundlegend kritisiert wird. Die »Lebensschützer« überhöhen das Leiden als den besonderen Sinn des Lebens.

»Viele haben verlernt, daß Leid eine menschliche Grundgegebenheit ist, die wir zwar lindern können, aber der wir nicht ausweichen dürfen. Tun wir das dennoch, so offenbart sich darin nur unser Materialismus und seine unmenschliche Denkweise, die unsere Seelen beherrschen.«[21]

Immer wieder reiten »Lebensschützer« heftige Attacken gegen »Materialismus« und »Hedonismus«, den sie insbesondere der Frauenbewegung als ideologische Grundhaltung unterstellen: Hedonismus ist eine Richtung der Philosophie, die den Sinn und Zweck menschlichen Handelns im Streben nach Glück sieht.[22] Die »Lebensschützer« assoziieren dies offenbar vor allem mit Sinneslust und Genuß. Der Hedonismus bringe nicht nur das verwilderte Sexualleben hervor, sondern betrachte Kinder generell nur als Last. Daß ungewollt schwangere Frauen sich der »Belastung durch ein (weiteres) Kind« nicht gewachsen fühlen, ist in der Tat ein häufig angegebener Grund für einen Schwangerschaftsabbruch. Theresia Degener stellt dazu klar: »Zwar geht es auch bei der nichtselektiven Abtreibung einer von Anfang an ungewollten Schwangerschaft um die Bewertung eines Fötus als Belastung, eine solche Bewertung orientiert sich aber nicht an individuellen Qualitätsmerkmalen des ›potentiellen Kindes‹, sondern an davon unabhängigen Lebensbedingungen der Frau und ihren Lebensvorstellungen.«[23]

Irdische Mühsal und Not werden bei den »Lebensschützern« mit dem Versprechen auf Glückseligkeit im Jenseits aufgewogen. Behinderte dienen ihnen dabei als Demonstrationsobjekte. Zynisch wird so erklärt, daß Behinderte ein sinnvolles Leben nur im Glauben an Gott und an das jenseitige Paradies finden können. Die qualitative Abstufung von Menschen wird in dieser Argumentation aufrecht erhalten:

»Wie sollte ohne den Glauben an Gott und an ein ewiges Leben begründet werden, daß auch ein Leben in Behinderung sinnerfüllt ist?«[24]

Die Belastung der Mutter und Familie eines behinderten Kindes sei als göttliche Prüfung auferlegt. Sie wird aber offen auch als Strafe für vorangegangene Abbrüche ausgelegt. Vor allem die EÄA weist auf diese angeblichen »Folgeschäden« einer Abtreibung hin: Bei späteren Schwangerschaften komme es häufiger zu Frühgeburten oder mangelnder Reife, Abtreibungen seien »Ursache für gehäufte Mißbildungen« und »geistige Behinderung«.[25]

Die EÄA bringt es sogar fertig, diese Argumentation in ein widerwärtiges Kostenargument einzubinden. Mit Hilfe des vollständigen Abtreibungsverbots will die EÄA diese Folgeschäden und -kosten vermeiden.

»Schon jetzt über 500 Mio DM Direktkosten für die Abtreibung ... und entsprechende Summen für die gewaltsam arbeitsunfähig gemachten Frauen, die dann die Betriebe zu bezahlen haben. Dabei sind die 35 Prozent Sofort- und Dauerschäden ... noch nicht mit enthalten. Es sind auch nicht enthalten die Kosten für die behinderten Kinder, die oft nach Abtreibungen bei späteren Schwangerschaften entstehen.«[26]

Das Interesse an der Zeugung biologisch hochqualifizierter Kinder

Diese selbsternannten Retter von Behinderten sind keineswegs gegen eugenische Auslese, sie propagieren nur andere Möglichkeiten, Behinderte zu vermeiden: natürliche, ja sogar »göttliche« Zuchtwahl, unter Angabe der einschlägigen Bibelstelle.

»Wir haben erst durch die Diskussion über ›Humanae vitae‹ und die sogenannte ›natürliche Geburtenregelung‹ erkannt, welch unerhört interessantes und wichtiges Gesetz für die Entstehung eines optimalen Nachwuchses diese Rechtssatzung des Moses ist (Moses 3. Buch, Kap. 15, Vers 28: Die Frau ist für den Mann während ihrer Periode und sieben Tage danach nicht berührbar). Denn beim normalen Zyklus der Frau ist die Abstinenz von elf bis zwölf Tagen, die dem Ehepaar auferlegt wird, die Vorbedingung dafür, daß es nicht durch die heute übliche ständige Überforderung zu einer überstürzten Samenentwicklung beim Mann kommt. Es kommt auch nicht dazu, daß ein Spermium, das schon ein paar Tage alt und dabei ist, zugrunde zu gehen, zufällig am Eierstock anwesend ist, wenn es zum Eisprung kommt. Denn dieses könnte die Eizelle befruchten und damit bestünde die Gefahr, daß ein erb- oder gengeschädigtes Kind gezeugt würde. Wird das Gesetz des Moses eingehalten, gewinnt vielmehr bei einer zehnfachen Dichte der Spermien das vitalste Spermium den Wettlauf zur Eizelle und damit ist die Chance für ein biologisch hochqualifiziertes gesundes Kind am größten.«[27]

Mit derselben Argumentation brachte 1986 der Vorsitzende der Kreisärzteschaft Heilbronn, Dr. Lothar Dinkel, einen Antrag gegen In-vitro-Fertilisation beim Deutschen Ärztetag ein, den er als Flugblatt verteilte:

»... Hier wird doch etwas ›unterstützt‹, was die Natur gar nicht vorgesehen hat, denn bei der natürlichen Befruchtung gewinnt die tüchtigste Samenzelle den Wettlauf gegen Millionen. In der Retorte tritt an die Stelle dieser eugenischen Auslese der blinde Zufall. Es kommt zu Konjugationen, die die Natur nie gebilligt hätte.«[28]

Medizinrechtliche Auseinandersetzungen um die eugenische Indikation

Das skandalöse Urteil des Bundesgerichtshofs 1983, das einen Arzt zu Schadensersatz für die Geburt eines behinderten Kindes verurteilte, weil er es versäumt hatte, rechtzeitig auf die pränatale Diagnostik und die Möglichkeit der eugenischen Indikation für einen Schwangerschaftsabbruch hinzuweisen, löste eine medizinrechtliche Diskussion aus. Die BfdL sieht den Arzt vor eine »ausweglose Entscheidung« gestellt: »Er wird also entweder ›zum Denunzianten seines ungeborenen Patienten‹ (Dr. Götz) oder zum beruflichen Selbstmörder.«[29] So berechtigt die Kritik an diesem Urteil ist, das Ärzte mit Regreßdrohungen zur extensiven Anwendung pränataler Diagnostik treibt, so ist doch bemerkenswert, wie wenig Interesse hier der Frau als Patientin entgegengebracht wird.

Wegen einer steigenden Zahl von medizinrechtlichen Auseinandersetzungen in diesem Bereich führte 1990 die Juristen-Vereinigung Lebensrecht (JVL) ihren Jahreskongreß mit einem Schwerpunkt zu pränataler Diagnostik und eugenischer Indikation durch. Der renommierte Medizinrechtler Prof. Adolf Laufs, Gründungsmitglied der JVL und Präsident der Deutschen Gesellschaft für Medizinrecht, hielt dort das Hauptreferat gegen die ausufernde Anwendung der eugenischen Indikation. Er forderte vom Gesetzgeber, daß er »der ärztlichen Einstandspflicht im Zeichen des Lebensschutzes Grenzen ziehen« soll, und daß er die »pränatale Diagnostik haftpflichtrechtlich entlasten muß«.[30] Laufs verwirft die derzeitige gesetzliche Regelung im § 218, die hinsichtlich der Zumutbarkeit für die Frau bemerkt: »Jeder Rückzug auf Entschlüsse der Schwangeren bedeutet Verzicht auf ärztliche Indikation.«[31]

Die möglichst präzise ärztliche Diagnose über die »Nichtbehebbarkeit der kindlichen Gebrechen« soll Grundlage der Indikation sein: »Gefordert bleibt ein diagnostizierbares spezifisches Krankheitsbild«.[32] Auch Hirsch und Eberbach kritisieren, daß »schon heute die Praxis bereit (ist), nicht nur bei schweren, sondern auch bei leichten Schädigungen abzutreiben«.[33] Die »Praxis» (!) sei bereit, eine vagere Umschreibung des Trägers der Interessen ist kaum möglich. Hermann Hepp wirft 1985 polemisch die Frage auf:

»Wird der Gesetzgeber nicht eines Tages die Tötung geschädigter Kinder nach der Geburt ebenso erlauben, wie er heute – mit Bezug auf die Zumutbarkeit für die Eltern – die vorgeburtliche Tötung gestattet?«[34]

»Eugenische Indikation nach der Geburt«[35]: Die Einbecker Empfehlungen über die Grenzen ärztlicher Behandlungspflicht

Während bereits mehrfach wegen geschädigt geborener und überlebender Kinder gegen Ärzte um »Schadensersatz« prozessiert worden ist, mußte sich die Rechtssprechung mit dem Thema der »Früheuthanasie«, das heißt wegen behindert geborener, aber unbehandelt liegengelassener und gestorbener Kinder, nur ganz selten befassen.[36] Deren Zahl wird in der alten BRD auf jährlich 1200 geschätzt.[37] Die Kliniken, die seit Jahren das »Liegenlassen« von schwerstbehinderten Neugeborenen praktizieren, können sich zu ihrer Legitimation auf die sogenannte Einbecker Empfehlungen über die »Grenzen der ärztlichen Behandlungspflicht bei schwerstgeschädigten Neugeborenen« beziehen. Herausgegeben wurden diese Empfehlungen 1986 von der Deutschen Gesellschaft für Medizinrecht, deren Präsident Prof. Adolf Laufs ist. Diese »Einbecker Empfehlungen« gehören zum Bereich der »Lex artis«, das heißt ärztliche Standesregeln und Resolutionen, die spätestens seit 1979 durch das Bundesverfassungsgericht als »Teil der Rechtsordnung« betrachtet werden.[38] Ohne öffentliche Diskussion, weder davor noch danach, sind die Empfehlungen vom interdisziplinären 1. Einbecker Expertengespräch einstimmig verabschiedet worden. Mitgewirkt haben daran neben vielen Chefärzten und medizini-

Literaturverzeichnis

Antifa-Kommission des KB: Wer mit wem? Braunzonen zwischen CDU/CSU und Neonazis, Hamburg 1981

Birnstein, Uwe (Hg.) »Gottes einzige Antwort...«, Christlicher Fundamentalismus als Herausforderung an Kirche und Gesellschaft, Wuppertal 1990.

Bollmer, J.: Enthüllungen über den Ernährungspapst, Catalonia-Verlag, Buxtehude 1988

Bundesweite Koordination »Frauen gegen den § 218«, Frauen fordern Selbstbestimmung, o. O. 1989.

Christoph, Franz, »Tödlicher Zeitgeist«, Notwehr gegen Euthanasie, Köln 1990

Corea, Gena: »Muttermaschine«, Reproduktionstechnologien – von der künstlichen Befruchtung zur künstlichen Gebärmutter, Frankfurt 1988

Degener, Theresia, bisher unveröffentlichtes Skript »Weibliche Selbstbestimmung zwischen feministischem Anspruch und ›Alltagseugenik‹, zwischen ›Recht‹ und Ethik«, Stand Sept. 89

Döhmann, Ursel: Das Frauenbild im Neofaschismus, Diskussionspapier der Kreisvereinigung der VVN, Bund der Antifaschisten, Bonn, Mai 1988

Evangelikale und Politik, Dokumentation, Asta Uni Bonn o. J.

Feit, Margret: Die »neue Rechte« in der Bundesrepublik, Frankfurt 1987

Groth, Sylvia und G. Grottian: Qualitätskontrolle? in: Dr. med Mabuse Nr. 62, 1989

Die Grünen, Reihe Argumente, Bevölkerungspolitik und Tötungsvorwurf, Bonn 1989

Hertel, Peter: »Ich verspreche euch den Himmel«, geistlicher Anspruch, gesellschaftliche Ziele und kirchliche Bedeutung des Opus Dei, Düsseldorf 1990

Hirsch, Kurt, Rechts von der Union, Personen, Organsiationen, Parteien seit 1945, München 1989

Hunold, Günther: Papst und Pille, Empfängnisverhütung im Spiegel von Kirche und Welt, eine Dokumentation, München 1969

Jäger, Siegfried: Rechtsdruck, Die Presse der neuen Rechten, Berlin/Bonn 1988,

Kaupen-Haas, Heidrun in: Menschenversuche: Wahnsinn und Wirklichkeit, Hg. R. Osnowski, Köln 1988

Kramer, Helmut, Die Aufarbeitung des Faschismus durch die Nachkriegsjustiz in der Bundesrepublik Deutschland, in: Fangmann/Paech, Recht, Justiz, Faschismus, 1984

Kreuz und Quer, das linke kirchliche Magazin, Hg. T. Löffler, Tübingen

Kügler, Elke (Bearb.): Memmingen: Abtreibung vor Gericht, hrsg. von Pro Familia und Komitee für Grundrecht und Demokratie, Braunschweig 1989

Langsdorff, Maja: Kleiner Eingriff – Großes Trauma, Braunschweig 1991

Leggewie, Claus: Der Geist steht rechts, Ausflüge in die Krise der Union, Berlin 1989

Lo Bello, Nino: Vatikan im Zwielicht. Die unheiligen Geschäfte des Kirchenstaates, München 1990

Müller, Ingo, Furchtbare Juristen, München 1987
Paczensky, Susanne von (Hsrg.): Wir sind keine Mörderinnen, Reinbek 1980
Paczensky, Susanne von und Renate Sadrozinski (Hrsg.): Die neuen Moralisten, Reinbek 1984
Paczensky, Susanne von und Renate Sadrozinski (Hg.) § 218: Zu Lasten der Frauen, Hamburg 1988
Pro Familia Standpunkte: Die Tatsachen sprechen eine andere Sprache, Hg. Pro Familia Bundesvorstand, 1988, Frankfurt
Ranke-Heinemann, Uta: Eunuchen für das Himmelreich – Katholische Kirche und Sexualität, Hamburg 1988
Rau, Wolfgang: Konservativer Widerstand und soziale Bewegung, Problemverständnis und Weltauslegung von Lebensrechtsgruppen, Europäische Hochschulschriften Reihe XXII, Soziologie Bd. 111.
Satzinger, Helga, Der Tötungsvorwurf im Zusammenhang mit Gen- und Fortpflanzungstechniken, in: Die Grünen, Reihe Argumente, Bevölkerungspolitik und Tötungsvorwurf, 1989
Steigleder, Klaus: Das Opus Dei – eine Innenansicht, Zürich, Einsiedeln, Köln 1983
Streit, Feministische Rechtszeitschrift, 1988
»Tödliche Ethik« Hg. Theo Bruns, Ulla Penselin, Udo Siereck Hamburg 1990
Tolmein, Oliver: Geschätztes Leben. Die neue Euthanasiedebatte, Hamburg 1990
Wuttke, Walter: »neues – altes Denken in der bundesdeutschen Medizin?!«, Referat auf einer Tagung der Evangelischen Akademie Tutzing, dokumentiert in »Blick nach rechts« 15–20, 1988
Zimmermann, S. in: Beiträge zur feministischen Theorie und Praxis 21/22, 1988;

Literatur der »Lebensschützer«

Alarm um die Abtreibung Teil 2, Hg. Europäische Ärzteaktion, Hänssler-Verlag, Neuhausen-Stuttgart 1980
Alt, Franz: Liebe ist möglich, Die Bergpredigt im Atomzeitalter, München 1985
Beckmann, Rainer u. a.: Abtreibung in der Diskussion – Fünfzig Behauptungen und ihre Widerlegung, Sinus-Verlag, Krefeld 1991
Beyerhaus, »Frauen im theologischen Aufstand – Eine Orientierungshilfe zur ›Feministischen Theologie‹«, »Wort und Wissen« Band 14, Neuhausen-Stuttgart 1983
Blechschmidt, Erich: Wie beginnt das menschliche Leben, Stein am Rhein 1976
Blechschmidt, Erich: »Das Wunder der Kleinen«, Verlag »Weißes Kreuz«, Vellmar-Kassel 1985
Borowsky, Wolfgang: Kommt Luzifer an die Macht? Hänssler-Verlag, Neuhausen-Stuttgart 1985
Häußler, Alfred: »Die Selbstzerstörung Europas mit Pille, Spirale, Sterilisation und Abtreibung«, 1984
Hirsch, Günther, W. Eberbach: Auf dem Weg zum künstlichen Leben: Retortenkinder, Leihmütter – programmierte Gene, Basel, Boston, Stuttgart 1987

Hoffacker, Steinschulte, Fietz, Brinsa (Hrsg.): Auf Leben und Tod, Abtreibung in der Diskussion, völlig neu bearbeitete und erheblich erweitere Auflage, Bergisch Gladbach, März 1991

»Glück oder Leben«, Hg. Seelsorgerreferat der Erzdiözese München und Freising, Prälat Georg Schneider, 2. Auflage 1988

Ratzinger Joseph, Kardinal: Zur Lage des Glaubens, ein Gespräch mit Vittorio Messori, München 1985, Verlag Neue Stadt

Ulmer Denkschrift zur Frage der Geburtenbeschränkung; abgedruckt in: Dt. Ärzteblatt – Ärztliche Mitteilungen, 63 (1965), S. 2138–2141) Sonderdruck

Zimmer, Eric: Rettet die Frauen vor den Emanzen! Über das Selbstverständnis der Frau von heute, Fürth/Odenwald 1989.

Zeitschriften und andere Quellen:

Aktion Leben (Hg.): Wichtige Zeitdokumente
ALfA-Rundbrief
ARGE 1, Dokumente
Christ und Zukunft, Zeitschrift der BfdL (CuZ)
Deutsche Tagespost
Deutschland-Magazin
Herder-Korrespondenz
IDEA Spektrum, Informationsdienst der Deutschen Evangelischen Allianz
Info der CDL
JVL-Schriftenreihe
Komm mit-Taschenkalender
Kurier der Christlichen Mitte
Leitbild, Zeitung der Christlichen Liga
Medizin und Ideologie, Zeitschrift der EÄA (M&I)
MUT
Rheinischer Merkur
Sexualethik und Seelsorge, Zeitschrift des Weißen Kreuzes

Personenregister

Allgoewer, Volker 83
Alt, Franz 61 ff.
Beck, Horst W. 42,
Beckmann, Rainer 80, 84, 104, 131, 162, 225
Berksen,196, 225
Berger, Heribert 26, 30, 187
Beukers, Jochen 84, 106
Beyerhaus, Peter 36, 39,
Blechschmidt, Erich 41, 68, 84, 118 ff., 126 ff.
Blüchner, Richter 55
Bobbert, Alfons 83
Böckenförde, W. E. 83
Börger, Heribert 30, 110, 168
Borowsky, Wolfgang 68, 123, 173, 175
Bosch, Friedrich Wilhelm 79, 82, 201
Brennan, William 191
Brießmann,Erwin 26, 97
Brockhaus, Ulrich 45
Bruker, Max 64, 171
Büchner, Bernward 96
Buckley, Dave 191
Burda, Änne 45
Buchholz, Siegfried 44
Büchner, Bernward 55
Caffara, Carlo 26
Christoph, Franz 214
Czaja, Herbert 103
Dahmen, Liselotte 107
Dehoust, Peter 170
Dinkel, Lothar 221
Dittmann, Inge 191
Döpper, Otto 83
Dreher, Eduard 82, 84 f., 96
Dürig, Günter 79
Dyba, Johannes Bischof 21 f., 24
Eberbach, Wolfram 215
Eder, Georg 153
Eichenauer, Horst 47
Ernst,Siegfried,senior 36, 41 f., 45, 54, 68, 73, 83, 104, 112, 123, 154, 164, 166, 168 f., 172, 176, 226
Esser, Werner A. 79, 96
Evertz, Alexander 41,
Faller, Hans-Joachim 83
Falwell, Jerry 189
Felser, Arno 112
Filbinger, Hans 105
Fischer, Joschka 107
Flinner, Dora 107
Freytag, Werner 215
Friedrichs, Helmut 83
Fürstenberg, Gustav Frh.v. 112
Furch, Wolfgang 46, 71, 73, 84, 117, 124, 155
Furch, Magdalena 43, 145
Geiger, Anselm 112
Geiger, Willi 79, 82 ff., 94 f.
Gersdorf, Rolf 48
Göbelhoff, Clemens 196
Götz, Georg 51, 73, 112, 132, 168, 203, 221
Gotthardt, Marion 54
Granderath, Reinhard 83
Gritschneder, Otto 25
Grohe, Johannes 28
Günthör,Anselm 112
Gunning, Karel F. 42, 80, 186
Habsburg, Otto von 44, 71, 105, 193
Hänssler, Friedrich 42
Hasselfeld, Gerda 117
Häring, Bernhard 215
Häußler, Alfred 27, 69, 73, 80, 82, 96, 152, 155, 157, 168, 176
Heck, Bruno 83, 196
Heeremann, Michaela von 196
Hepp, Hermann 26, 70,80, 82, 96, 130, 213, 222
Hepp, Robert 105
Hertig 121
Hiersche, Hans-Dieter 82, 223
Hippel, Eike von 82, 89, 96, 191
Hirsch, Günter 215, 223
Höffner, Kardinal 18, 21 f., 53
Höhler, Gertrud 203
Hoffacker, Paul 26, 104, 115 ff., 131
Holzgartner, Hartwig 70, 163, 175
Hügel, Bruno 112, 175, 185
Hummel, Siegfried 104
Humer, Martin 187, 192
Huntemann, Georg 186
Huyn, Hans Graf 103, 163, 170
Illies, Joachim 46, 57
Isensee, Josef 96
Jakob, Barbara und Ben 43
Jäger, Claus 103, 106
Jäger, Richard 187
Jescheck, Hans-Heinrich 82, 96
Kissel, Otto 93

Klaus, Hilbert 83
Kluth, Winfried 26, 80
Köberle, Adolf 152
Köhler, Gisela 112
Kohl, Helmut 162
Konrad, Klaus 196
Koschig, Felicitas 27
Koschyk, Hartmut 41
Kosiek 57
Krätschmar, Manfred 75
Kraus, Hilbert 83
Kronenberg 105
Küble, Felizitas 110
Lackner, Karl 79, 96
Laufs, Adolf 79 f., 82, 95, 207, 222
Lebert, Hedi 54, 149
Lehmann, Bischof Karl 203
Lehr, Ursula 26
Lejeune, Jérôme 186, 194
Lenzen, Karl 83
Lerche, W. 121
Lichtenstein, Vincenz 31
Lobkowicz, Nikolaus 26, 80, 115
Maassen, Hermann 79
Maier, Otto 28, 184, 225
Marx, Paul 175, 182, 188
Matouschek, Erich 131
Matthias, Heinz 44
Maus, Robert 83
Mayer, Ernst Theodor 70, 73, 94
Mertensacker, Adelgunde 112
Messing Alfred 191
Meves, Christa 26, 46, 57 ff., 80, 105, 112, 140, 152,
Meyer, Wolfgang 83, 91, 198
Michels-Holl, Gisela 83
Mikulicz-Radecki, Felix von 123
Mommsen, Helmut 64, 171
Motschmann, Elisabeth 40, 80, 141, 194
Motschmann, Klaus 41
Müller, Bernhard 110
Müller, Gerhard 79, 83, 92, 95
Müller, Joseph 83
Müller, Gottfried 63
Mutter Theresa 27, 112, 184, 194
Narr, Helmut 82
Nathanson, Bernard 64, 134, 194
Naujokat, Gerhard 43, 46, 153
Neuer, Werner 40
Neupert, Artur 84
Niegel, Lorenz 170
Noll, Hans Gerhard 84, 112, 163
Nolte, Claudia 104
Norris, Peggy 187
Nothhelfer, Norbert 83
Ochs, Ulrich 219, 229
Oberländer, Theodor 44
Otten, August 83
Otto, Harro 82
Papst Johannes Paul II 14 f., 16, 145, 177, 182, 186
Papsthart, Alexander 79, 94, 203
Parreger-Ernst, Christiane 137
Petersen, Peter 71, 80, 146, 149
Philberth, Bernhard 42
Philbert, Karl 42
Philipp, Wolfgang 73, 79, 82, 86, 90, 94, 96, 171
Pietrek, Winfried 53, 112
Plettenberg, Gräfin 195
Pöltner, Günther 80, 208
Poltawska, Wanda 145, 187
Ramm, Walter 168
Ratner 186
Ratzinger, Kardinal 13 f., 19
Reagan, Ronald 189
Rezlaff, Ingeborg 71
Ripsam, Josef 28, 109 f., 225
Rock 121
Röder, Manfred 166
Röhsler, Waldemar 83
Rönsch, Hannelore 11, 74
Rösler, Roland 26, 104, 152, 185, 188
Rötzer, Joseph 156, 194
Rüfner, Wolfgang 79
Sass, Hans-Martin 209
Schambeck, Heribert 26
Schätzle, Julia 104
Scheffczyk, Leo 26
Schlingensiepen-Brysch, Irene 107
Schmidt, Anselm 83
Schmidt, Karlheinz 112
Schneider, Anselm 83
Schneider, Hermann 39, 42, 47, 105, 112, 139, 159 ff., 164
Schöttler, Rudolf 106
Schütz, Prälat 18
Seelentag, Hedwig 29, 56, 142, 168, 193
Seidensticker, Walter 83
Seitter, Oswald 109
Simon, Maria 144
Simpfendörfer, Karl 112
Singer, Peter 207
Spaemann, Robert 54, 80, 200
Spieker, Manfred 25, 80, 96
Spinger, Axel 45
Staehelin Balthasar 26 f., 146, 187
Steep, Harmut 49
Steiner, Udo 95
Stieringer, Karin 104
Stieve, Hermann 122
Stiff, Günther 110

Stimpfle, Bischof Josef 26
Straaten, Werenfried van 26 ff., 105, 193
Striefler, Ernst Michael 26
Stürner, Rolf 82
Stumpf, Rita 28
Süssmuth, Rita 65, 71, 106, 208
Thadden, Adolf von 57
Thielscher-Noll, Helma 47, 112, 163
Todenhöfer, Jürgen 140
Träger, Ernst 83
Tremblay, F. 175, 186
Trobisch, Ingrid 43, 158
Tröndle, Herbert 54, 79, 82, 95, 112, 203
Vigano, Heinrich 79
Vilmar, Karsten 72
Voigt, Elsbeth 107
Völkl, Herbert 111
Voss, Hubertus von 80, 106
Waldburg-Zeil, Alois Graf von 26, 115
Waldstein, Wolfgang 26, 30, 187
Weiß, Konrad 107
Werner, Herbert 105,188
Westphalen, Johanna von 26, 54, 84, 104
Westphalen, Rudolf von 26
Wetter, Kardinal 18
Weyel, Ulrich 47
Weyer, Friedrich 110, 151
Wilde 186
Willke, Jack und Barbara 187, 189
Willms, Günther 83, 87, 94
Wisser, Joseph 130
Wolff, Hanna 62
Wyzsynski, Kardinal 18
Zimmer, Erik 140
Zimmer, Katharina 132
Zöller, Ursula 84, 90

Institutionenregister

Aktion Babykorb 27
Aktion für das Leben e. V., Bistum Essen 26
Aktion für das Leben, Erzbischöfliches Ordinariat München 26 f.
Aktion Helfen statt Töten 46
Aktion Leben e. V. 28 ff., 51, 54, 69, 106, 133, 148, 167, 175, 184, 190, 203, 219
Aktion Lebensrecht für Alle e. V., ALfA 28 f., 48 f., 55, 61, 94, 106, 108, 132, 142, 147, 164, 166, 177, 192, 199
Aktion Lebenschance, Köln 54, 110, 149
Aktion Notwende 27
Arbeitsgemeinschaft Artikel 1 Gundgesetz, ARGE 1 157, 174, 184
Arbeitskreis Christlicher Publizisten, ACP 43
Arbeitskreis Christen und Ökologie 27, 29
Arbeitskreis Leben, Heimkirch 29
Baby-Aktion-Polen 27
Bayernpartei 166
Bewegung für das Leben e. V., Dachverband 27, 30, 51, 229
Bewegung rettet das ungeborene Leben e. V. 27, 94
Bewegung für das Leben, BfdL 94, 103, 109, 149, 198, 217, 229 f.
Bürgerinitiative für die Christliche Wende 113
Caritas 29, 52
Christdemokraten für das Leben, CDL 29, 49, 70, 73, 75, 103 f., 223
Christliche Liga – Die Partei für das Leben 40, 54, 167, 174
Christliche Mitte, CM 112 f., 130, 140, 164
Christoferuswerk 28
Christlicher Verein Junger Männer, CVJM 40
Christliche Partei für das Leben, CPL 109
Christliche Liga, CL 110 f., 140, 165, 167
Demokratie 2000 – Allianz für Freiheit und Grundgesetz 110
Deutsche Alternative, DA 166
Deutsche Evangelische Allianz, DEA 29, 38, 45
Deutsche Gesellschaft für Medizinrecht 222
Deutsche Katholische Bischofskonferenz 45, 53
Deutsche Liga für das Kind 196
Deutsche Volksunion, DVU 41, 46, 166
Die Deutschen 164, 166
Deutscher Verband der Jugenbünde für Entschiedenes Christentum, EC 40
Erzdiözese Paderborn 29
Du sollst Leben e. V., DSL 48 f.
Europäische Bürgerinitiative für Menschenwürde, Österreich 187
Europäische Ärzteaktion, EÄA 48, 51, 54, 57, 62, 68 ff., 74, 78, 106, 123, 135, 141, 146, 148, 167 f., 175, 186, 190, 192, 198, 207, 217, 220
Europäische Volkspartei 193
Evangelische Notgemeinschaft in Deutschland e. V., ENID 40, 170
Familienpartei 164
Fatima Aktion 77 e. V. 28
Freiheit für Rudolf Hess 166
Freiheitliche Deutsche Arbeiterpartei, FAP 166, 172
Förderkreis für schwangere Frauen und junge Mütter 49,
Freundeskreis Christa Meves 57
Freundeskreis »Freiheit für Deutschland« 174
Freundeskreis Maria Goretti e. V. 28
Frühstückstreffen für Frauen in Deutschland e. V. 43
Gesellschaft für biologische Anthropologie, Eugenik und Verhaltensforschung 57
Gesellschaft für Menschenrecht 174
Gesellschaft gegen Nidationshemmung e. V. 156
Gnadauer Verband 39
Hamburger Liste für Ausländerstopp 166
Helfen und Heilen 27
Helen-Keller-Kreis 219, 229
Hilfskomitee Südliches Afrika 166
Hoffnung für das Leben, HfdL 27, 29, 108
Hoffnung für Dich, HfD 47
»Human Life International«, USA 182
Institut für Natürliche Empfängnisregelung Dr. Rötzer, INER 157

Insel für das Leben 191
Internationale Gesellschaft für Menschenrechte, IGFM 28, 48, 105, 166
Informationsstelle Lebensrecht, ISL 48, 193, 203
Jugend-Arbeitsgemeinschaft für das Leben, JAL 28, 190
Juristen-Vereinigung Lebensrecht e. V., JVL 29, 54, 57, 78, 108, 144, 146, 166, 190, 221
KALEB 29, 69,112
Kardinal-von Galen-Kreis, KvG 30, 110, 168, 177
Katholische Frauengemeinschaft Deutschland 27
Kinderhilfe Bethlehem 27
Kölner Volkswartbund e. V. 151
Kolpingwerk 26, 29
Komitee für überparteiliche Wählerinformation 102
Komm-mit-Verlag 31, 110
Konferenz bekennender Gemeinschaften 39
Kontaktstelle Lebensrecht, KSL 108
Liberaler Gesprächskreis Lebensrecht ungeborener Kinder, LGL 29, 69, 106, 108
Liste D, Bremen 69
Ludwig-Frank-Stiftung, LFS 58, 105, 166, 174, 225
Ludwig-Hofacker-Vereinigung 39,
Mündige Bürger 166
Mutter in Not 27
Nationale Liste 166
Nationalistische Front 166
National Right to Life Convention, USA, NRCL 189
NPD 50, 57, 68, 113, 166
Ökologisch-Demokratische Partei, ÖDP 29, 61, 108, 113
Opus Dei, OP 24, 50, 115, 146, 187, 195, 208
Ostpriesterhilfe 105, 193
Pan-Europa-Union 69
Partei bibeltreuer Christen 110, 140
Patrioten für Deutschland 166
Plattform Ärzte für das Leben 186
Pro Conscientia e. V. 47 136, 162
Projekt Rahel 147, 190
PRO-VITA, Bewegung für Menschenrecht auf Leben, PV 29, 31, 46, 49, 55, 61, 106, 108, 146, 155
Republikaner, REP 113, 150, 163, 166, 193
Salem Bruderschaft 63, 171
Schutzbund für das Deutsche Volk, SDV 57, 86, 162, 174
Sozialdienst katholischer Frauen, SKF 51
Studiengemeinschaft Wort und Wissen e. V., SWuW 39, 41, 123
Studienzentrum Weikersheim 105, 166
Treffen christlicher Lebensrechtsgruppen, TCLG 48, 107
Vereinigte Europäische Bürgerinitiative zum Schutze der Menschenwürde 192
Wähle das Leben 23
Weißes Kreuz 46, 49, 55, 126
WIESE, Weinheimer Institut für Ehe und Familie, Sexualethik und Erziehung 29, 105
Weltbund zum Schutz des Lebens 64, 171
Woman Exploited by Abortion, USA, WEBA 147, 190
World Federation of Doctors who respect Human Life, WFoD 69, 185
Zentralstelle für Sozialethik und Sozialhygiene/Psychohygiene 149
Zentrum (deutsche Zentrumspartei) 109

Autorinnen

Mechthild Bock, Jg. 1956, technische Zeichnerin (und Studentin der Geographie)

Bremer Krüppelfrauengruppe, besteht seit 1986, 12 Frauen

Renate Geyer, Jg. 1996, Historikerin

Martina Riek, Jg. 1954, Theologin, Redaktionsmitglied von »Kreuz & Quer«

Barbara Ritter, Jg. 1951, Diplompsychologin

Brigitte Schliermann, Jg. 1956, Diplom-Sozialwirtin

Renate Wilke, Jg. 1960, hat Jura studiert